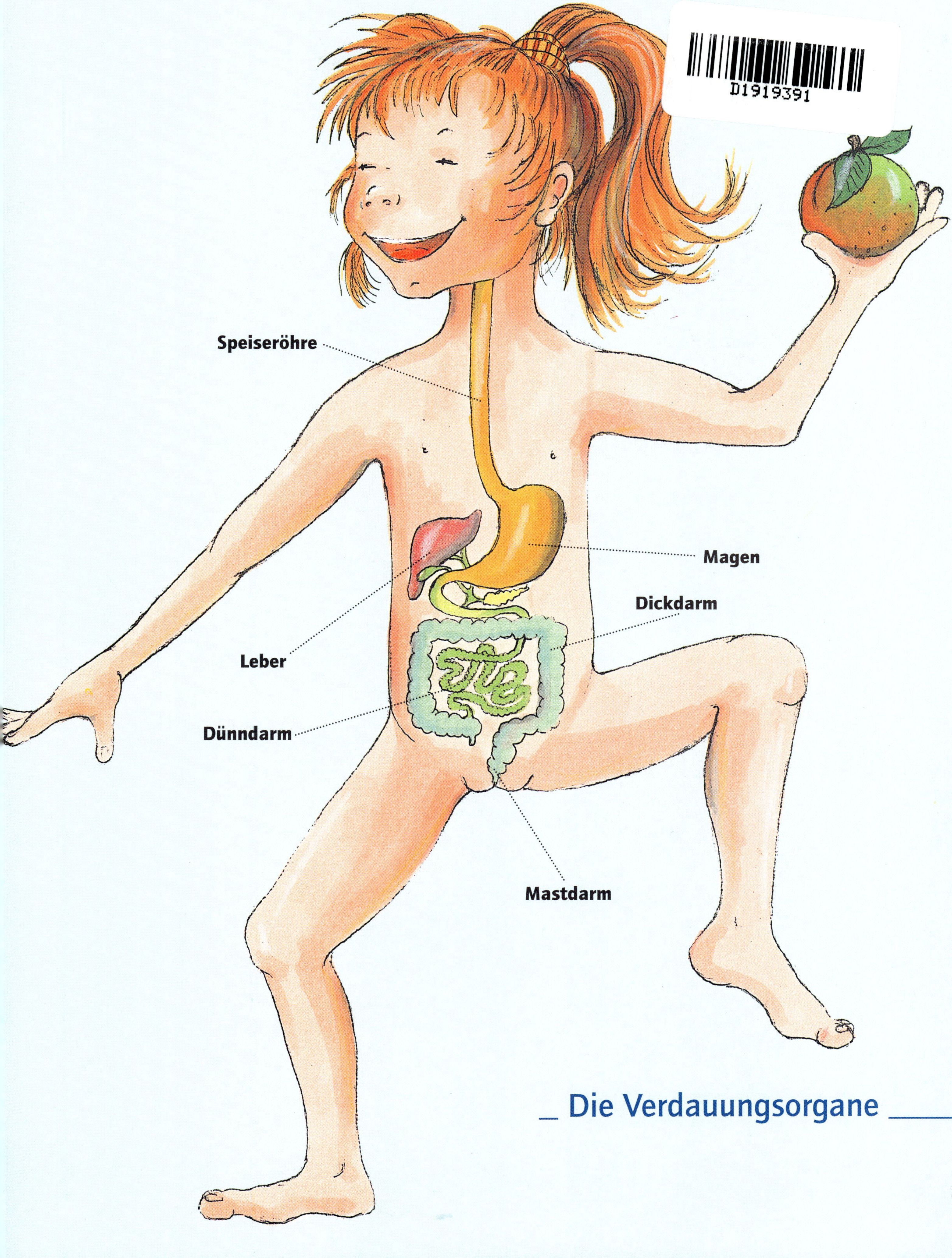

Die Verdauungsorgane

Mama, wie funktioniert mein Körper?

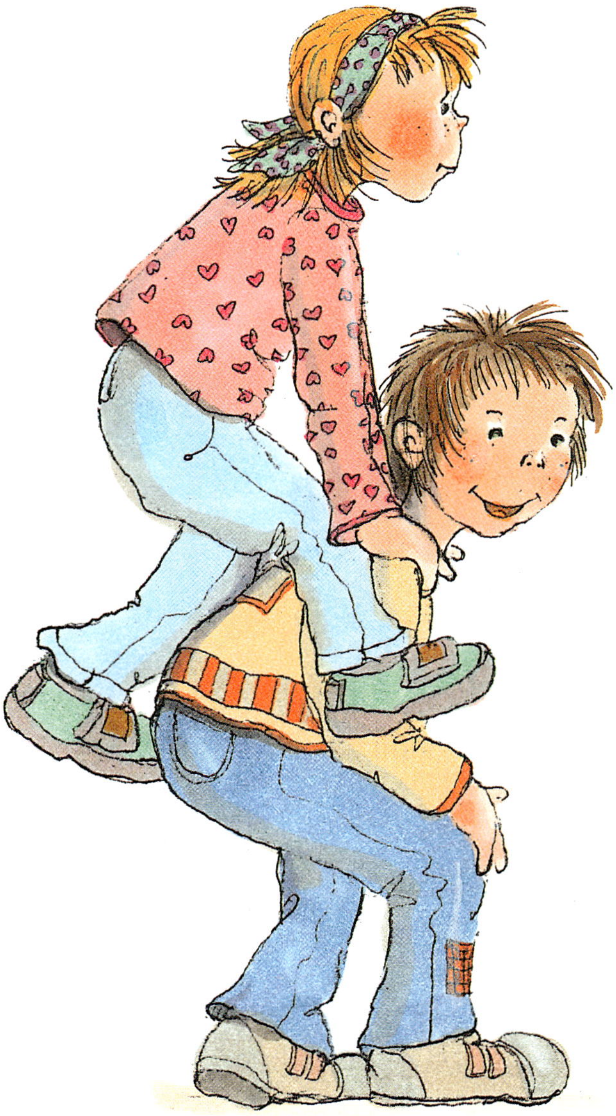

Mama, wie funktioniert mein Körper?

Illustration:
Gisela Dürr

Text:
Dr. med. Bettina Schaaf

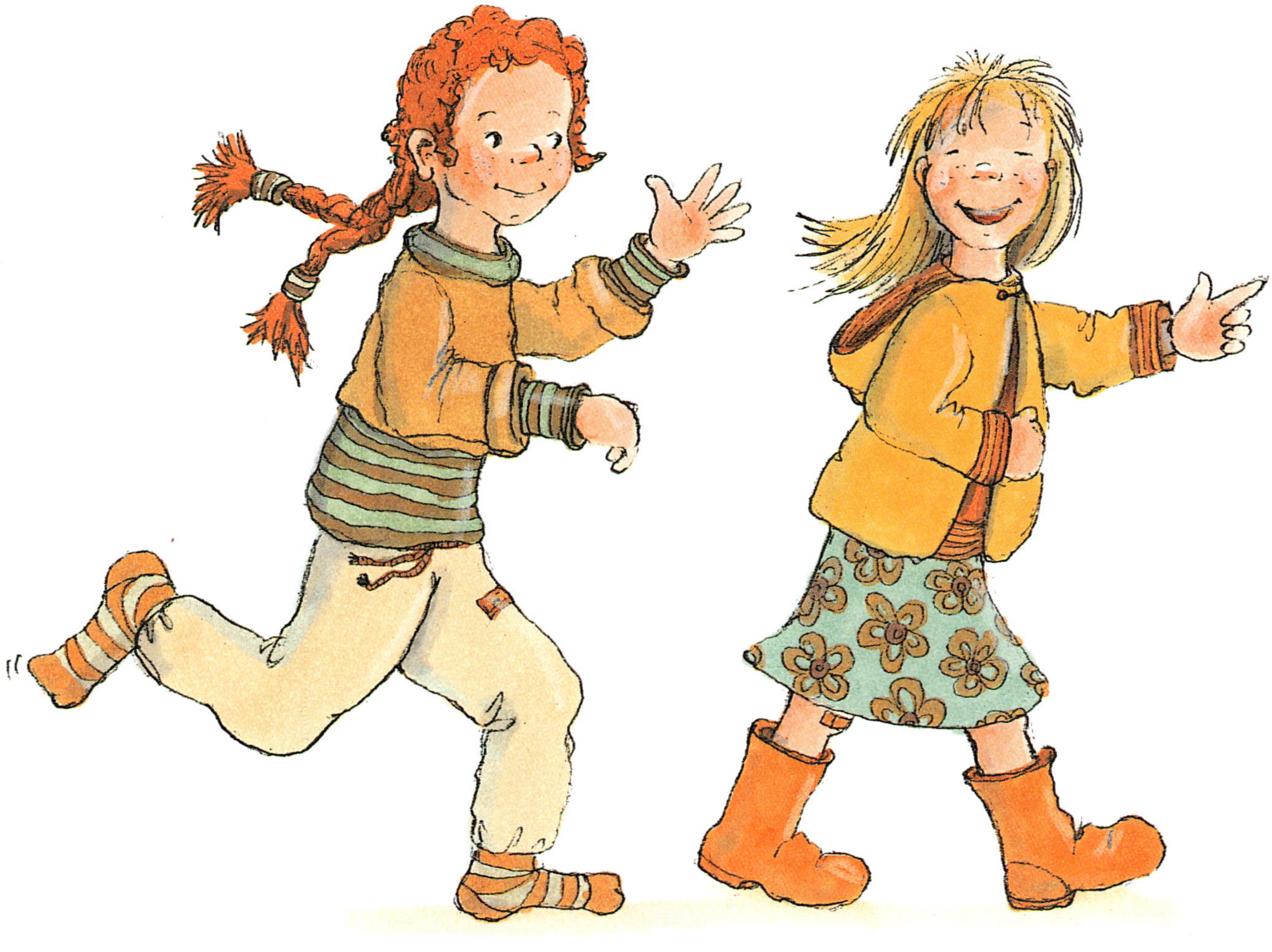

Weltbild

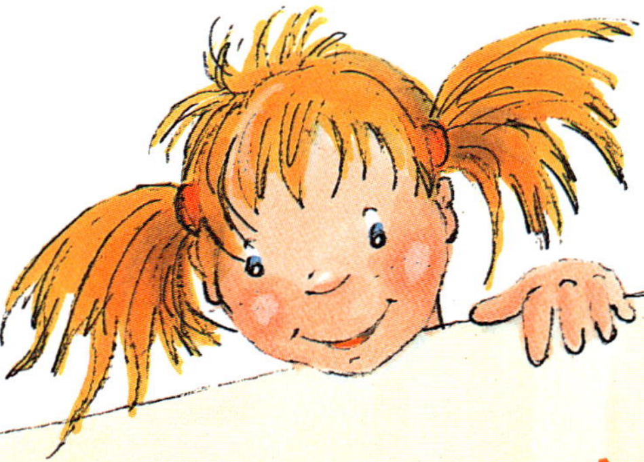

Über die Autorinnen

Dr. med. Bettina Schaaf

hat in Bonn, München und Bochum Medizin studiert. Als Ärztin sammelte sie praktische Erfahrungen in den Abteilungen Urologie, Innere Medizin und Chirurgie. Zudem schreibt sie seit vielen Jahren medizinische Fachbücher und Gesundheitsratgeber. Bettina Schaaf hat einen sechs Jahre alten Sohn, der ihr bei dem vorliegenden Buch Kritiker und Probeleser zugleich war.

Gisela Dürr

ist 30 Jahre jung. Sie hat in Mainz Kommunikationsdesign studiert und danach ein Stipendium an der »Schule für Gestaltung« in Zürich erfolgreich hinter sich gebracht. Nebenher gestaltete sie eine ganze Reihe von Kinderbüchern aus, was ihr zwei Auftritte auf der international anerkannten Kinderbuchausstellung in Bologna/Italien verschaffte. Für den Weltbild Verlag hat sie bereits folgende Bücher mit ihren liebevollfröhlichen Illustrationen bereichert: »Schöne alte Kinderspiele«, »Abzählreime & Hüpfspiele« und das Aufklärungsbuch für Kinder »Mama, wie bin ich in deinen Bauch gekommen?«.

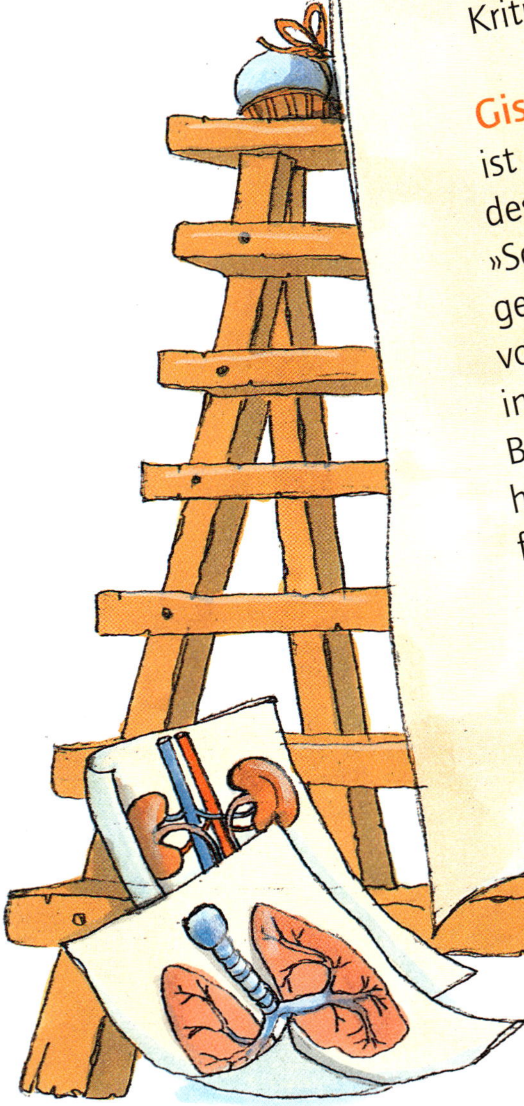

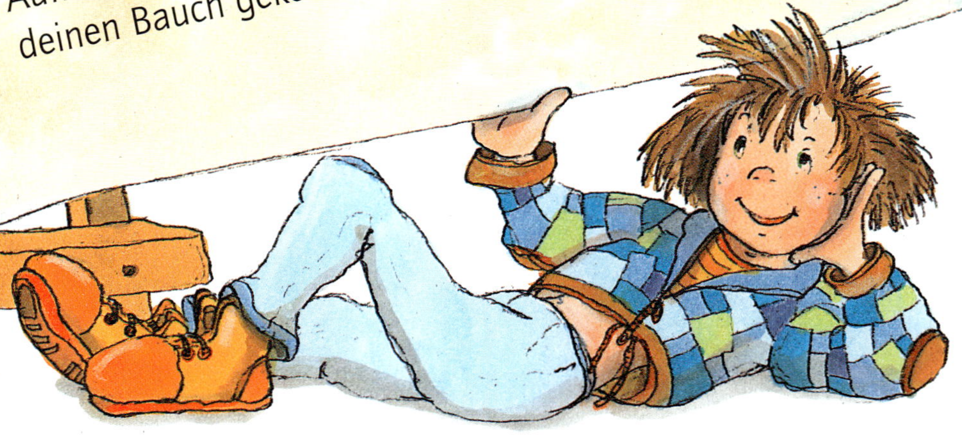

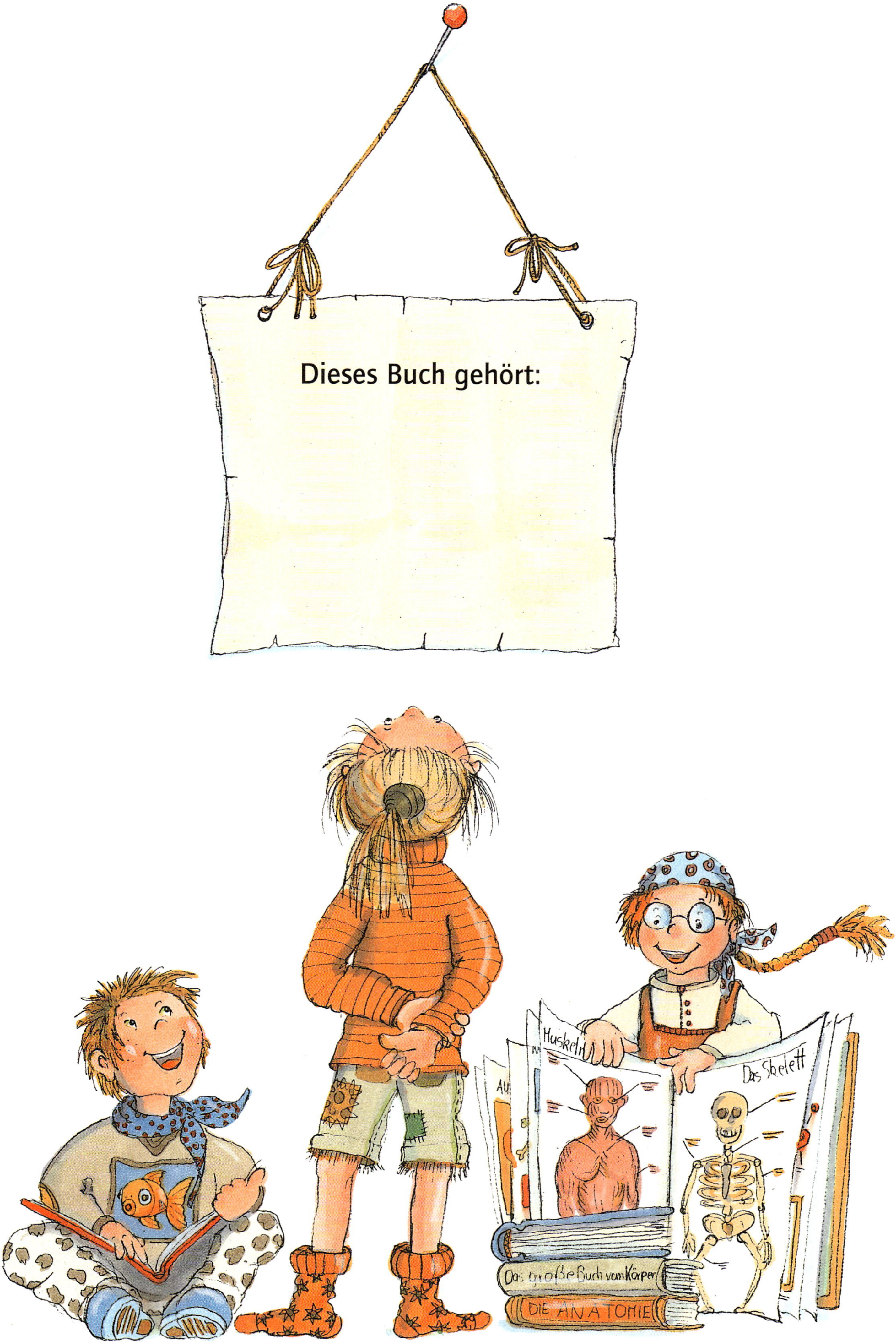
Dieses Buch gehört:
Muskeln
Das Skelett
Das große Buch vom Körper
DIE ANATOMIE

Inhalt

Inhalt

Einleitung

Am Anfang warst du nur ein winziges kugelrundes Pünktchen, nicht größer als ein Reiskorn. Du hast im Bauch deiner Mami gewohnt, wo es gemütlich und warm war. Dort bist du immer größer geworden. Du hast einen Kopf, zwei Arme, zwei Beine, zwei Hände und zwei Füße bekommen. An jedem deiner Füße sind jeweils fünf Zehen gewachsen. Und jede deiner Hände hat dann auch noch Finger bekommen, und zwar fünf an jeder Hand. Und weißt du denn schon, wie deine Finger heißen? Da ist zunächst der Daumen, dann kommt der Zeigefinger, anschließend der Mittelfinger, als Nächstes der Ringfinger und schließlich der kleine Finger. Bestimmt kennst du auch schon einige Fingerspiele, zum Beispiel dieses: »Das ist der Daumen, der schüttelt die Pflaumen, der hebt sie alle auf, der trägt sie geschwind nach Haus und der kleine Duzi, Duzi isst sie alle auf.«

Zeitleiste

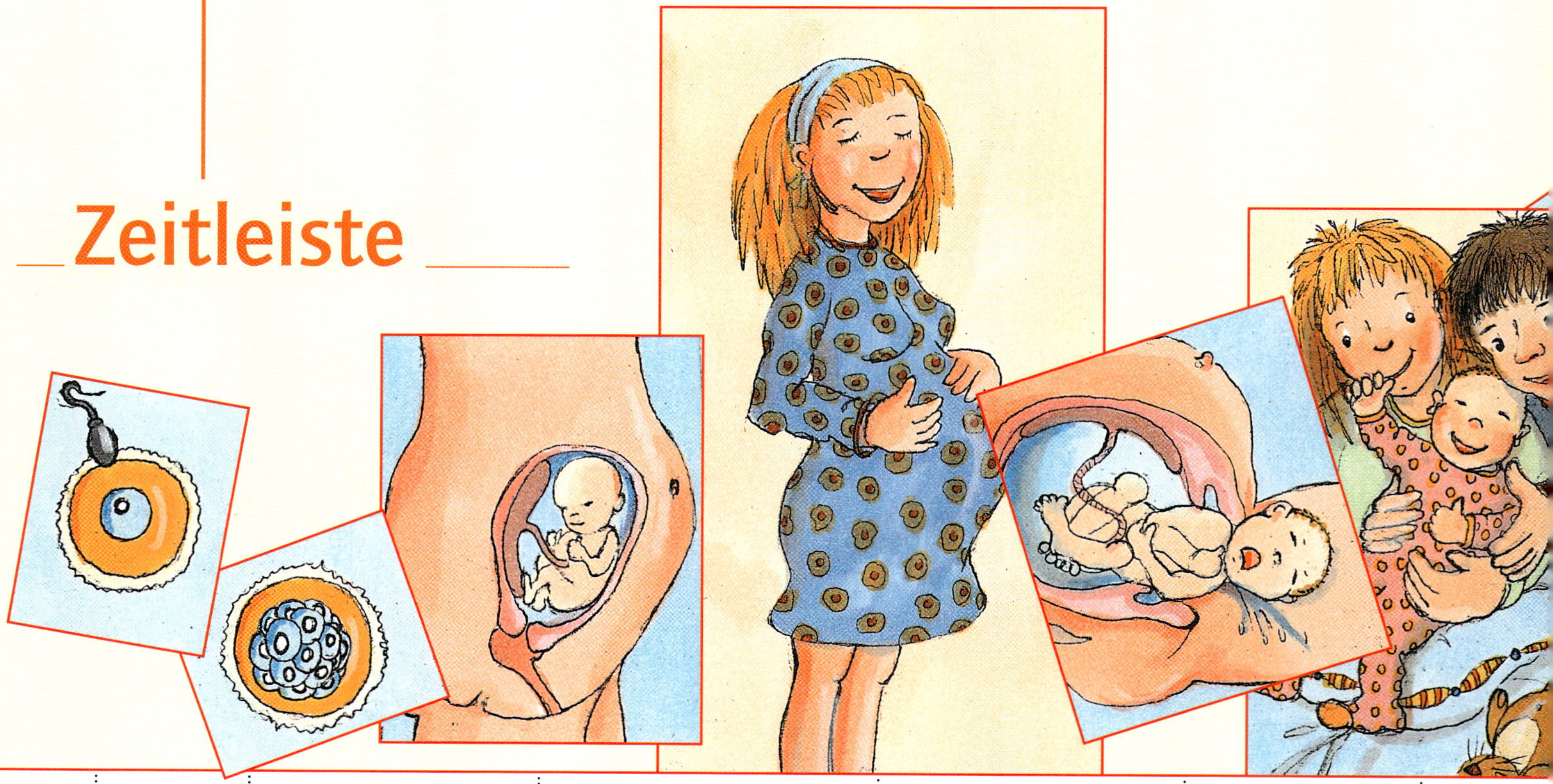

0 | 5 Tage | 4 Monate | 6 Monate | 9 Monate | 1 Jahr

Nach neun Monaten warst du schließlich so groß, dass es dir im Bauch deiner Mami zu eng wurde. Also hast du dich dazu entschlossen, auf die Welt zu kommen. Du wurdest geboren. Deine Mami und dein Papi haben sich sehr über deine Geburt gefreut, denn nun konnten sie dich zum ersten Mal richtig sehen und in die Arme nehmen. Weißt du, an welchem Tag du geboren bist? Wie oft hast du denn schon Geburtstag gefeiert?

Jetzt wirst du von Tag zu Tag größer. Zuerst bist du noch ein Baby, schläfst viel und trinkst viel Milch. Dann lernst du, wie man krabbelt, und irgendwann kannst du sogar schon laufen und etwas später auch sprechen. Im Kindergarten macht ihr Stuhlkreisspiele, und du kannst jetzt auch schon malen und singen. Du siehst dir Bilderbücher an und hast eine Menge Fragen. Warum muss ich mir immer die Zähne putzen? Du willst wissen, warum du so oft auf die Toilette musst und woher das Nasenbluten kommt? Oder wie ein Baby entsteht? Soll ich es dir erklären? Dann hör gut zu.

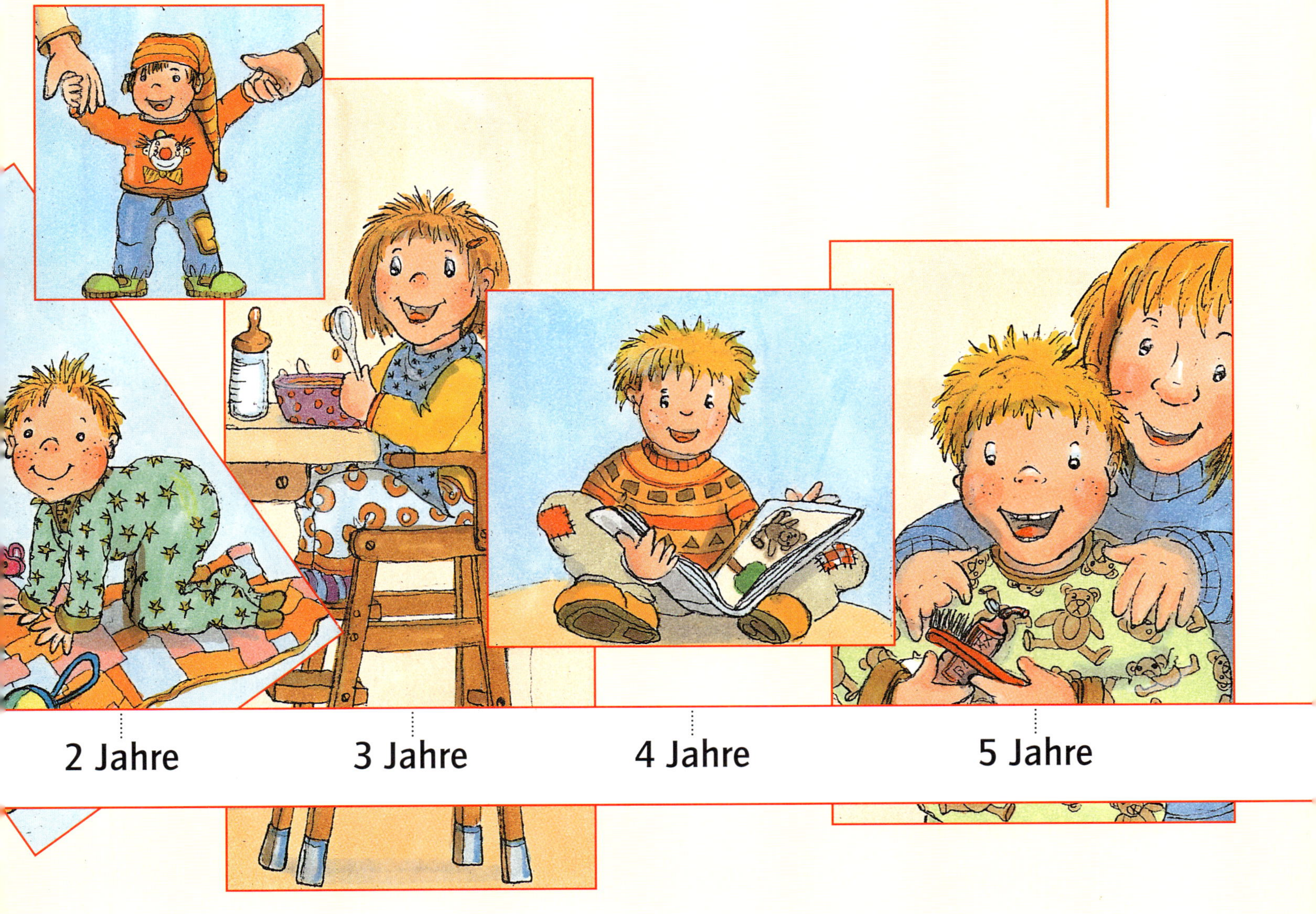

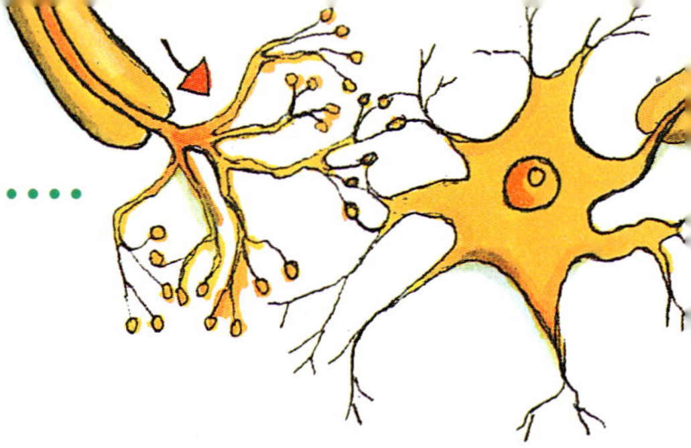

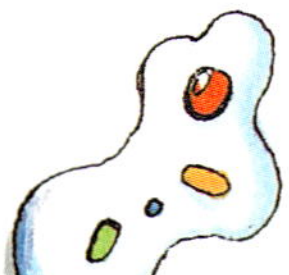

Die Zelle

Fangen wir mal ganz klein an: Die Zellen sind die kleinsten Teile deines Körpers. Sie sind so winzig klein, dass du eine einzelne Zelle mit dem bloßen Auge gar nicht erkennen kannst. Und 100 Zellen zusammen genommen sind nur so groß wie der Punkt am Ende dieses Satzes.

Der Körper eines Menschen ist aus einer riesigen Menge solcher ganz verschiedener, winziger Zellen zusammengebaut.

In deinem Körper werden ständig neue Zellen gebildet, während ebenso viele alte absterben. Die verschiedenen Zellen reihen sich aneinander und verbinden sich – ähnlich wie ein Puzzle. Bestimmt hast du schon einmal ein Puzzle zusammengesetzt und dabei erlebt, wie langsam ein Bild entsteht. Genauso geschieht das im menschlichen Körper. Aber deine Zellen können noch viel mehr!

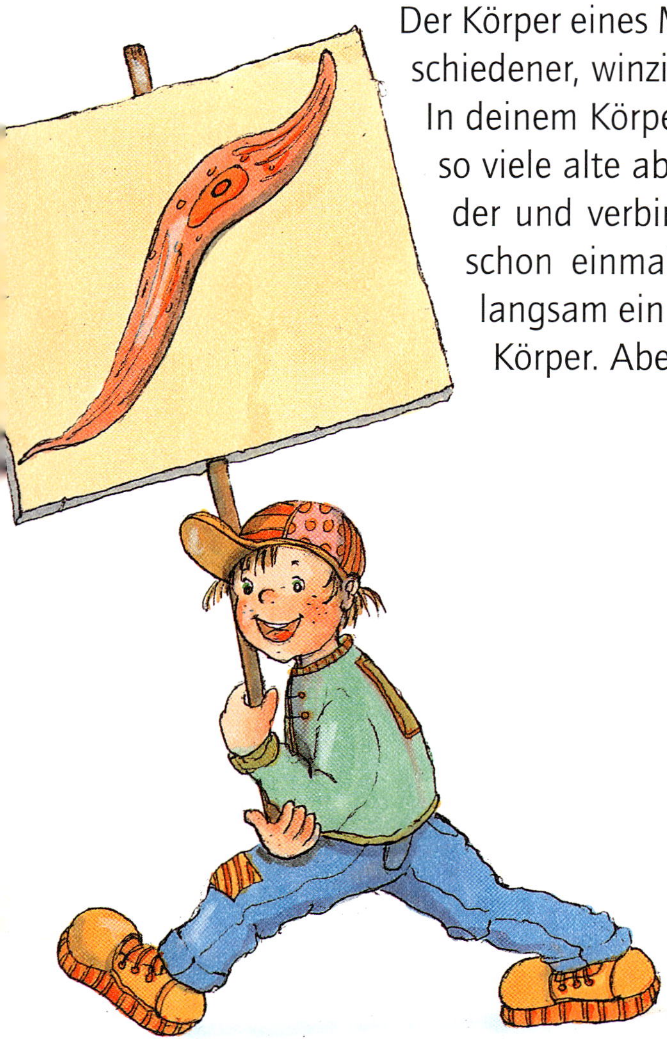

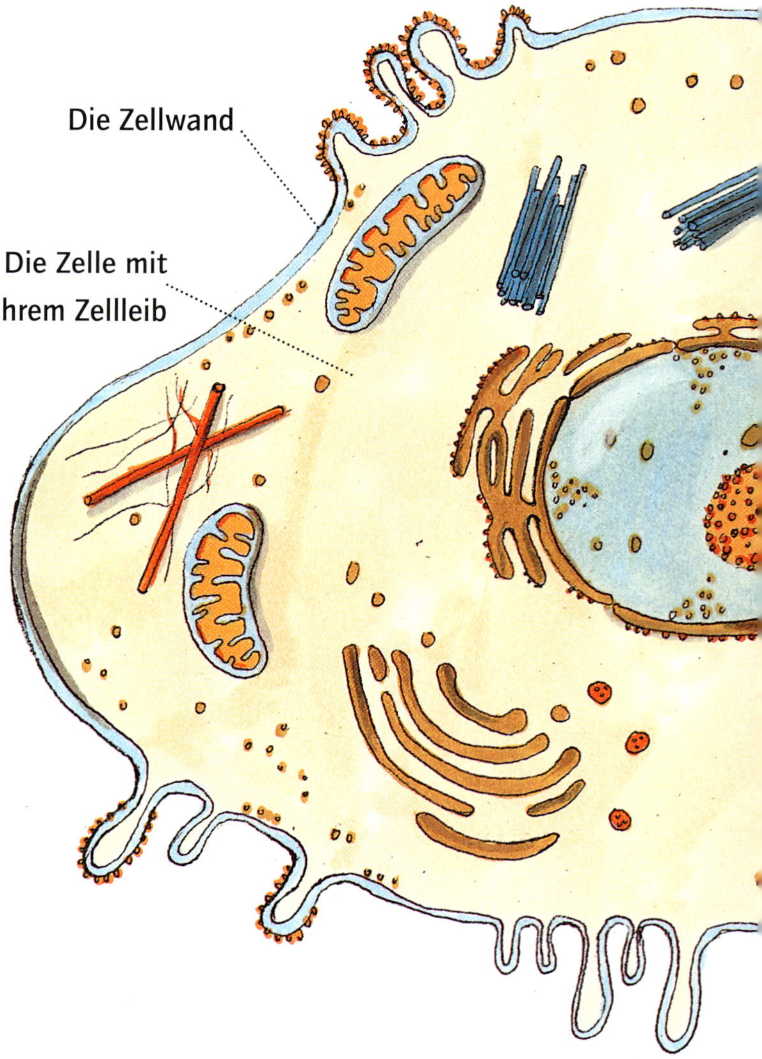

Muskelzellen sind lang gestreckte Zellen, die sich zusammenziehen können. So sorgen sie dein Leben lang für die Bewegung deiner Muskeln. Junge Menschen haben kräftige Muskeln, bei alten Menschen aber werden sie dünn und schwach.

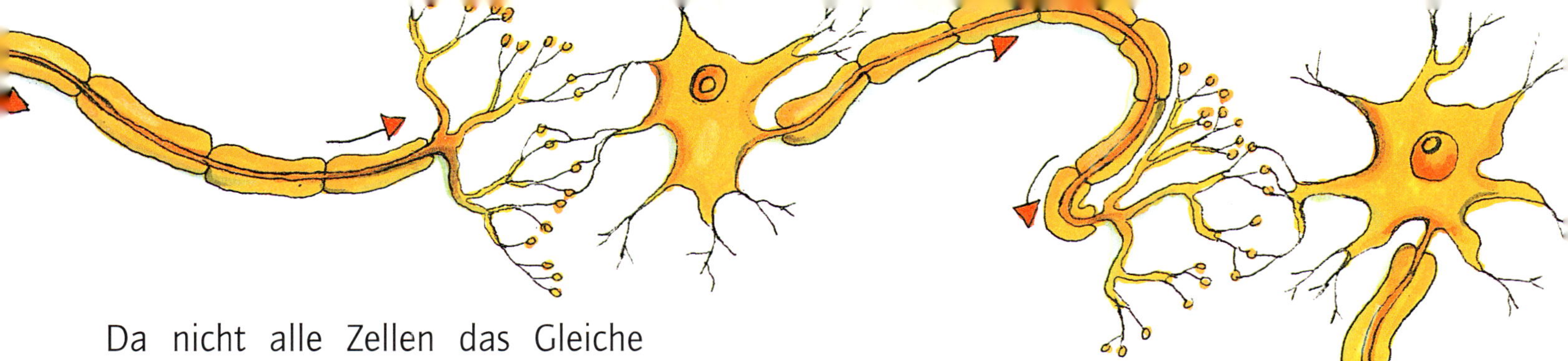

Da nicht alle Zellen das Gleiche machen können, gibt es verschiedene Arten von Zellen, die die unterschiedlichsten Aufgaben erledigen müssen. Die eine Zelle arbeitet im Muskel und hilft dir beim Laufen – sie ist eine Muskelzelle. Die andere leitet Nachrichten an das Gehirn weiter – sie ist eine Nervenzelle.

Aber wenn Zellen auch unterschiedlich aussehen, in ihrem Inneren sind sie alle gleich. Eine Zelle arbeitet wie eine riesige Fabrik, sie kann Stoffe aufnehmen, umbauen und wieder abgeben.

Das Kontrollzentrum deines Körpers ist das Gehirn. Es besteht aus einer Unmenge von Nervenzellen, die wie meterlange Kabel kreuz und quer durch deinen Körper verlaufen. Dabei weiß jede Nervenzelle genau, was sie zu tun hat.

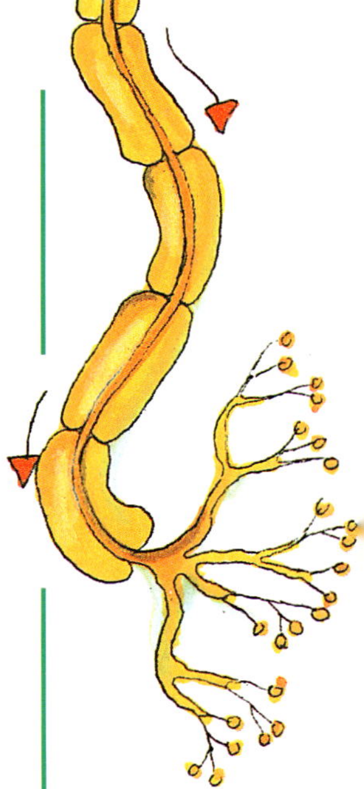

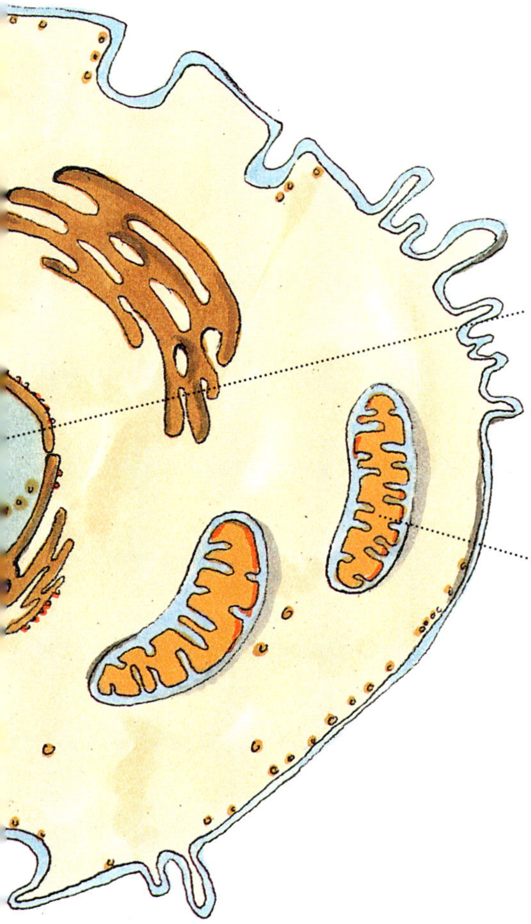

Der Zellkern

Mitochondrien,
die Kraftlieferanten
jeder Zelle

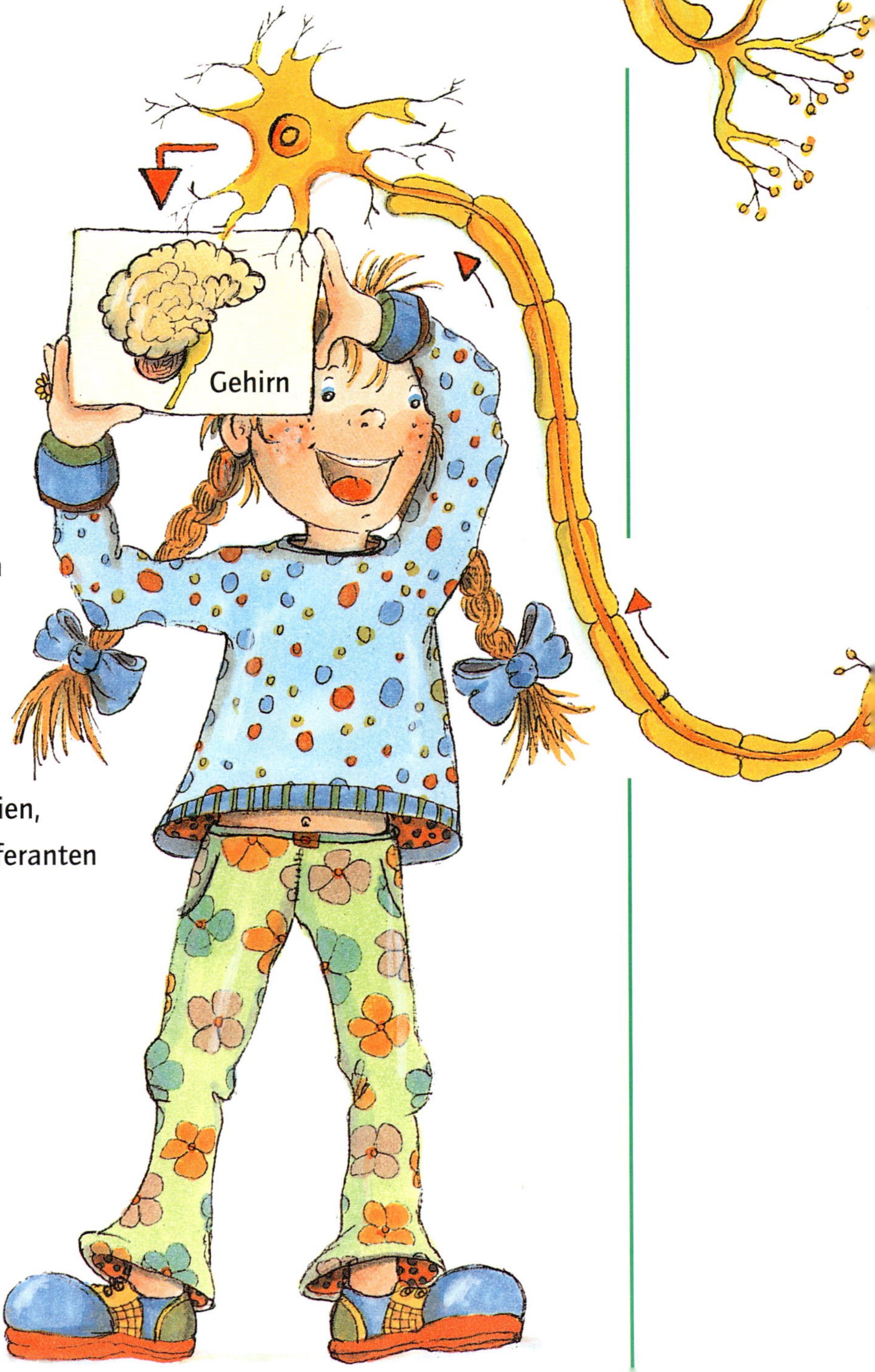

Die Bausteine des Körpers

Die meisten Zellen in unserem Körper leben nicht allein – sie schließen sich mit anderen Zellen zusammen und bilden so die Bausteine, aus denen sich unser Körper zusammensetzt.

Die Haut

Alle Teile deines Körpers sind zu ihrem Schutz von außen und von innen mit einer Art von Zellen überzogen, die man Haut nennt. An manchen Stellen, wie auf den Lidern, ist die Haut sehr dünn.

Stellen, die besonders stark beansprucht werden, das sind etwa die Fußsohlen und Handinnenflächen, haben, um Verletzungen vorzubeugen, eine besonders dicke Hautschicht.

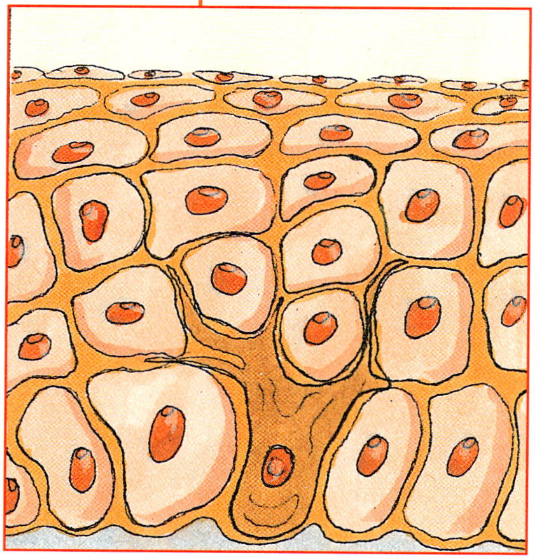

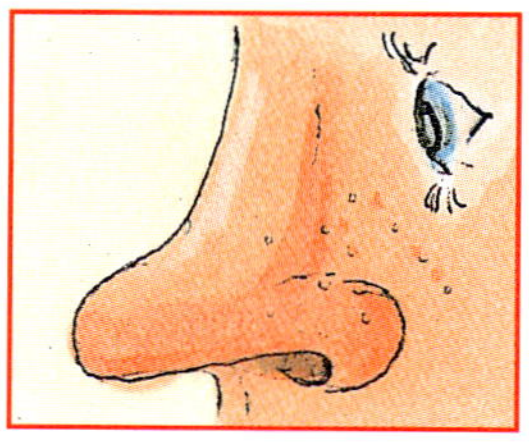

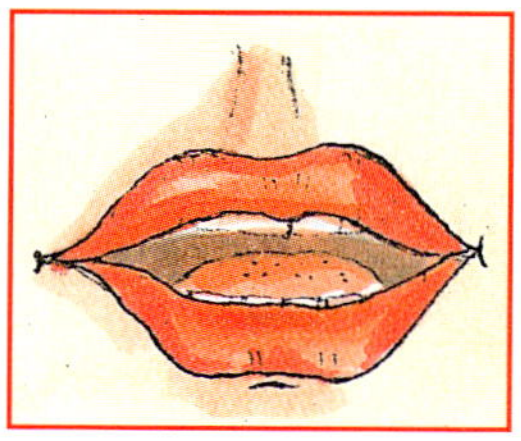

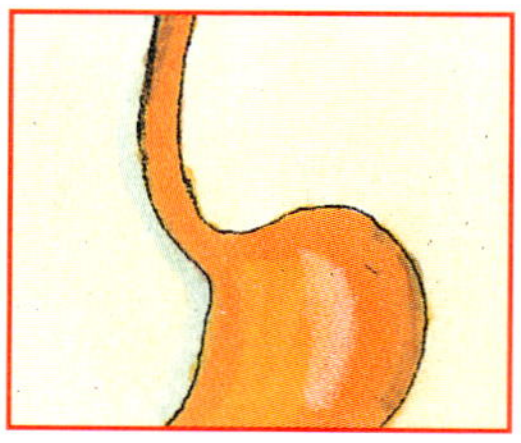

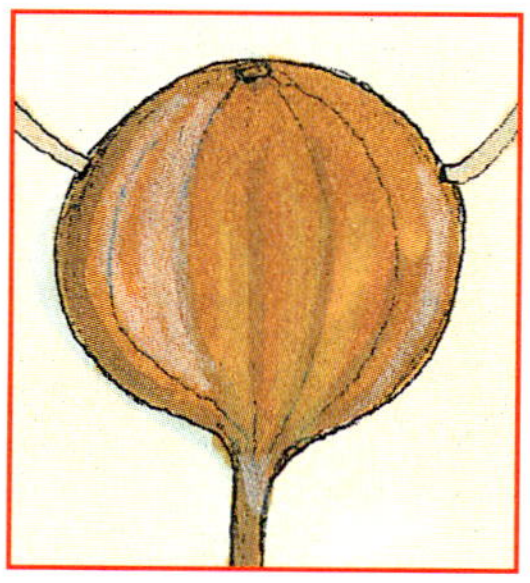

Genauso wie die Baumrinde den Baum umhüllt, schützt unsere Haut den aus Muskeln, Fett, Sehnen, Knochen und Knorpeln bestehenden Körper. Die Haut kann schwitzen und frieren, sie produziert Talg und Feuchtigkeit und aus ihr wachsen Haare. Die oberste Hautschicht heißt Hornhaut; die Hautschicht die darunter liegt, nennt man Lederhaut.

Und soll ich dir mal ein paar Teile deines Körpers aufzählen, die ebenfalls mit einer Haut bedeckt sind? Das sind zum Beispiel: die Nase, der Mund, die Speiseröhre, der Magen, die Blase und die Scheide. Diese Haut heißt Schleimhaut. Und auch alle Körperteile in deinem Kopf, deiner Brust und deinem Bauch sind mit einer Haut überzogen.

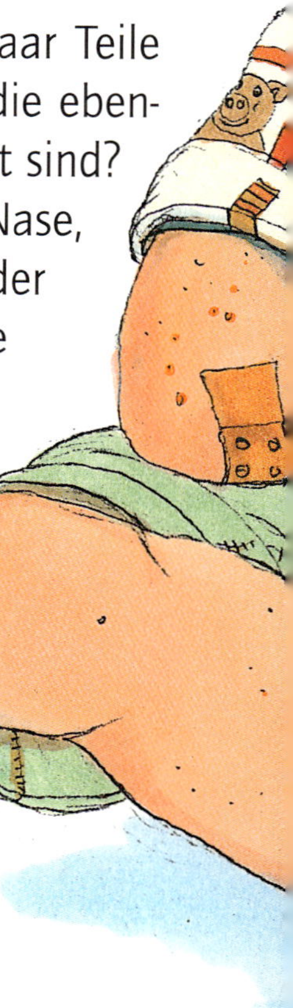

Auf der Welt leben Menschen mit weißer, gelber und fast schwarzer Hautfarbe. In heißen Ländern wie Afrika haben die Menschen zum Schutz vor der Sonne eine dunkle Hautfarbe bekommen. In kalten Ländern wie Deutschland brauchen sie diesen Schutz nicht – ihre Haut ist weiß. Der Stoff, der für die Färbung der Haut verantwortlich ist, heißt Melanin.

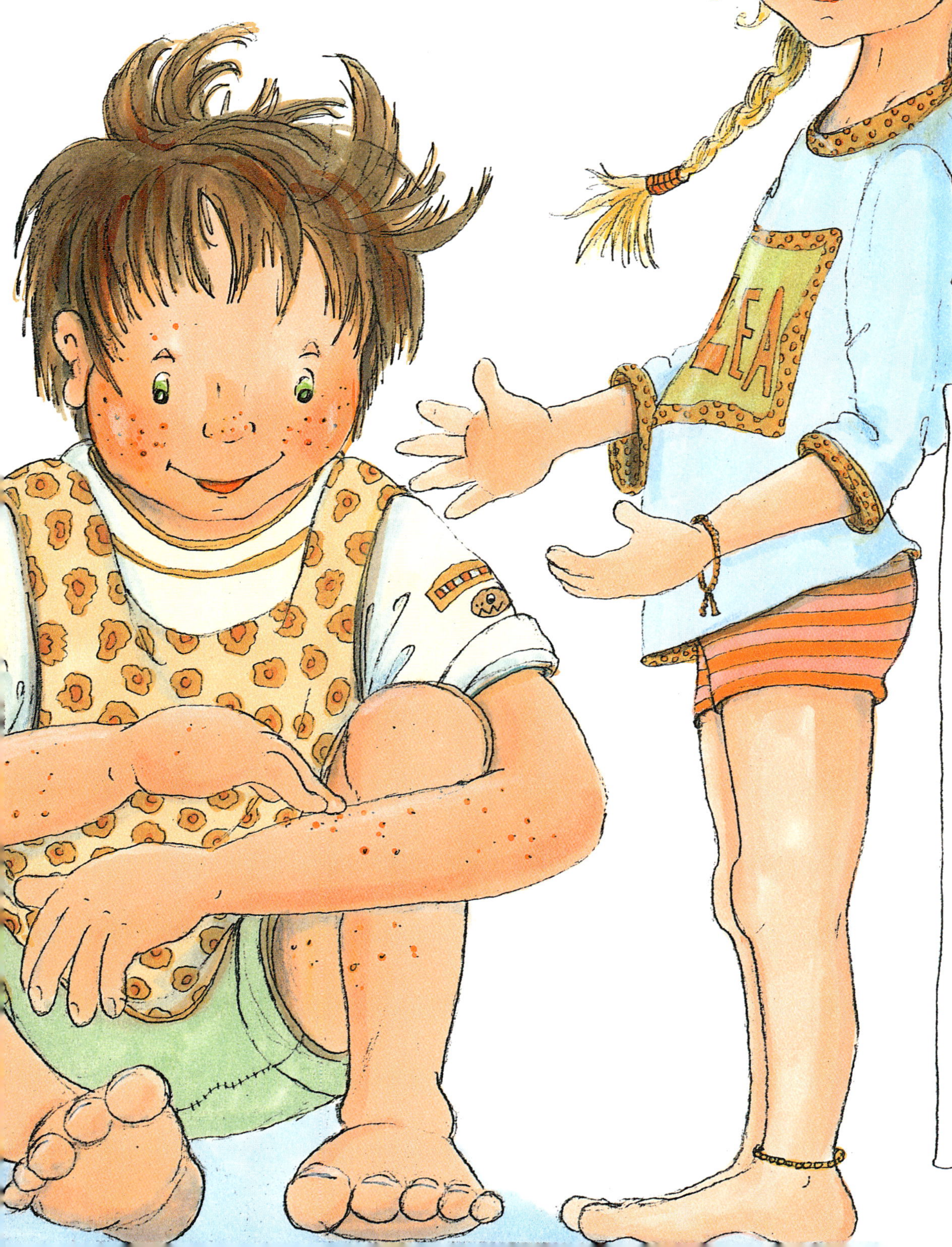

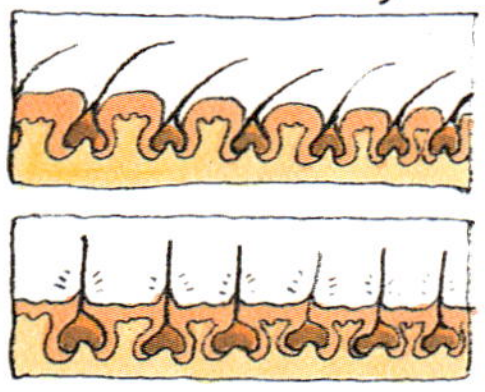

Gänsehaut

Wenn du frierst, Angst hast oder aufgeregt bist, bekommst du eine Gänsehaut. Die feinen Härchen auf deiner Hautoberfläche richten sich auf wie der Flaum eines Gänsekükens. Zusätzlich verschließen sich die vielen kleinen Öffnungen deiner Haut, und so entsteht das typische hügelige Bild der Gänsehaut.

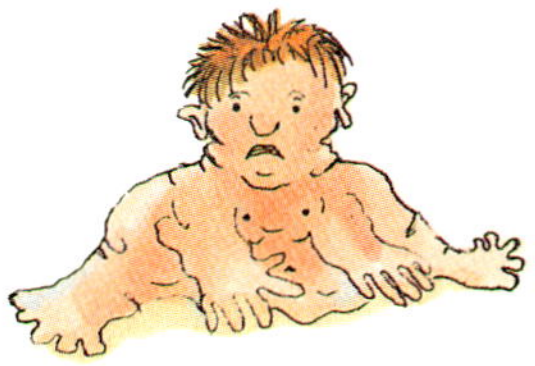

Wackelpudding

Ohne Knochen könntest du gar nicht leben. Du würdest zu einem kleinen Haufen zusammenfallen. Jeder kleine Stoß von außen würde gleich zu schweren Verletzungen deines Körpers führen. Stell dir mal vor, wie dein Körper ohne Knochen aussehen würde.

Sehnen, Knochen und Knorpel

Sehnen, Knochen und Knorpel formen deinen Körper und geben ihm Halt. Die Sehnen verbinden die einzelnen Knochen miteinander. Die bekannteste Sehne, die Achillessehne oberhalb deiner Ferse, kennst du vielleicht schon.

Knorpel kannst du dir wie eine Art Knochen aus Gummi vorstellen. Deine Kniescheibe zum Beispiel ist aus Knorpel. Knochen dagegen bestehen aus wirklich ganz harten Zellen.

Es ist wichtig, dass sie so hart sind, weil sie unseren Körper stützen und aufrecht halten und empfindliche Körperteile schützen müssen. Der Schädel schützt das Gehirn, die Wirbelsäule das Rückenmark und die Rippen schützen Lunge und Herz.

Knochen können auch brechen. Vielleicht kennst du ja jemanden, der sich schon mal einen Arm oder ein Bein gebrochen hat. Du kannst dir einen Knochenbruch genauso vorstellen, wie wenn du einen Ast durchbrichst.

1

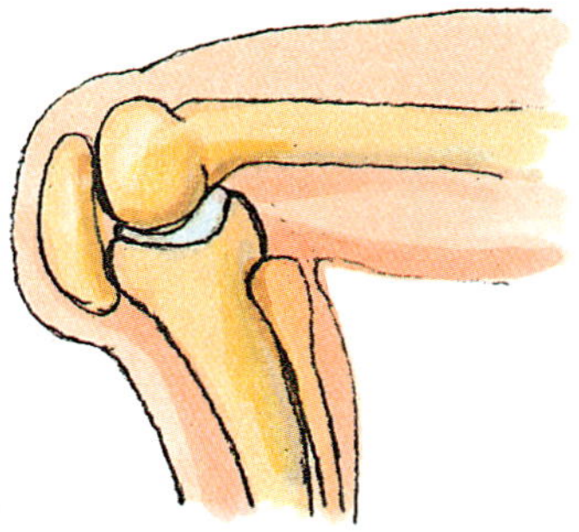

2

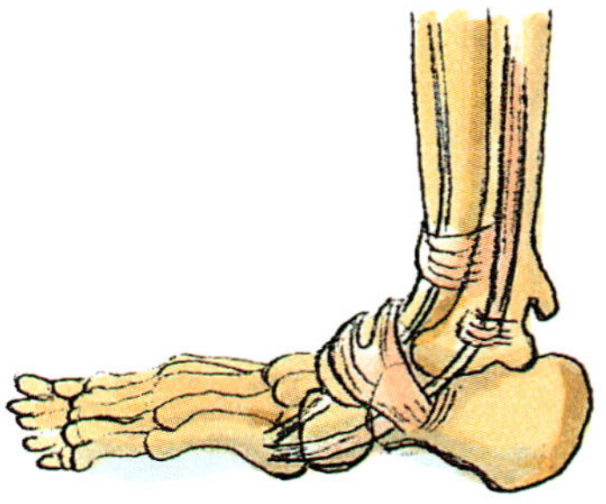

Ein Gelenk, wie das Kniegelenk, verbindet zwei Knochen miteinander (1). Es ist von einer Gelenkkapsel umschlossen. Sehnen verbinden die Knochen mit den Muskeln (2). Das ist die Voraussetzung dafür, dass du dich überhaupt bewegen kannst.

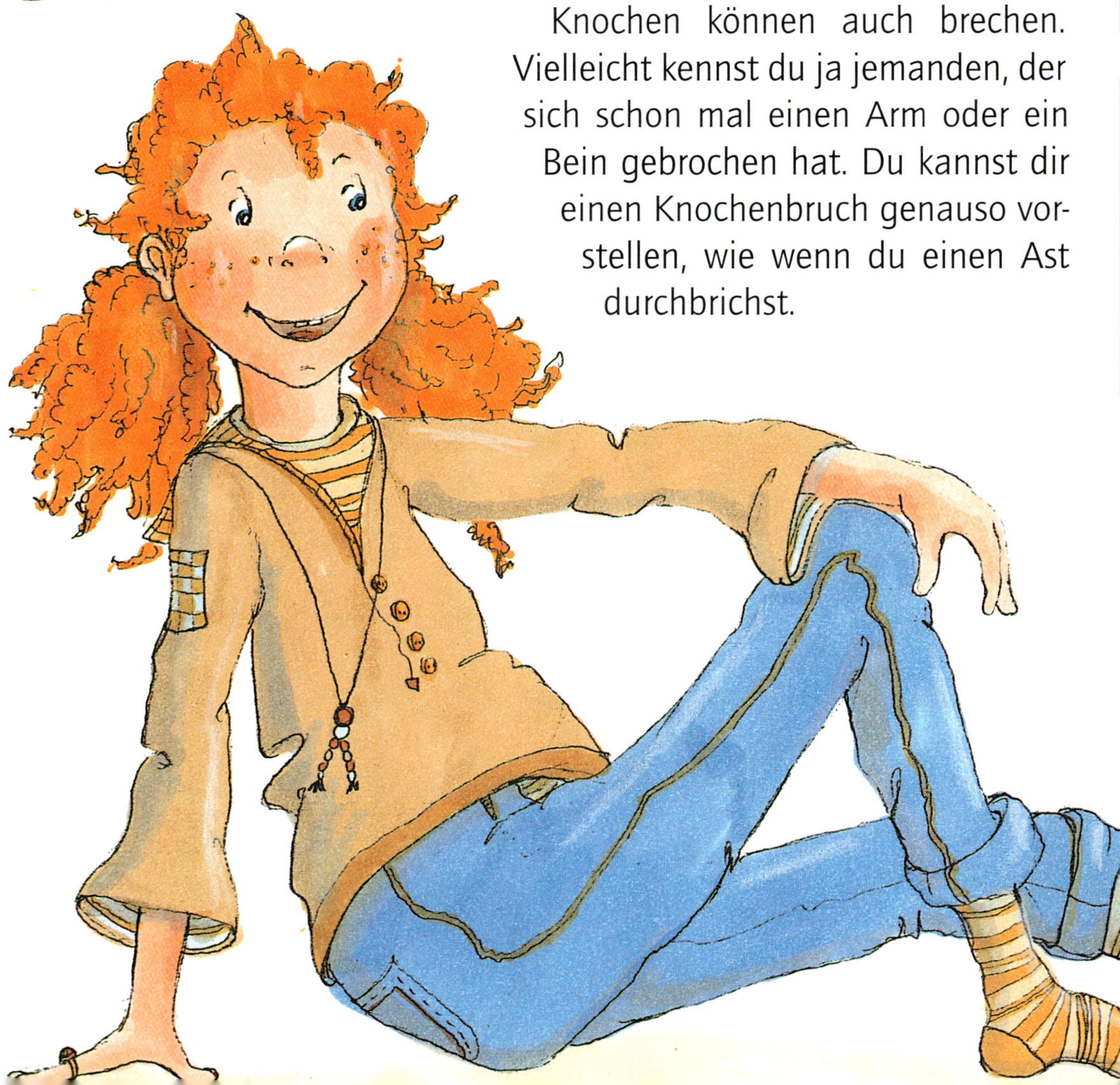

Nur dass ein durchgebrochener Ast nicht mehr zusammenwächst, wohl aber ein gebrochener Knochen. Und damit nun so ein gebrochener Knochen wieder heilen kann, muss der verletzte Körperteil, also zum Beispiel das Bein oder der Arm, in einen Gips gesteckt werden. Der sitzt so fest, dass du den Arm oder das Bein überhaupt nicht mehr bewegen kannst. Das ist wichtig, denn nur dann, wenn er ganz ruhig gestellt ist, kann der Knochen wieder zusammenwachsen. Nach etwa sechs Wochen ist der Bruch normalerweise schon so weit verheilt, dass der Gips wieder abgenommen werden kann. Und der ist dann meistens von oben bis unten bunt bemalt und viel zu schade, als dass man ihn einfach fortwirft. Wenn der Bruch ganz verheilt ist, ist der Knochen so fest wie vorher.

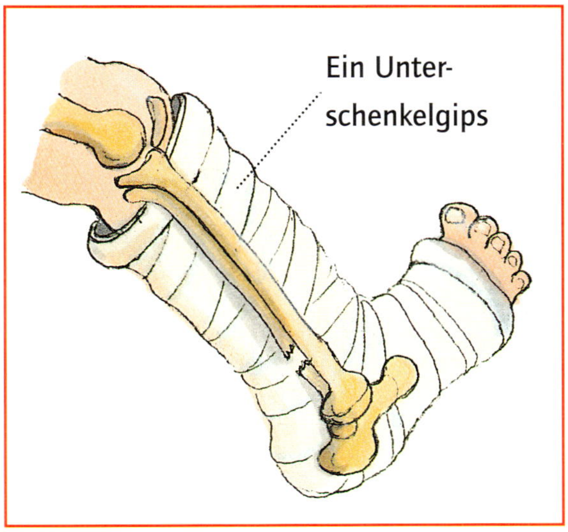

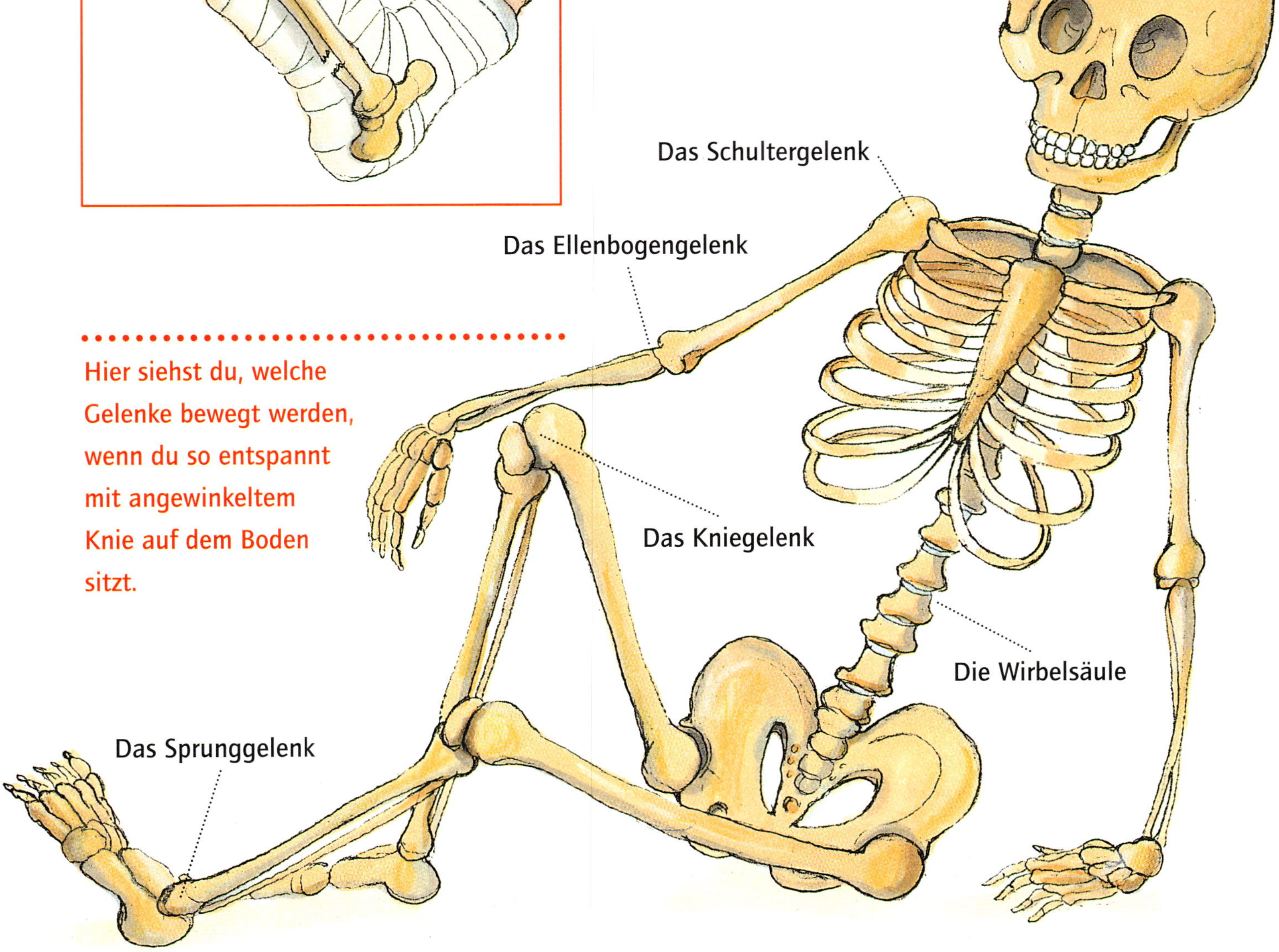

Hier siehst du, welche Gelenke bewegt werden, wenn du so entspannt mit angewinkeltem Knie auf dem Boden sitzt.

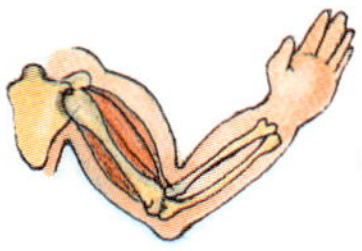

Die Muskeln

Ohne Muskeln könntest du dich überhaupt nicht bewegen. Du wärst nichts anderes als ein klapperndes Gestell im Wind.

Die größten Muskeln sind in den Armen, den Beinen und im Rücken. Wer sich viel bewegt oder regelmäßig Sport treibt, hat sehr gut trainierte Muskeln. Denk mal an die Beinmuskeln bei Fußballern und Balletttänzerinnen.

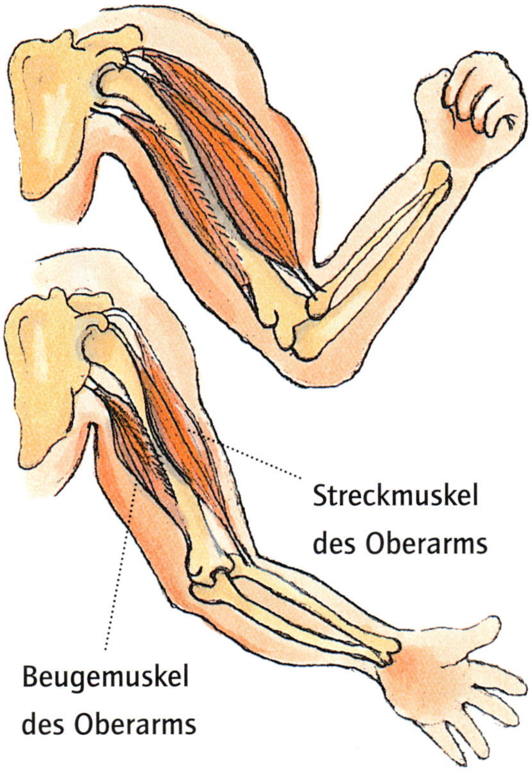

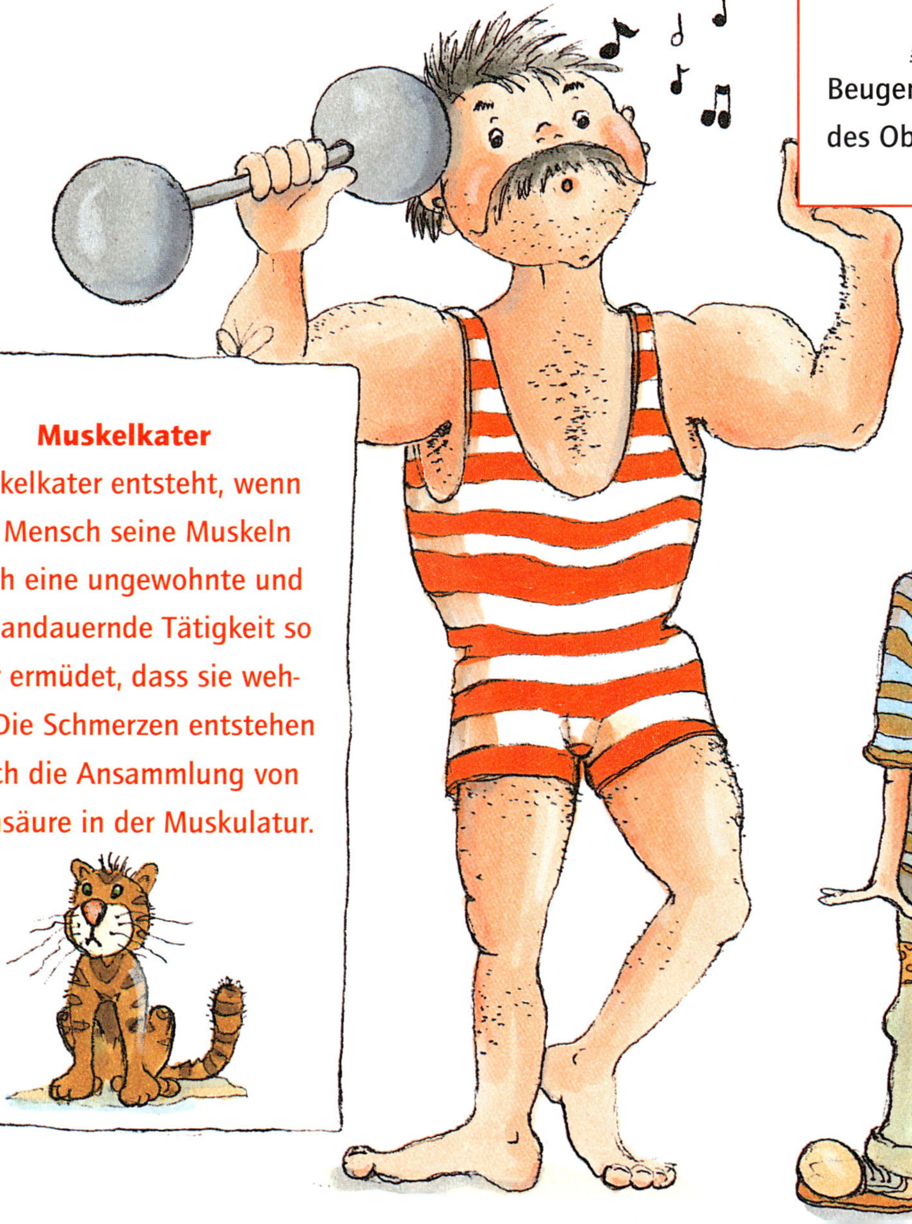

Muskelkater

Muskelkater entsteht, wenn ein Mensch seine Muskeln durch eine ungewohnte und lang andauernde Tätigkeit so sehr ermüdet, dass sie wehtun. Die Schmerzen entstehen durch die Ansammlung von Milchsäure in der Muskulatur.

Würde der kleine dünne Mann, dessen Muskeln überhaupt nicht trainiert sind, versuchen, die schweren Gewichte zu heben, bekäme er sicher sehr schnell Muskelkater.

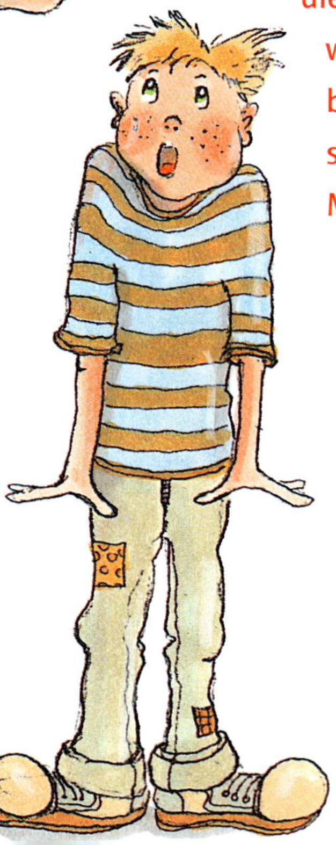

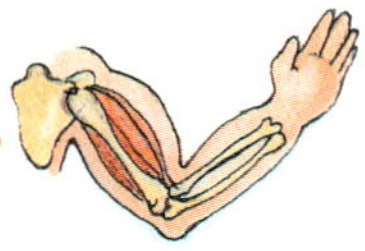

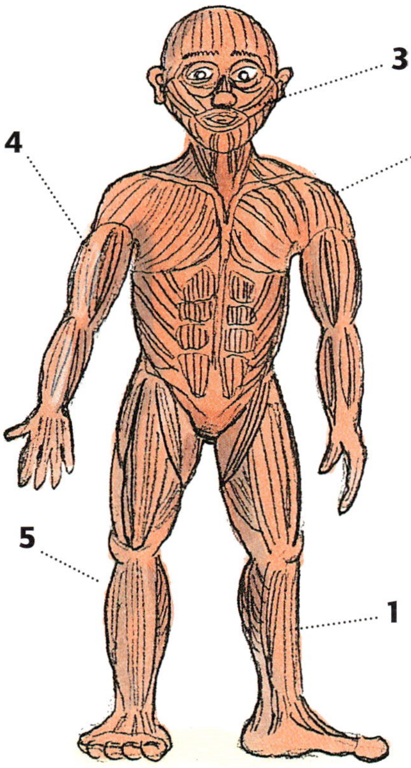

Wer sich allerdings nur selten bewegt und dann plötzlich schnell rennen muss, um den Bus noch zu erwischen, der bekommt schnell Muskelkater.

Übrigens haben Männer normalerweise stärkere Muskeln als Frauen.

Wie sieht es denn mit deinen Muskeln aus? Gehst du auch regelmäßig zum Sport? Was ist denn deine Lieblingssportart?

Körpermuskeln
1 · Vorderer Schienbeinmuskel
2 · Deltamuskel
3 · Gesichtsmuskulatur
4 · Oberarmmuskel
5 · Wadenbeinmuskel

Die Nerven

Die kompliziertesten Teile deines Körpers sind die Nerven. Sie stellen die Verbindung zwischen den einzelnen Körperteilen her und leiten Nachrichten weiter. Du kannst sie dir ein bisschen wie das Telefon deines Körpers vorstellen. Genau wie Telefone sind auch die Nervenzellen mit Leitungen verbunden, über die Nachrichten weitergeleitet werden. Die größten Ansammlungen von Nerven im Körper heißen Gehirn und Rückenmark. Du lernst sie im Kapitel über das Nervensystem kennen.

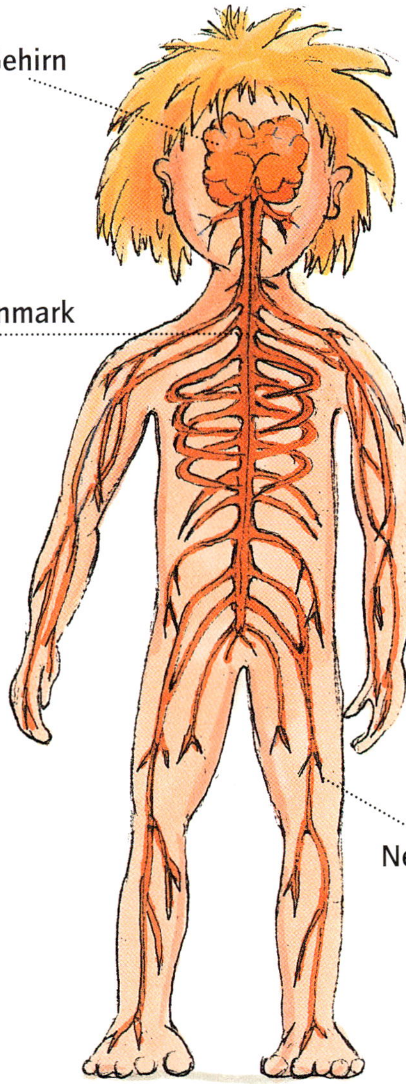

Dein ganzer Körper, vom Scheitel zu den Sohlen und bis in den letzten Winkel, ist von Nerven durchzogen. Sie bestehen aus unglaublich vielen miteinander verbundenen Nervenzellen.

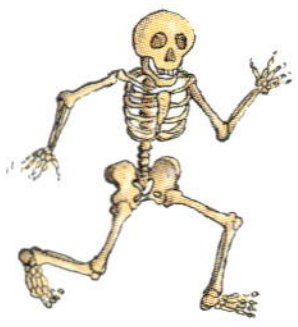

Das Knochengerüst

Ein erwachsener Mensch besitzt mehr als 200 Knochen. Der längste ist der Oberschenkelknochen. Alle Knochen zusammen bilden das Skelett deines Körpers, das durch Gelenke beweglich gehalten wird. Wie du ja schon gelernt hast, stützen und schützen Knochen deinen Körper. Die Knochen von Männern sind meistens länger und schwerer als die von Frauen.

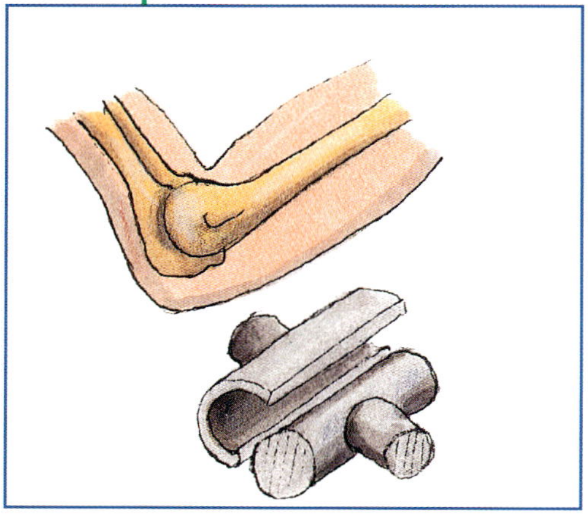

In einem Gelenk liegen sich zwei Knochen gegenüber. Die Enden sind mit weichem Knorpel überzogen und stecken in einem Sack, der mit Gelenkschmiere gefüllt ist.

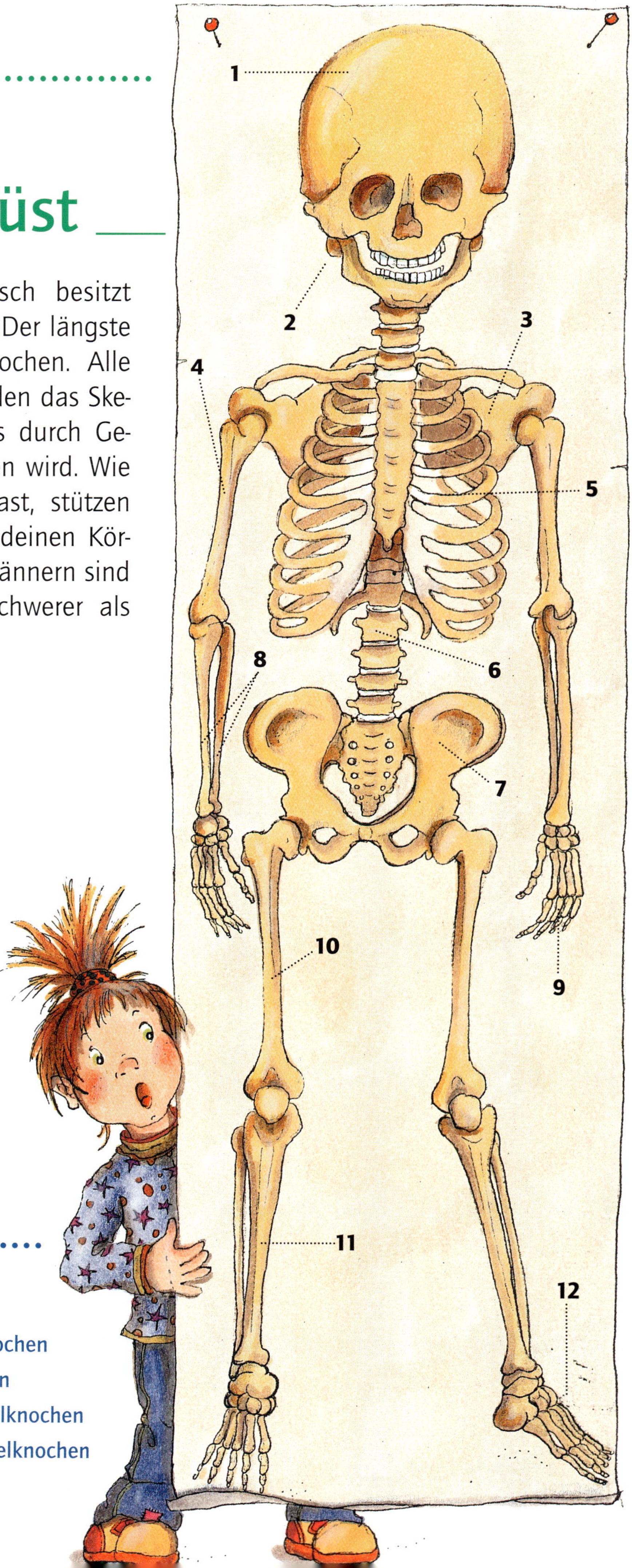

Das Skelett

1 Schädel
2 Gesichtsknochen
3 Schulterblatt
4 Oberarmknochen
5 Brustkorb
6 Wirbelsäule
7 Becken
8 Unterarmknochen
9 Handknochen
10 Oberschenkelknochen
11 Unterschenkelknochen
12 Fußknochen

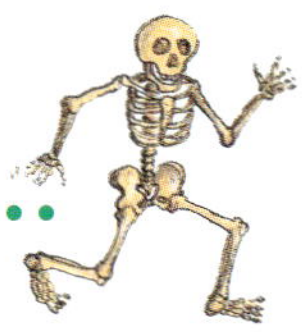

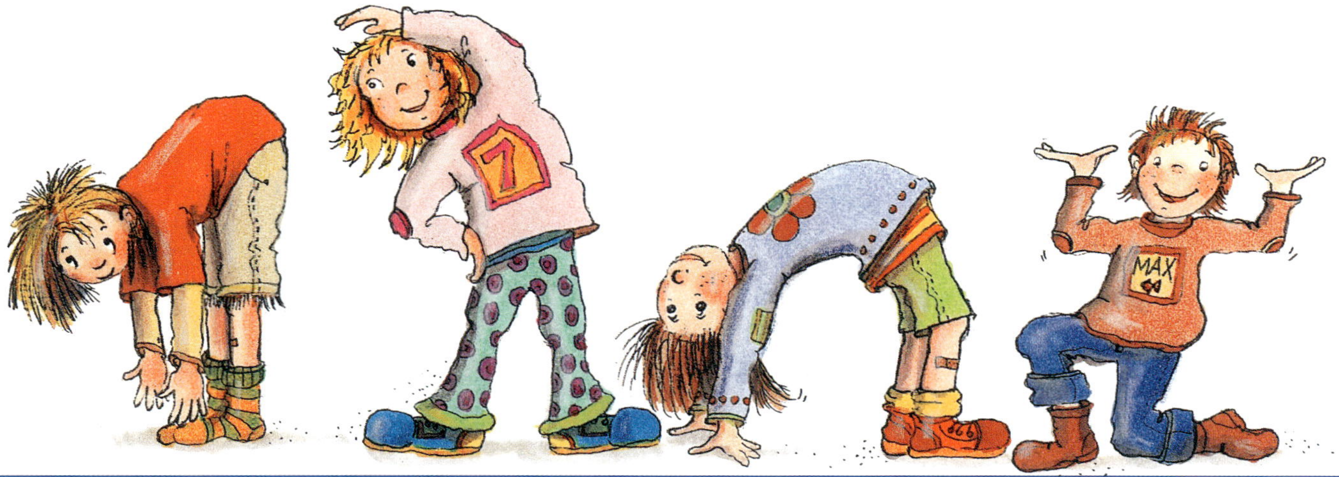

Die Gelenke sorgen zusammen mit den Muskeln für die Beweglichkeit deines Körpers. Mach doch mal die Übungen auf dem Bild nach, dann merkst du, wie beweglich dein Knochengerüst eigentlich ist.

Der Schädel

Ganz oben sitzt der Schädel. Der hintere, größere Bereich ist innen hohl und schützt mit seinem harten Knochen das Gehirn vor Verletzungen. Im vorderen, kleineren Bereich liegen Ober- und Unterkiefer. Im Oberkiefer sitzen die meisten Sinnesorgane: die Augen, die Ohren, die Nase und die Zunge. Der Unterkiefer ist gelenkig und dient in erster Linie zum Kauen.

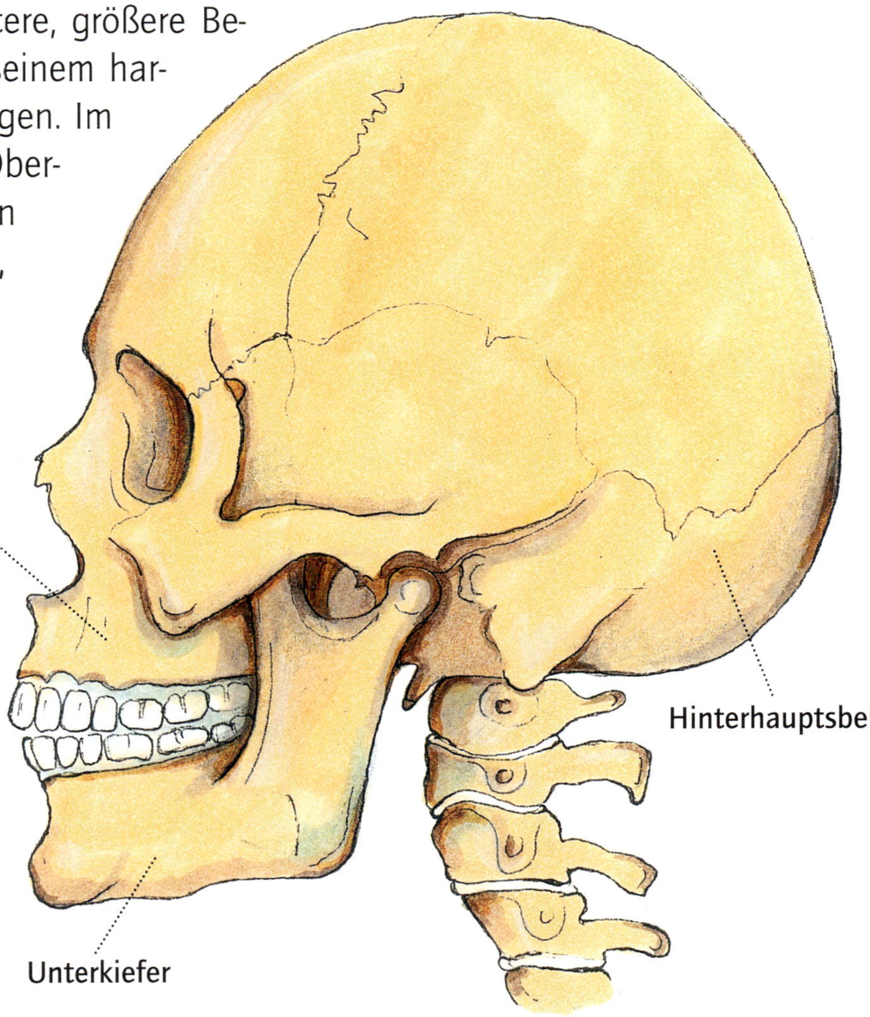

Der Schädel besteht aus insgesamt acht Knochen. Sieben Knochen sind fest miteinander verbunden und ein Knochen ist beweglich. Das Hinterhauptsbein hat unten ein Loch, durch das das Gehirn mit dem Rückenmark verbunden ist.

Die Wirbelsäule

Deine Wirbelsäule ist ein aus 34 Wirbeln zusammengesetzter, langer, gekrümmter und beweglicher Stab in der Mitte deines Körpers. Die Krümmung der Wirbelsäule entwickelt sich erst durch die Belastungen des Sitzens und Stehens. Der Rücken von drei Monate alten Babys verläuft noch ganz gerade, aber schon bei einem zehn Monate alten Kleinkind sind die ersten Krümmungen zu erkennen.

Die Wirbelsäule beginnt am Hals mit der Halswirbelsäule. An die Halswirbelsäule schließt sich die Brustwirbelsäule an, dann folgen die Lendenwirbelsäule und das Kreuzbein. Der unterste Teil der Wirbelsäule heißt Steißbein.

Zwischen den Wirbeln liegen die Bandscheiben. Sie bestehen aus weichem Knorpel und schützen die Wirbel vor Verletzungen oder Abnutzung. Zusätzlich sorgen sie mit vielen Sehnen für die Beweglichkeit und Festigkeit der Wirbelsäule.

Achse und Stütze

Die Wirbelsäule ist die Achse und die Stütze deines Körpers. Sie wird aus 34 Wirbeln gebildet, die in vollkommen geordneter Weise einer über dem anderen liegen. Alle Wirbel zusammen bilden den Wirbelkanal. Die Wirbelsäule dient als Verbindungsachse für die Rippen. Die wichtigste Aufgabe der Wirbelsäule ist der Schutz des Rückenmarks, das nur so dünn wie ein Bleistift ist und innerhalb eines Hohlraums in der Wirbelsäule sitzt.

Die Wirbelsäule hat unter anderem die wichtige Aufgabe, das Rückenmark zu schützen. Das Rückenmark ist die Verlängerung des Gehirns und verläuft als langer Strang in der Mitte der Wirbelsäule.

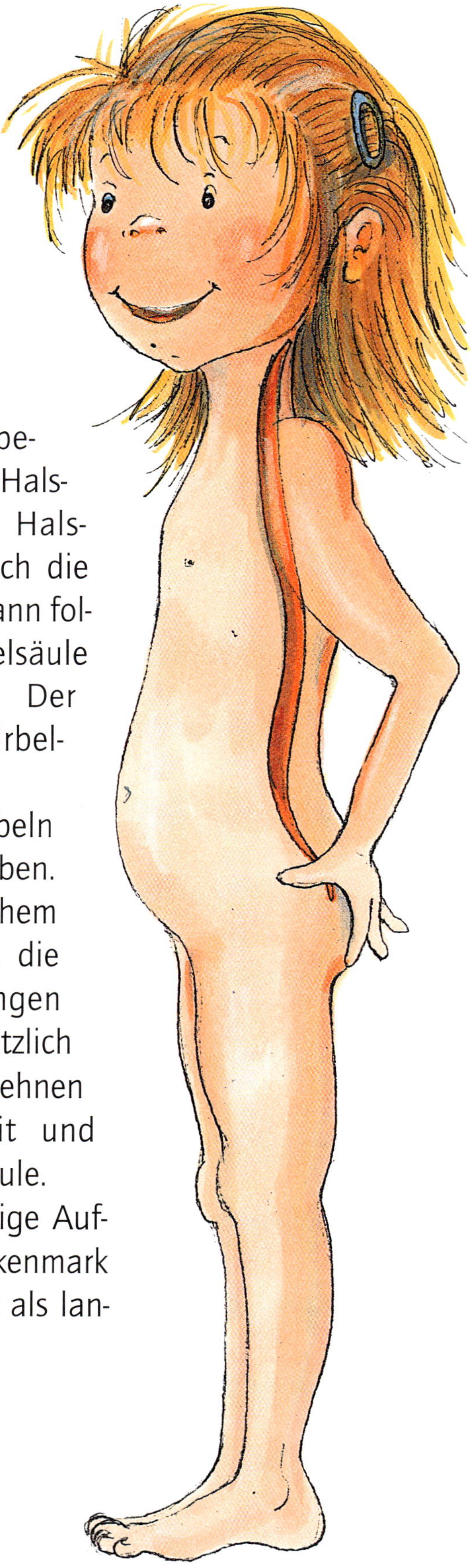

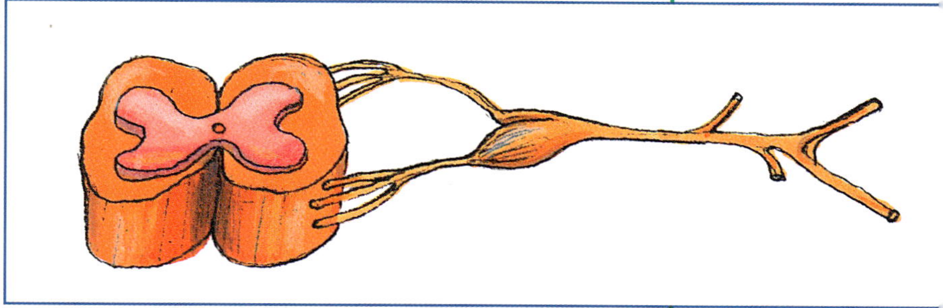

Das Rückenmark ist Sammel- und Umschaltstelle für Körper- und Gehirnnerven.

Zahlreiche Nerven verbinden das Rückenmark mit den verschiedenen Körperteilen. So können alle Nachrichten aus dem Gehirn an den Körper und seine Teile weitergegeben werden, und auf die gleiche Weise kann auch der Körper seine Signale an das Gehirn schicken.

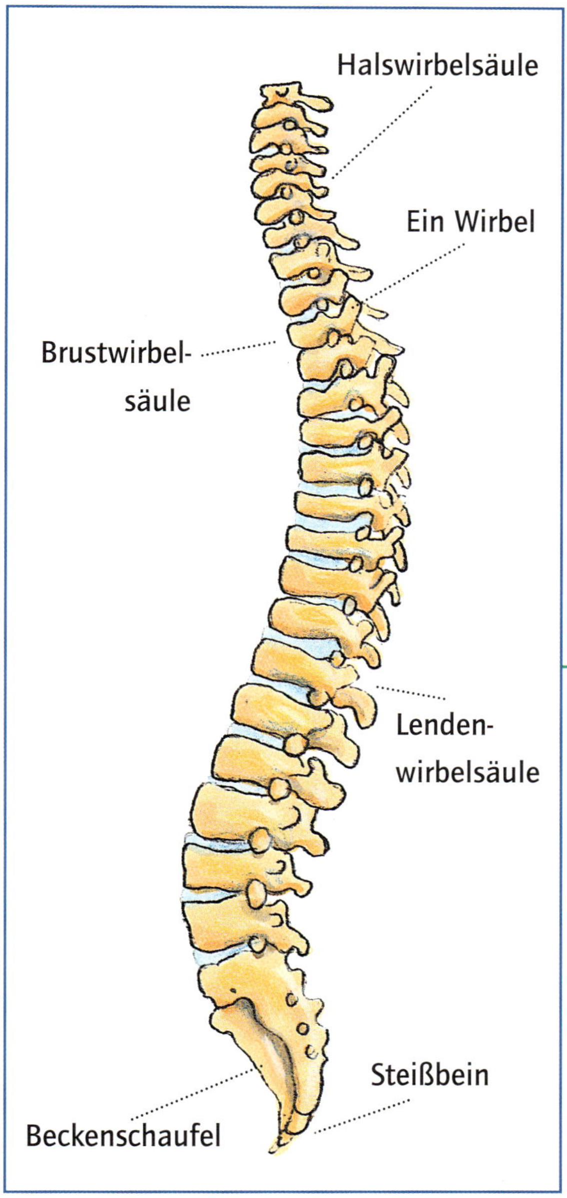

Aus dem Rückenmark ziehen Nerven in den Körper. Umgekehrt ziehen Nervenverbindungen auch vom Körper in das Rückenmark und weiter in das Gehirn.

Der Brustkorb

Dein Brustkorb besteht aus dem Brustbein, den zwölf Rippen und der Brustwirbelsäule. Er umschließt die Lungen und das Herz, das auf der linken Seite liegt.

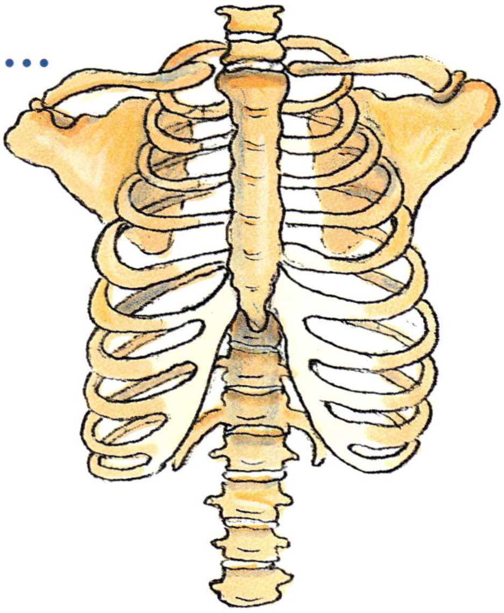

Deine Rippen bestehen aus Knochen und aus Knorpel. Sie sind damit einigermaßen biegsam. Bricht doch mal eine Rippe, kann sich das Bruchende in die Lunge bohren und diese verletzen. Die Lunge fällt dann zusammen, und man kriegt keine Luft mehr.

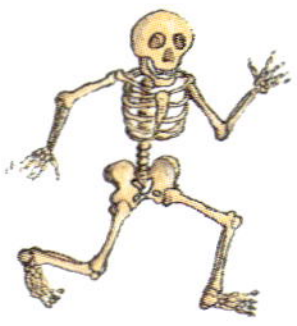

Die Gliedmaßen

Zum Gehen und Laufen und Springen brauchst du deine Beine und Füße. Zum Basteln und Malen und Essen deine Arme und Hände. In diesen Körperteilen befinden sich die meisten deiner Knochen.

Oberarm und Unterarm

Dein Arm besteht zusammen mit der Hand aus 30 Knochen. Der längste und dickste ist der Oberarmknochen. Ober- und Unterarm werden durch ein Gelenk, das Ellenbogengelenk, miteinander verbunden. Dein Unterarm besteht aus zwei Knochen, der Elle und der Speiche. Am Daumen liegt die Speiche, am kleinen Finger die Elle. Wenn man sich den Unterarm bricht, dann ist fast immer die Speiche betroffen.

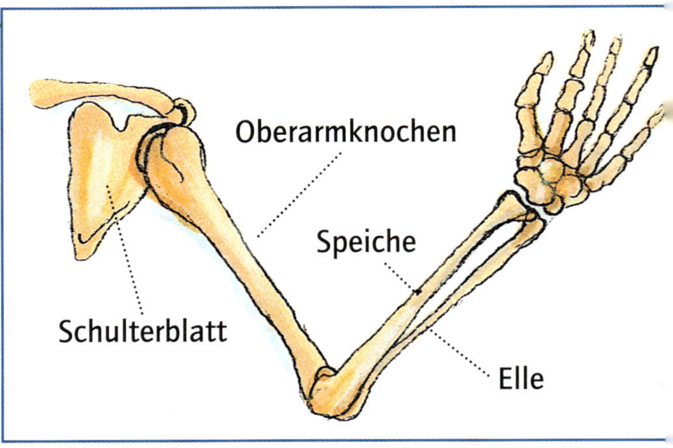

Die Muskeln deines Armes bestehen aus den Beuge-, Streck- und Drehmuskeln. Sie sorgen dafür, dass du deinen Arm beugen, strecken und die Hand drehen kannst.

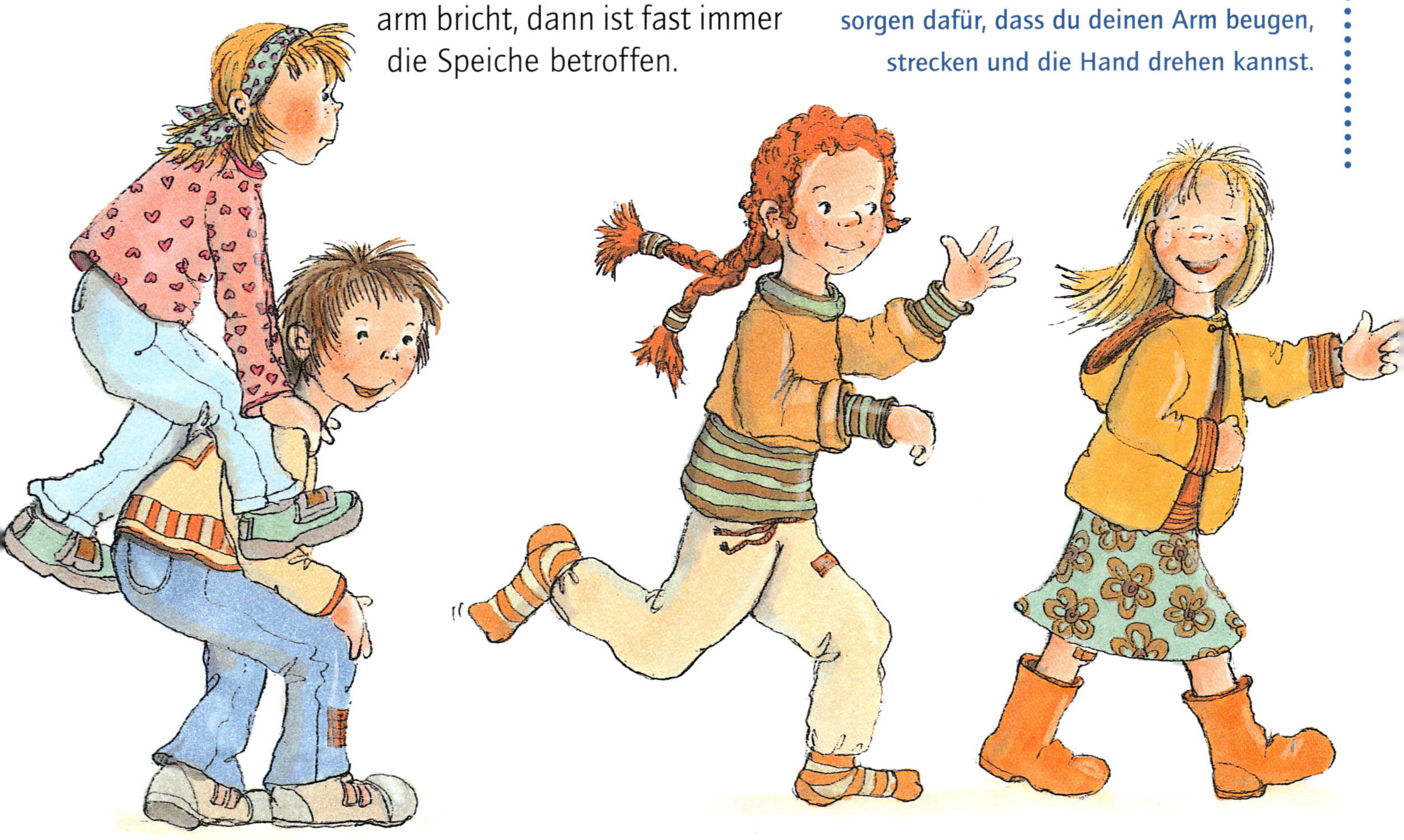

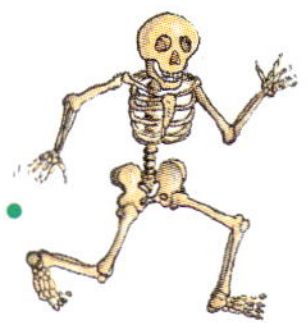

Hand und Finger

Die Hand setzt sich aus acht Handwurzelknochen zusammen.

Nach den Handwurzelknochen kommen die fünf Mittelhandknochen und als Letztes die Fingerknochen, ebenfalls fünf an der Zahl. Wenn du einen Finger krumm machst, kannst du erkennen, dass jeder Finger aus drei einzelnen Knochen besteht. Wäre das nicht so, könnten wir kein Glas und keinen Stift halten.

Schau dir doch mal deine Handflächen an. Siehst du die vielen Linien? Aus denen lesen Wahrsagerinnen die Zukunft. Steht bei dir etwa auch, dass du dein Zimmer aufräumst und beim Abtrocknen hilfst?

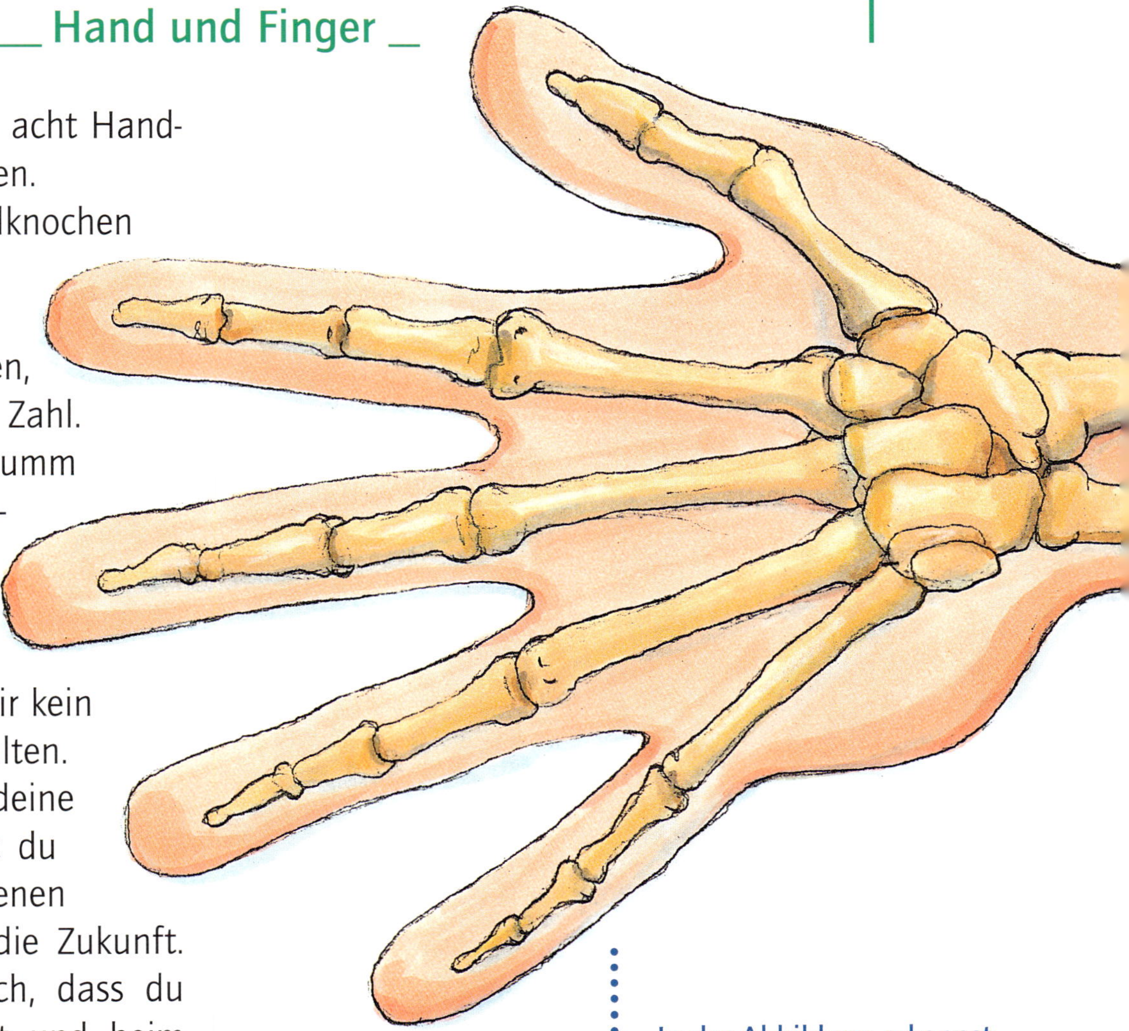

In der Abbildung erkennst du die Handwurzelknochen, die fünf Mittelhandknochen und die Fingerknochen, drei an jedem Finger. Sie sorgen zusammen mit den Sehnen in deiner Hand dafür, dass du nach Dingen greifen, malen und basteln kannst.

Durchleuchtet

Lege doch einmal deine Hand auf diese Stelle und male ihre Umrisse nach. Ist deine Hand größer oder kleiner als die auf dem Bild? Von innen sieht deine Hand genauso aus wie die oben abgebildete!

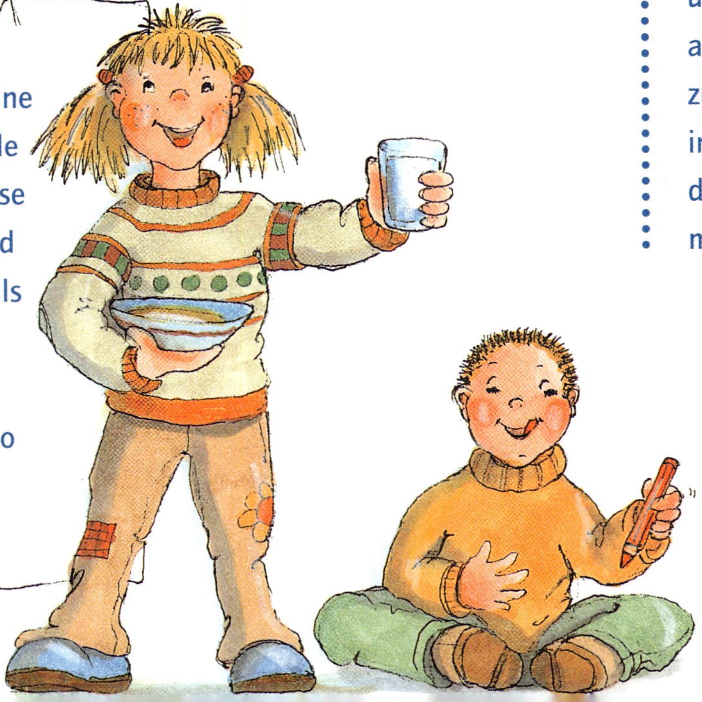

Oberschenkel und Unterschenkel

Du weißt ja bereits, dass der Oberschenkelknochen der längste und auch der schwerste Knochen deines Körpers ist. Und gleichzeitig sind die Muskeln im Oberschenkel die kräftigsten von allen. Das muss auch so sein, schließlich hat er dein ganzes Körpergewicht zu tragen.

Der Oberschenkelknochen ist über das Kniegelenk mit dem Unterschenkel verbunden. Der Unterschenkel besteht aus zwei Knochen: dem Schienbein und dem Wadenbein. Das Schienbein spürst du sehr gut, wenn dir jemand versehentlich »gegen das Schienbein tritt«.

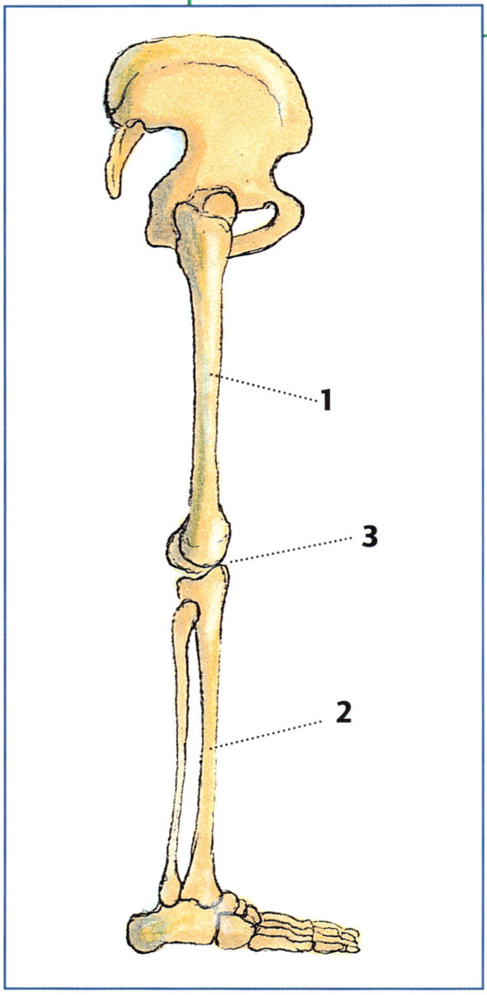

Ober- und Unterschenkel

1 · Oberschenkelknochen

2 · Unterschenkelknochen

3 · Kniegelenk

Kniegelenk

Das größte Gelenk im Körper ist das Kniegelenk. Es verbindet Ober- und Unterschenkel miteinander. Du kannst das Kniegelenk beugen und strecken, aber nicht drehen oder verschieben. Über das Kniegelenk hinweg verlaufen kräftige Bänder vom Oberschenkel zum Unterschenkel.

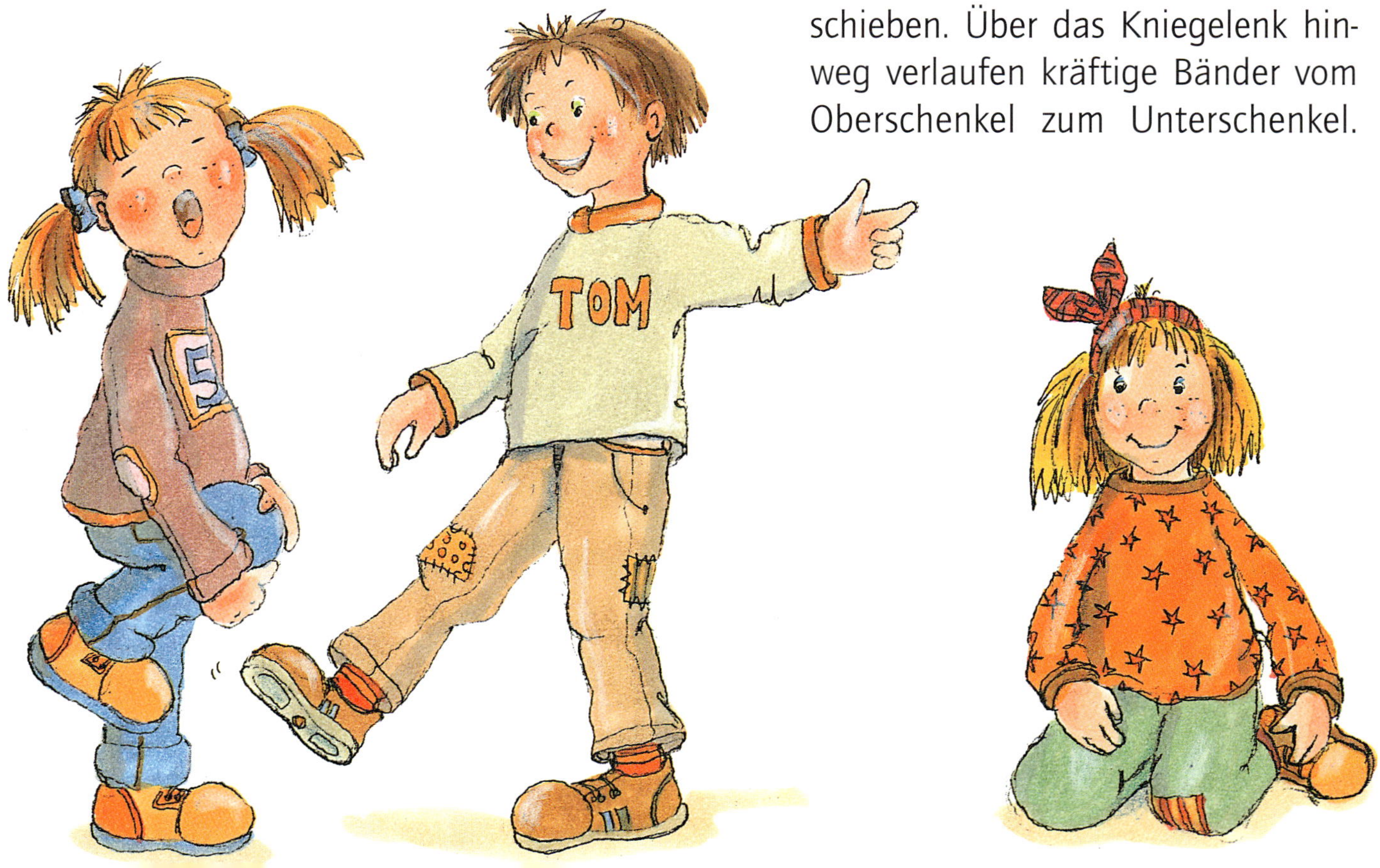

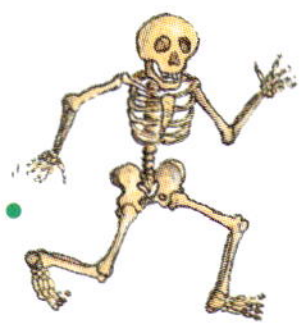

Diese verhindern, dass man das Kniegelenk drehen kann. So wird das Kniegelenk geschützt und bleibt stabil. Und das ist sehr wichtig, denn schließlich muss es ja den Körper ein Leben lang tragen. Die Kniescheibe besteht aus Knorpel und schützt das Kniegelenk zum Beispiel beim Hinfallen oder beim Hinknien. Ohne deine Kniescheibe könntest du dich gar nicht hinknien, denn das wäre viel zu schmerzhaft.

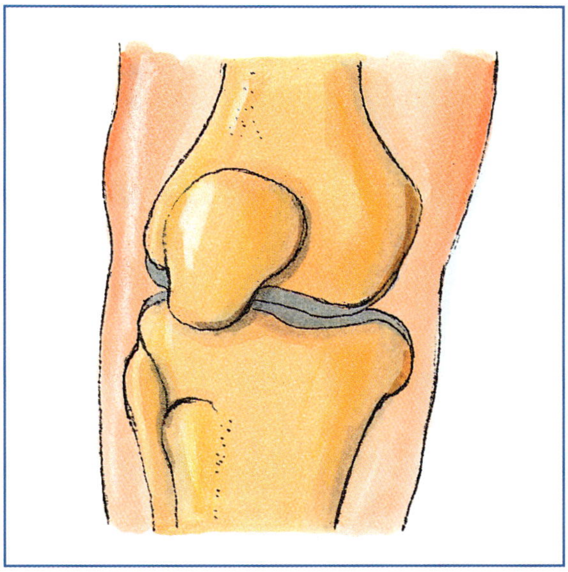

Dein größtes Gelenk, das Kniegelenk, ist die Verbindung von Oberschenkel und Unterschenkel. Es wird durch die Kniescheibe vor Schlägen und Verletzungen geschützt.

Fuß

So ein Fuß hat ganz schön was auszuhalten. Auf ihm lastet das gesamte Gewicht des Körpers, gestützt durch kräftige Knochen, Muskeln und vor allem Sehnen. Er muss weite Strecken gehen, muss laufen und springen können, in Schuhe passen – und das viele, viele Jahre lang.

Genau wie die Hand besteht auch der Fuß aus einer Wurzel, der Fußwurzel, deren größter Knochen die Ferse ist. Und außerdem sind da noch die fünf Mittelfußknochen und die fünf Zehen. Die Wölbung in der Mitte unter der Fußsohle ist wichtig für eine gesunde Körperhaltung.

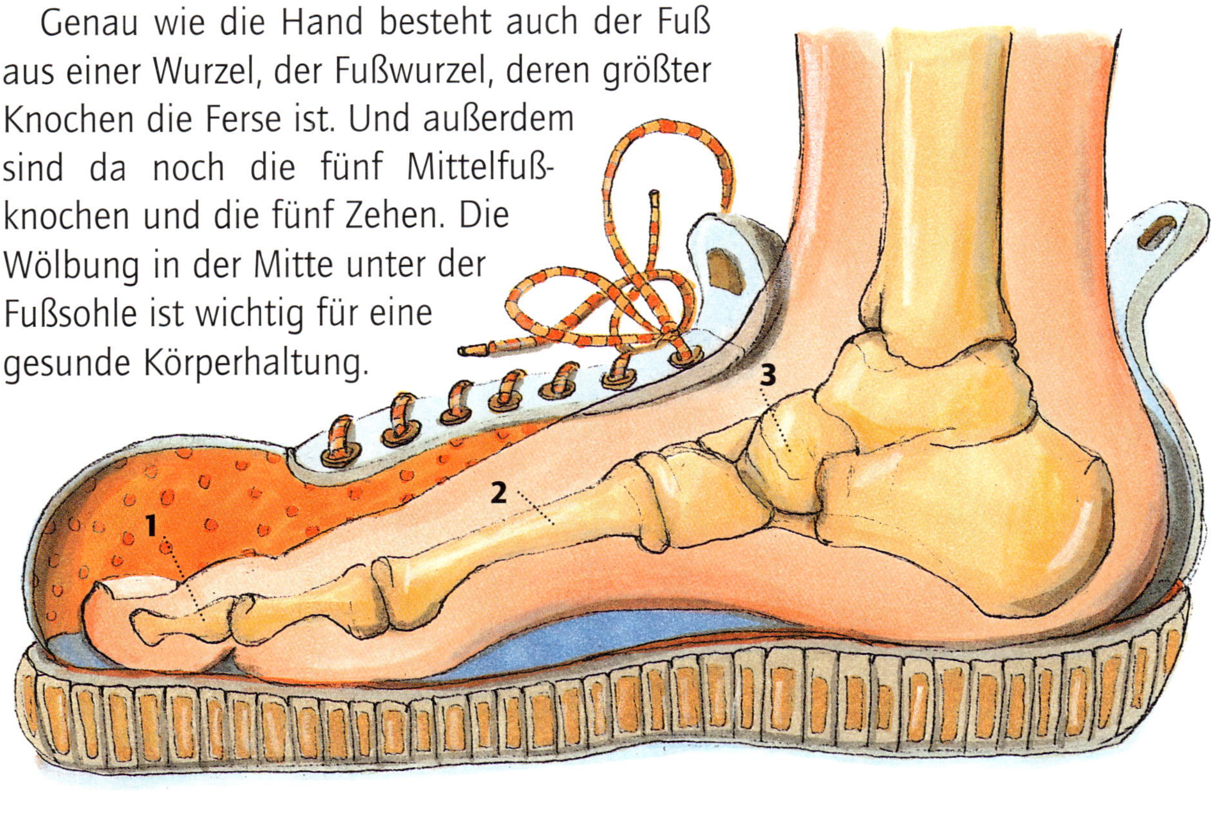

Fuß

1 · Zehenknochen
2 · Mittelfußknochen
3 · Fußwurzelknochen

Das Nervensystem

Die Zentrale
Dein Nervensystem ist aus unzählig vielen Nervenzellen aufgebaut. Kein Mensch benutzt allerdings alle Nervenzellen. Aber je mehr du lernst, desto mehr Nervenzellen werden gebraucht und von deinem Körper eingesetzt. Nervenzellen können sich untereinander verständigen, so dass die eine Nervenzelle weiß, was die andere gerade tut.

Dein Körper erhält täglich unzählig viele Nachrichten, die er verstehen und verarbeiten muss und auf die er reagiert. Dies kann er nur mit Hilfe des Nervensystems. Nervenzellen erfassen, bewerten und merken sich Nachrichten und geben diese an die Teile des Körpers, für die sie bestimmt sind, weiter. Das Nervensystem ist die Einsatz- und Schaltzentrale deines Körpers, die über Nervenstränge Nachrichten empfängt und an den Körper weitergibt. Du kannst dir das vorstellen wie ein Telefon.

Und das funktioniert so: Eine Nervenzelle sieht aus wie ein sternförmiges Gebilde, dessen Enden Fortsätze haben, die sich immer weiter verzweigen. Über diese Fortsätze gehen die Nachrichten ein. Von der Nervenzelle weg führt ein langer, dünner Strang, der bis zu einem Meter lang werden kann. Dieser Strang leitet die empfangenen Nachrichten weiter. Zum Beispiel erhält auf diesem Weg dein Beinmuskel von deinem Gehirn den Befehl: Lauf jetzt!

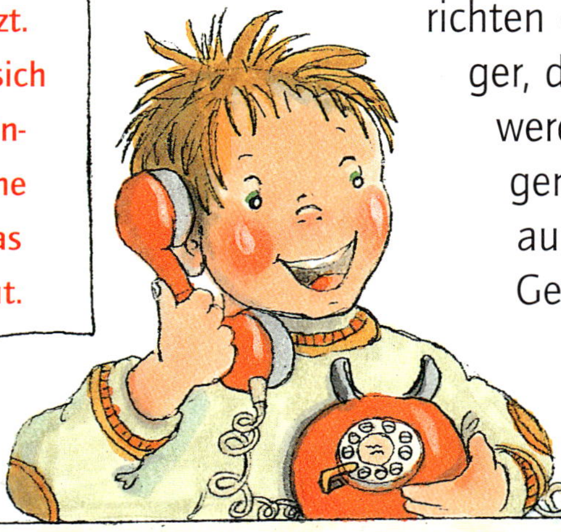

Wenn das Gehirn das Kommando »Laufen« gibt, läuft diese Botschaft über das Rückenmark von Nervenzelle zu Nervenzelle …

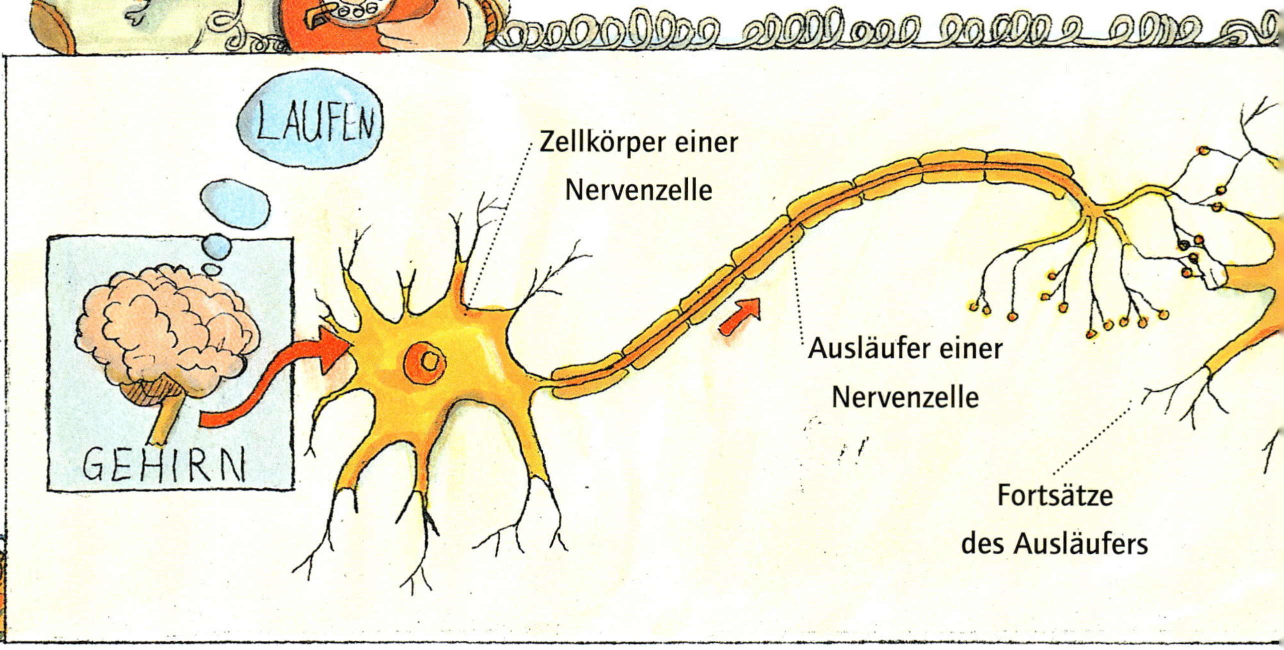

Zum Nervensystem gehören das Gehirn, das Rückenmark und alle im Körper liegenden Nervenbahnen und Nervenzellen. In deinem Körper arbeiten unvorstellbar viele Nervenzellen. Es sind ungefähr zehn Milliarden! Die Nervenbahnen laufen alle im Gehirn zusammen, alle Nachrichten werden hier gesammelt, und von dort aus werden alle deine Muskeln und Körperteile gesteuert.

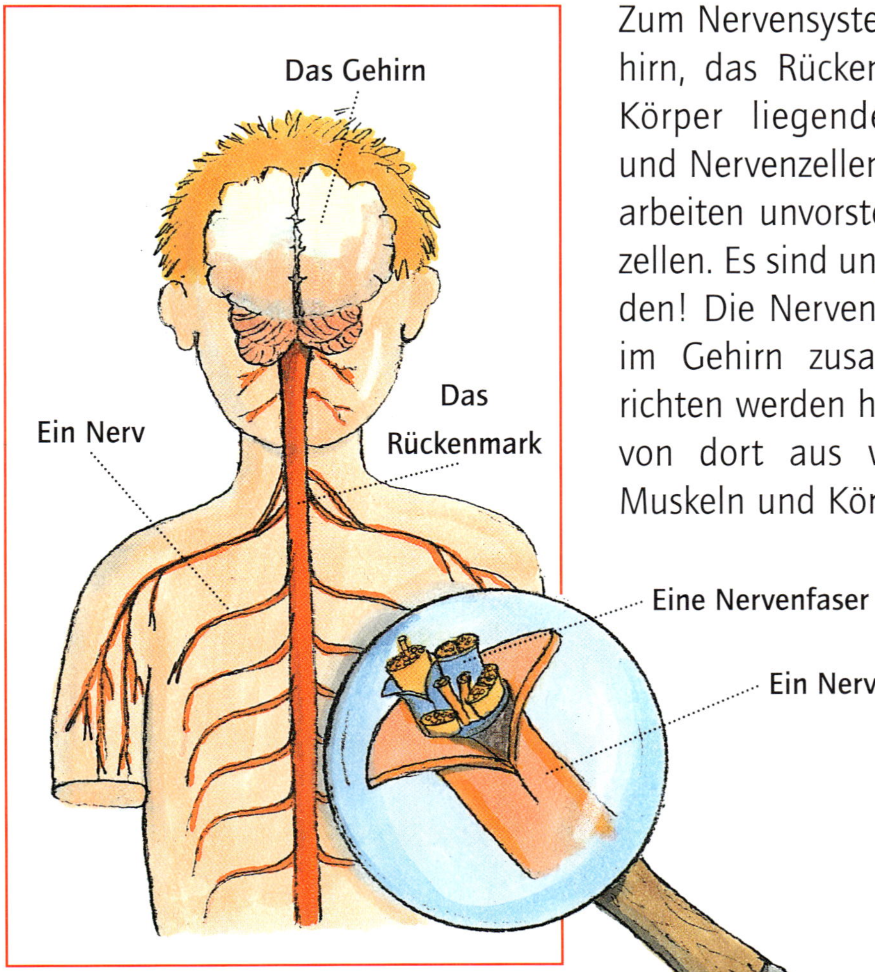

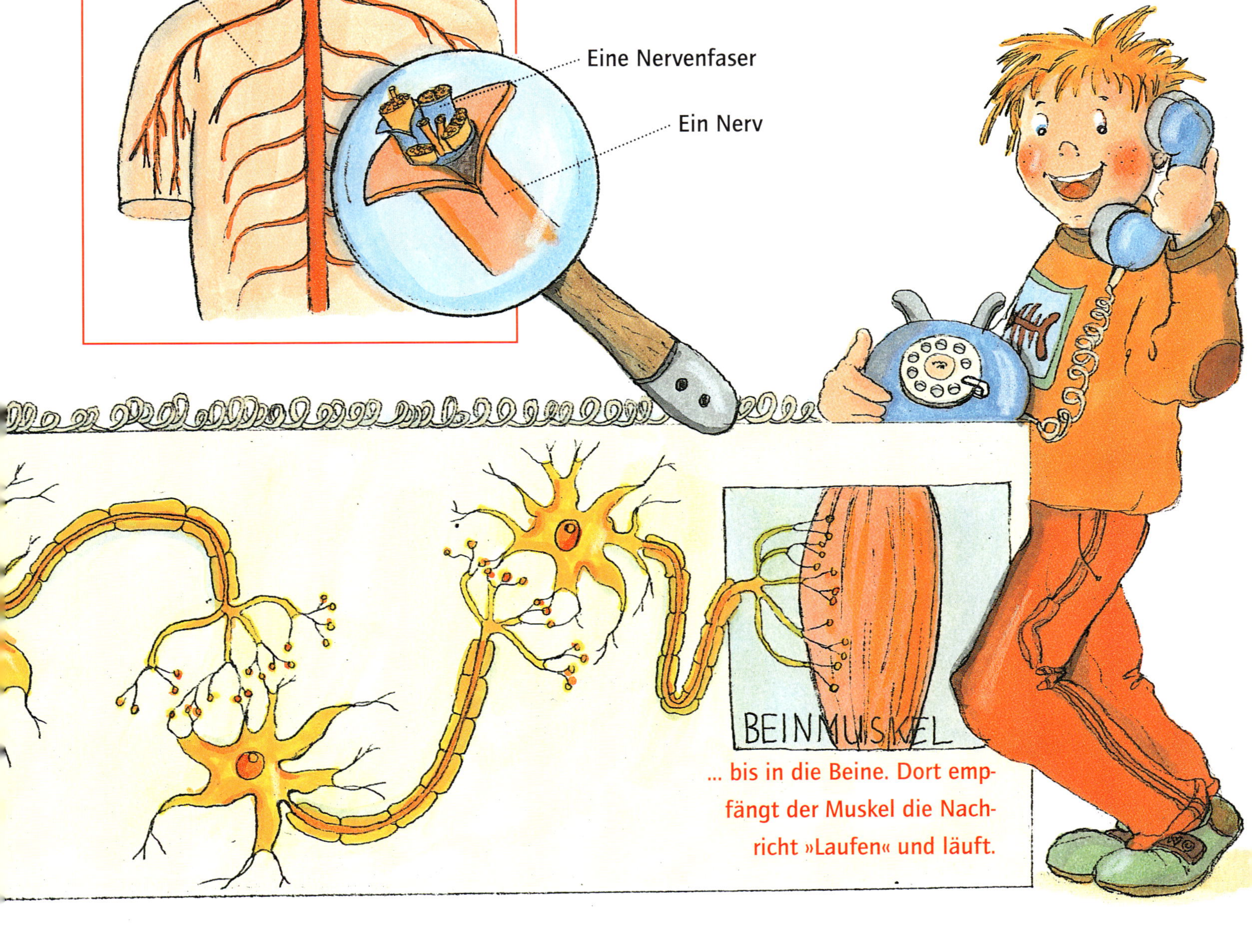

... bis in die Beine. Dort empfängt der Muskel die Nachricht »Laufen« und läuft.

Das Gehirn

Der größte Teil deines Gehirns ist das Großhirn. Es liegt direkt unter der Schädeldecke. Das Großhirn arbeitet wie ein riesiger Computer und ist der Sitz deines Bewusstseins, das heißt: Alles, was du denkst, lernst, fühlst, willst und empfindest, wie du dich bewegst, was du dir merkst und an Ideen entwickelst, kommt aus deinem Gehirn. Alle Fähigkeiten, die ein Mensch besitzt, sind hier gespeichert! Im Gehirn enden alle vom Rückenmark kommenden Nachrichtenleitungen.

Das Kleinhirn ist etwa so groß wie eine Apfelsine. Dieses Organ liegt oberhalb des Hirnstamms und überprüft alles, was die normale Körperhaltung angeht.

An der Stelle, wo das Rückenmark ins Gehirn übergeht, liegt das Stammhirn. Von hier aus werden der Atem und der Kreislauf des Blutes in Gang gehalten. Kommt es in diesem Bereich zu Verletzungen, zum Beispiel bei einem Autounfall, stirbt der Mensch sofort.

Wie eine Landkarte

Das Gehirn ist in verschiedene Zuständigkeitsbereiche aufgeteilt. Die linke Hälfte beanspruchst du beim Rechnen, während du beim Musizieren eher die rechte benutzt. Um die Mitte herum ist die Befehlszentrale für die Muskeln angeordnet. In der Mitte liegt das Zentrum für die Sinnesorgane.

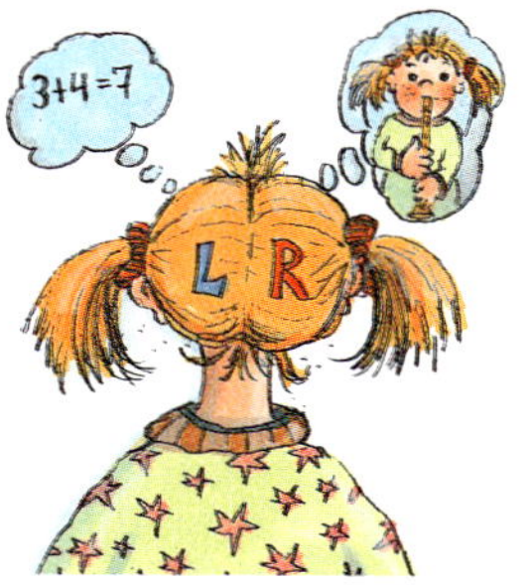

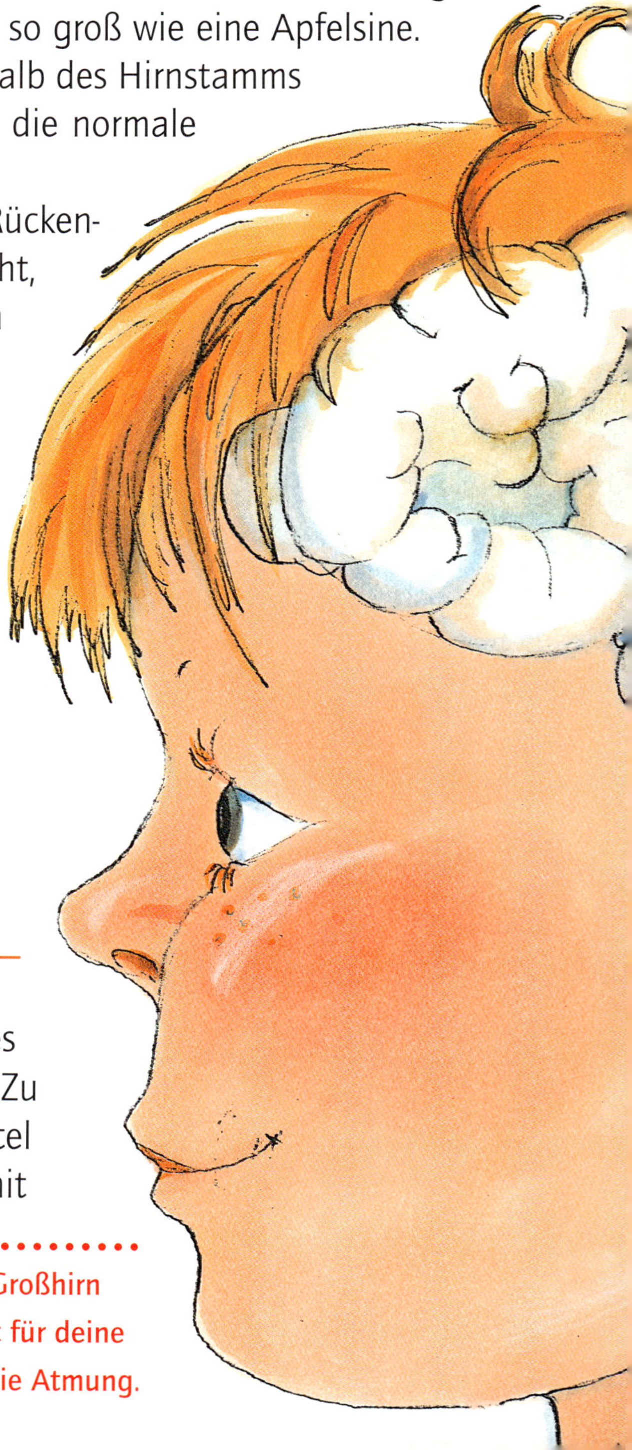

Das Rückenmark

Das Rückenmark ist eine Verlängerung des Gehirns und verläuft in der Wirbelsäule. Zu seinem Schutz schwimmt es in einem Mantel aus Flüssigkeit. Das Rückenmark ist mit

Das alles befindet sich in deinem Kopf: Das Großhirn arbeitet wie ein Computer, das Kleinhirn ist für deine Körperhaltung zuständig, das Stammhirn regelt die Atmung.

An dieser Stelle entscheidet das Gehirn, ob du lachen oder weinen willst.

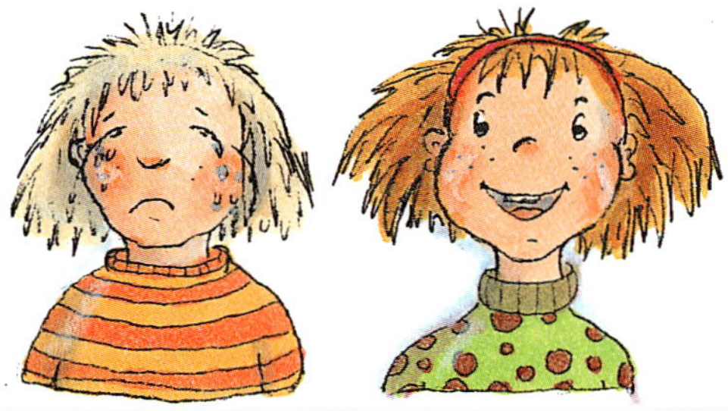

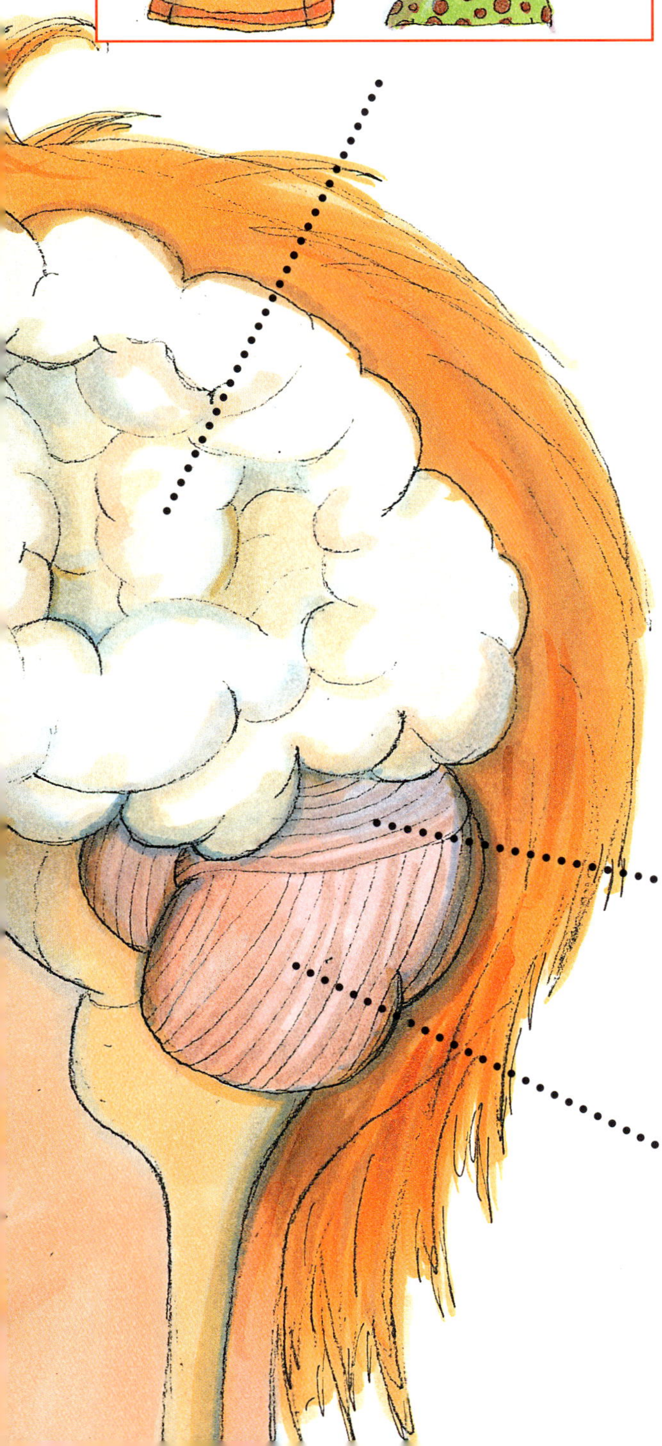

Millionen von Nerven verbunden; über diese Nerven erhält das Rückenmark Nachrichten aus dem Körper und sendet Nachrichten an einzelne Körperteile.

Vom Rückenmark werden auch die Reflexe gesteuert. Reflexe sind unwillkürliche Bewegungen, die in deinem Körper ausgelöst werden, ohne dass du darüber nachdenkst. Wenn dich zum Beispiel bei einem Spaziergang am Strand ein Krebs in die große Zeh beißt, dann ziehst du automatisch deinen Fuß ganz schnell zurück. Reflexe kann man übrigens nicht erlernen, sie sind nämlich angeboren.

Ganz schön kompliziert, unser Nervensystem, aber dafür auch besser als der teuerste und größte Computer, den es auf der Welt gibt.

Das Kleinhirn ist für die Koordination deiner Bewegungen zuständig.

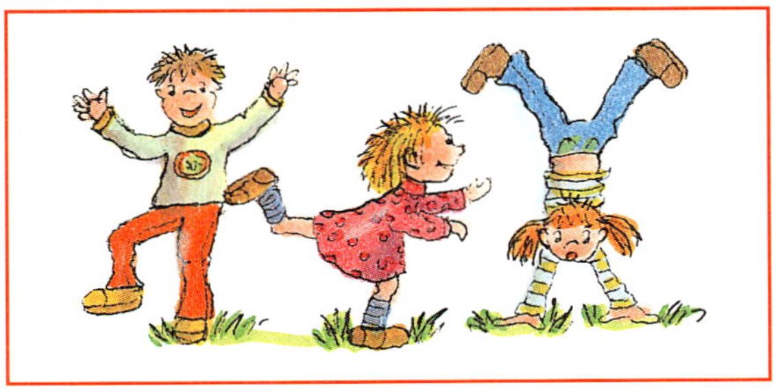

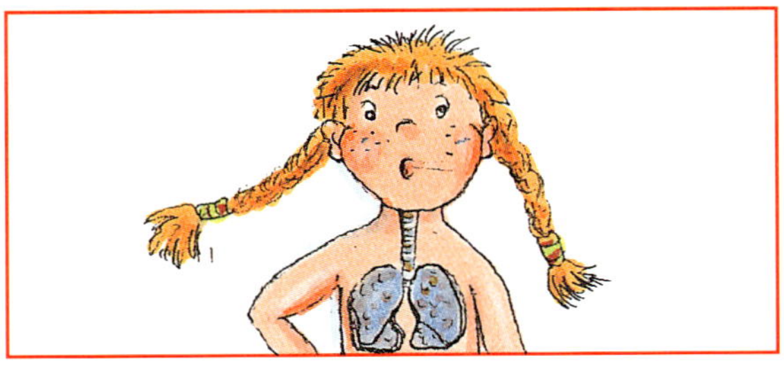

Es enthält auch das Atemzentrum, das deine Atmung regelt.

Der Krebs beißt zu.

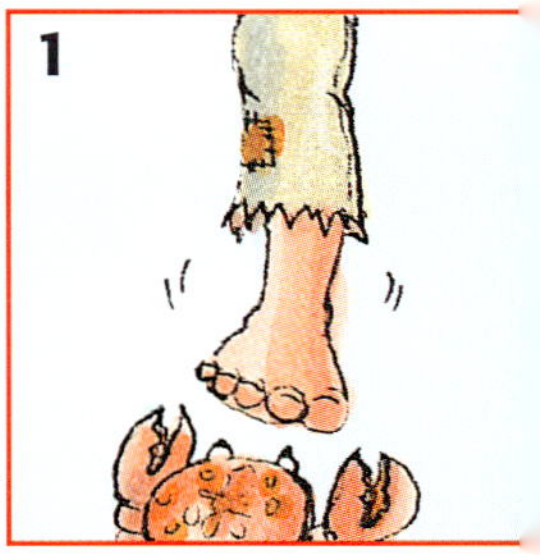

Die Nervenzellen in der Haut geben die Nachricht weiter.

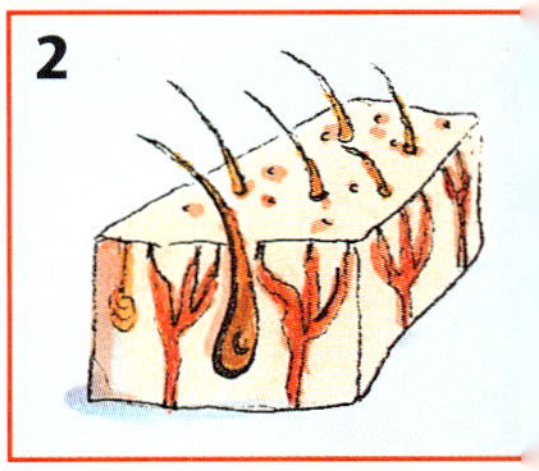

Das Rückenmark löst einen Reflex aus: ...

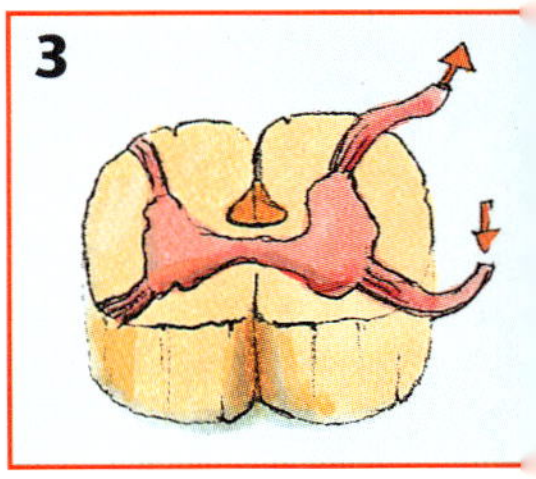

... Es befiehlt den Muskeln, sich zusammenzuziehen ...

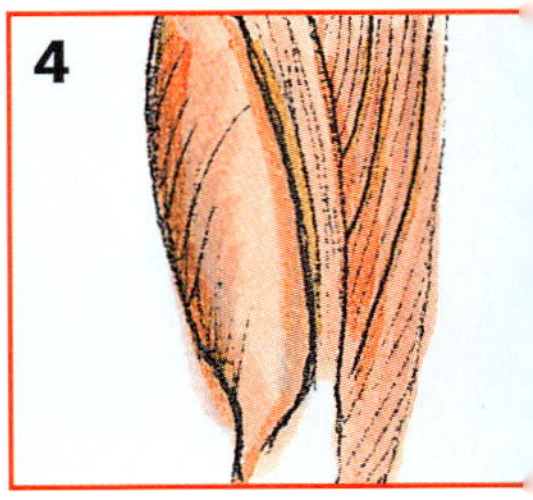

... und den Fuß rasch wegzuziehen.

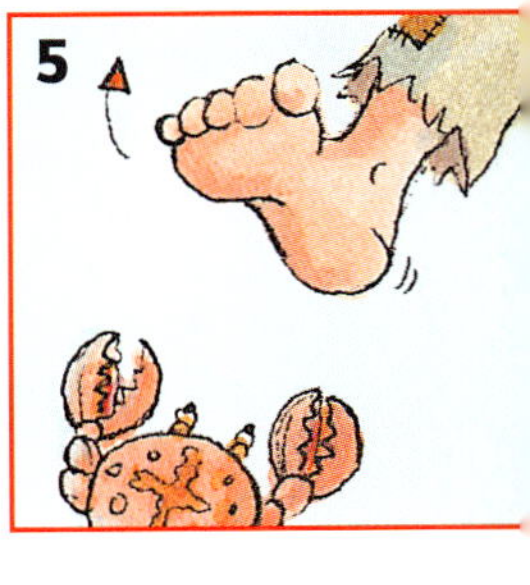

Die fünf Sinnesorgane – Hören, Sehen, Riechen, Schmecken, Tasten

Stell dir einmal vor, du stehst inmitten einer Wiese. Es ist Sommer. Die Sonne scheint, und es ist richtig schön warm. Der Wind streicht dir sanft über die Haut, die Blumen duften. Um dich herum summen Bienen auf dem Weg zum Honigsammeln, und die Vögel am Himmel zwitschern ihr Lied. Du pflückst eine kleine Erdbeere, die wild auf der Wiese wächst, und du probierst, wie sie schmeckt – einfach wunderbar.

Um all diese schönen Dinge hören, sehen, riechen, schmecken und fühlen zu können, brauchst du deine Sinnesorgane. Es sind insgesamt fünf an der

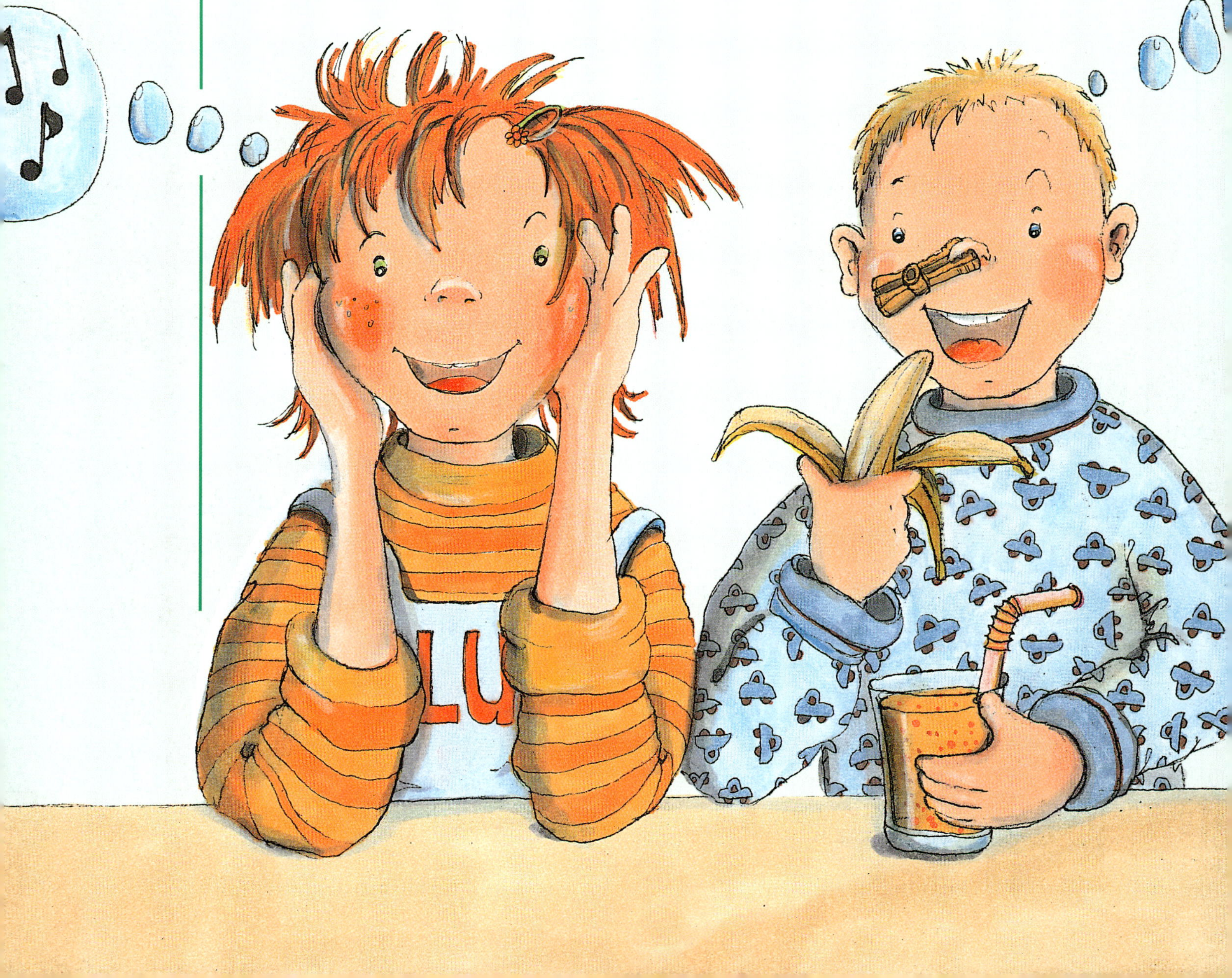

Zahl: die Ohren zum Hören, die Augen zum Sehen, die Nase zum Riechen, die Zunge zum Schmecken und der Tastsinn zum Fühlen.

Vier von diesen Sinnesorganen befinden sich in deinem Kopf. Jetzt versuch doch mal, sie aufzuzählen. Eine kleine Hilfe: Nur der Tastsinn ist über den ganzen Körper verteilt.

Die Nachrichten, die von deinen Sinnesorganen aufgenommen werden, werden über die Nerven an das Gehirn weitergeleitet. Das Gehirn sagt dir dann, ob das, was du hörst, laut oder leise ist; ob das, was du siehst, sich bewegt wie die Wellen im Meer oder sich ganz still verhält wie eine Katze auf der Lauer; ob das, was du riechst, gut duftet oder furchtbar stinkt; ob das, was du schmeckst, scharf, süß, sauer oder bitter ist; und ob das, was du anfasst, spitz oder stumpf ist.

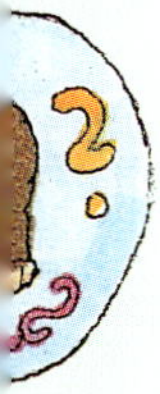
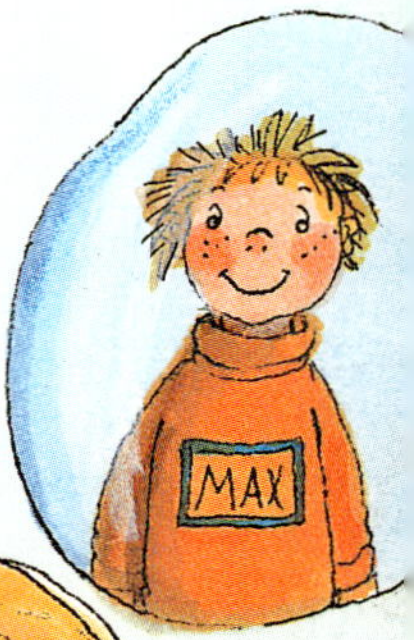

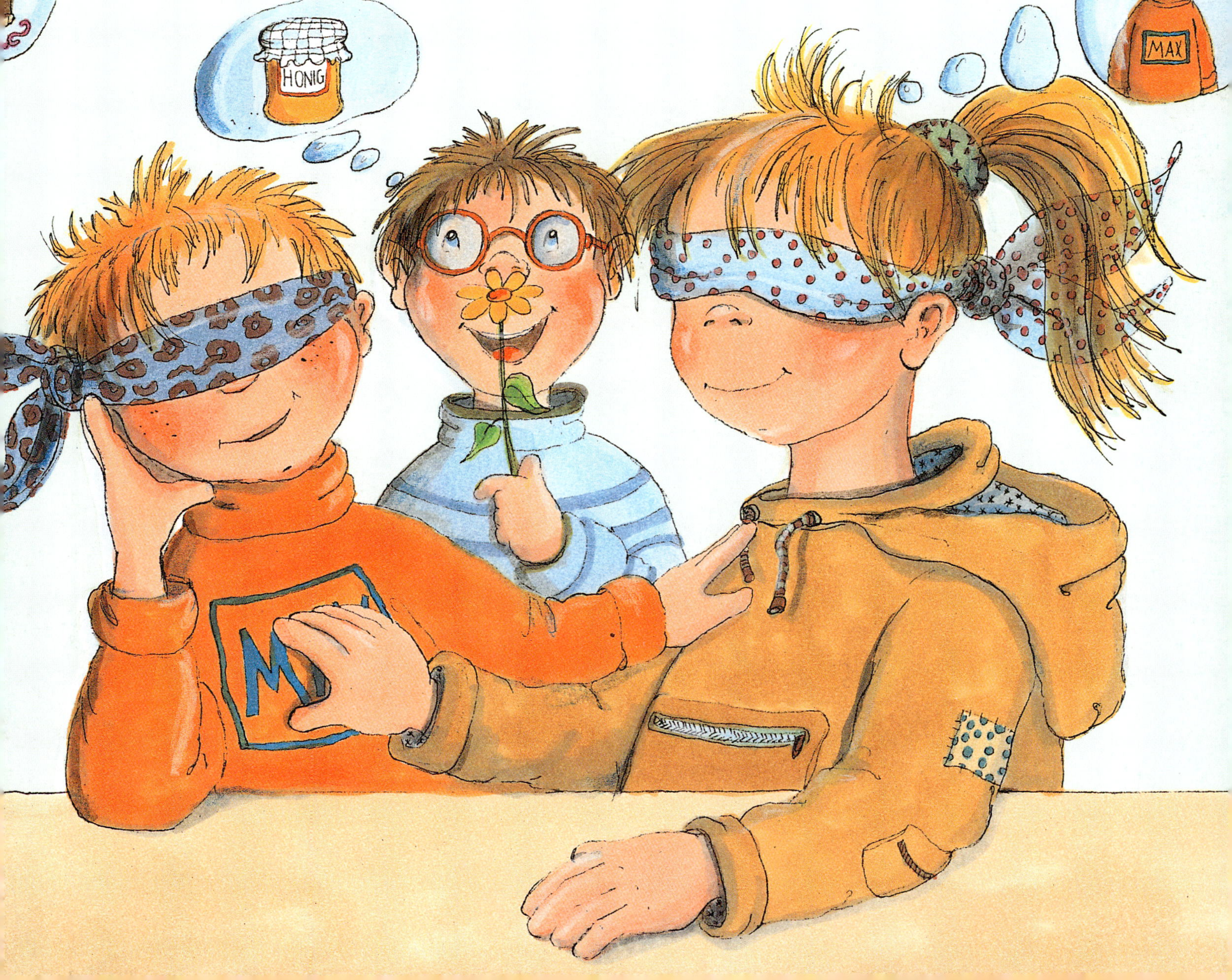

Das Hören

Zum Hören brauchst du deine Ohren. Das äußere Ohr kannst du sehen. Es besteht aus der Ohrmuschel und dem äußeren Gehörgang.

Das Ohr sieht bei jedem Menschen anders aus. Der eine hat angewachsene Ohrläppchen, der andere nicht. Es gibt runde und ovale Ohren, große und kleine, abstehende und anliegende Ohren. Wenn du dir die Ohren deiner Eltern, Geschwister und Freunde ansiehst, wirst du sehen, wie verschieden alle Ohren aussehen.

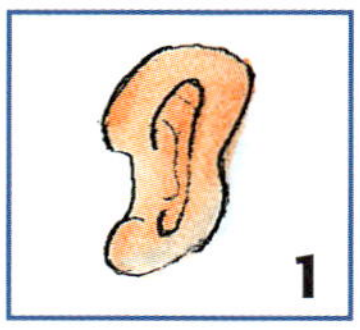

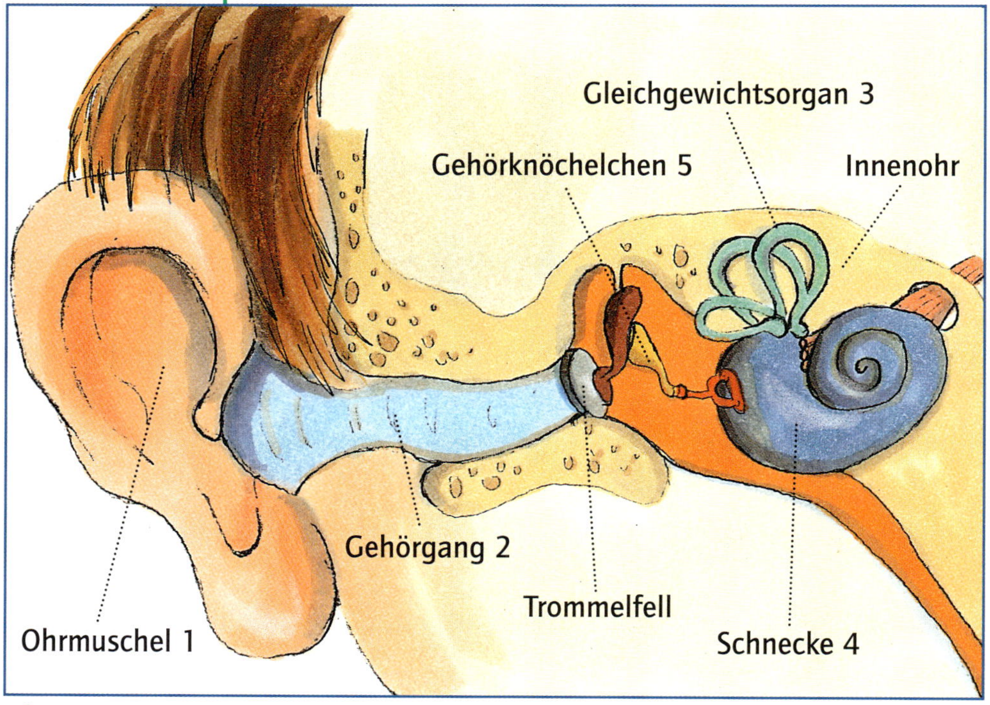

Der äußere Gehörgang enthält den Ohrenschmalz. Es ist jener Teil des Ohres, den dir deine Mama oder dein Papa beim Baden besonders gründlich wäscht und abtrocknet. Magst du das auch überhaupt nicht? Verfolgst du den äußeren Gehörgang nach innen weiter,

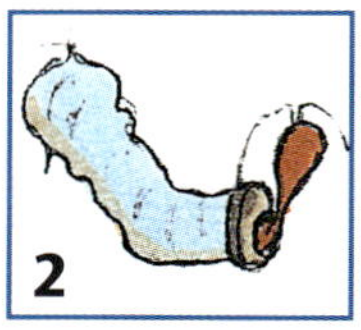

Schallwellen bewegen sich durch den äußeren Gehörgang zum Trommelfell und weiter über die Gehörknöchelchen zum Innenohr. Von hier aus werden die Hörimpulse über Nerven zum Hörzentrum im Gehirn geleitet.

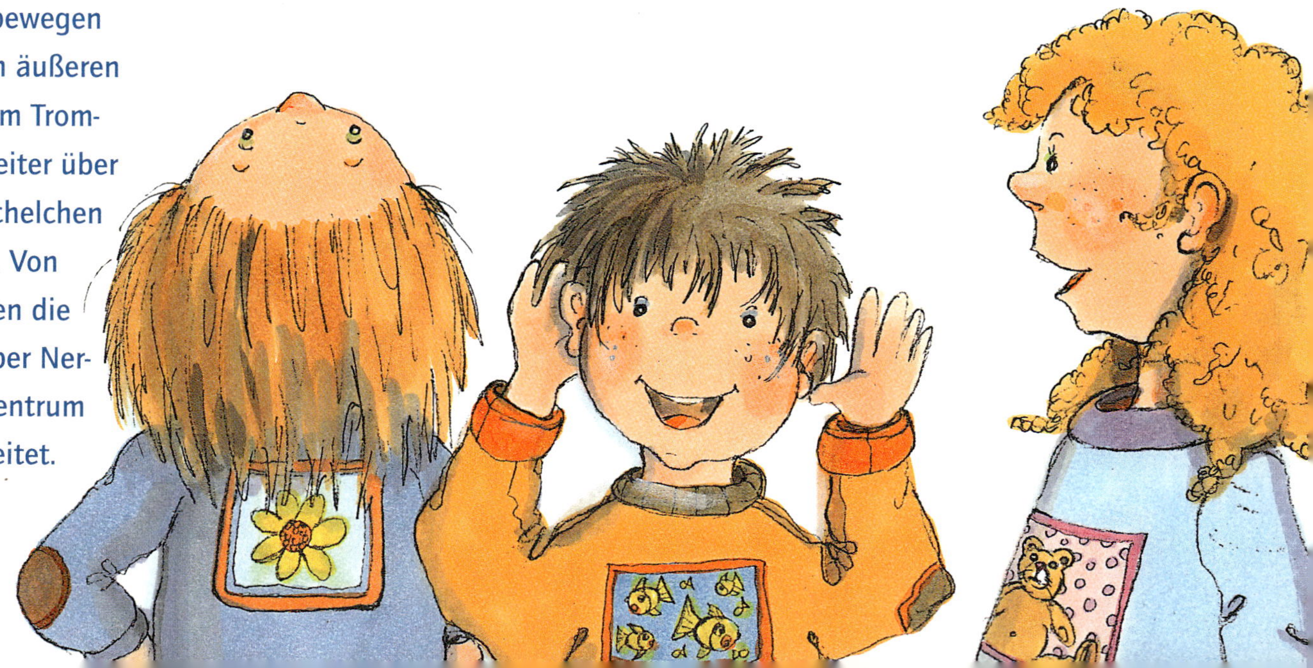

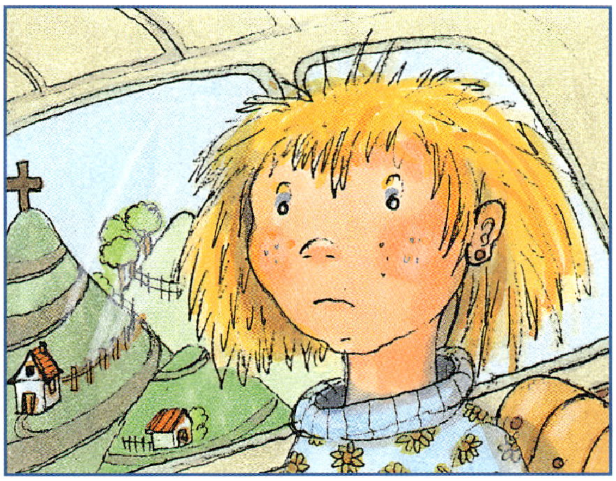

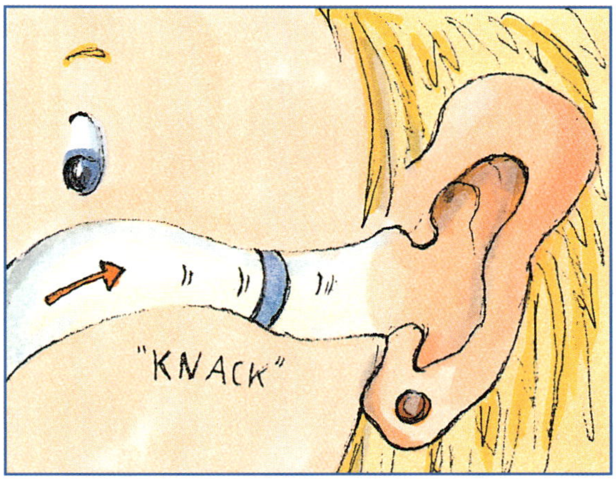

Wenn sich die Ohrtrompete zuzieht, kann im Mittelohr kein Luft- und Druckausgleich mehr erfolgen.

kommst du zum Trommelfell. Auf der anderen Seite des Trommelfells liegt das Mittelohr. Vielleicht hast du ja schon einmal eine Mittelohrentzündung gehabt – dann weißt du ja, wie weh das tut.

Das Mittelohr hinter dem Trommelfell besteht aus der Paukenhöhle und der Ohrtrompete, die mit dem Rachen in Verbindung steht. Jedes Mal, wenn du schluckst, öffnet sich die Trompete, und der Druck im Mittelohr kann sich dem äußeren Druck anpassen.

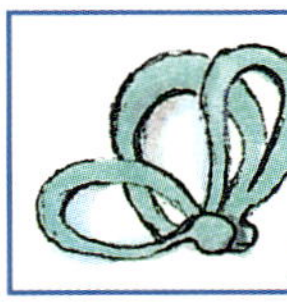
3

Hast du ein unangenehmes Druckgefühl auf den Ohren und kannst nicht mehr richtig hören, zum Beispiel, wenn du mit deinen Eltern im Auto die steilen Straßen in den Bergen hinauffährst oder mit dem Flugzeug fliegst, dann brauchst du nur zu schlucken oder dir die Nase zuzuhalten, den Mund zu schließen und in die Backen zu blasen, dann öffnet sich die Ohrtrompete wieder, das Druckgefühl geht weg, und du kannst wieder hören.

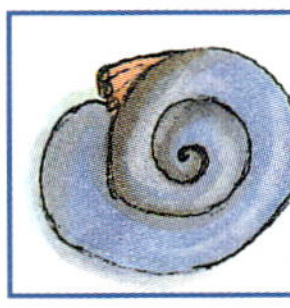
4

Die Paukenhöhle enthält die drei Gehörknöchelchen Hammer, Amboss und Steigbügel. Diese drei Knöchelchen heißen so, weil sie genauso wie ein Hammer, ein Amboss und ein Steigbügel aussehen. Zusammen mit dem Trommelfell leiten die drei Gehörknöchelchen den Schall, den Ton oder das Wort, das du hörst, ins Innenohr weiter.

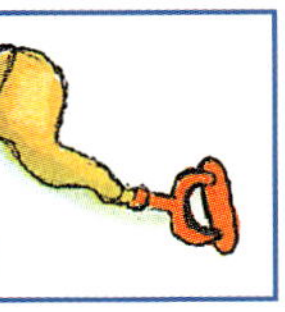
5

Was ist Ohrenschmalz?

Ohrenschmalz ist nicht, wie viele Leute meinen, Dreck im Ohr, sondern gelblich braunes Sekret, das eine Falle für Schmutz und Insekten darstellt. Das Ohr reinigt sich damit selbst. Das Schmalz trocknet ein, wird abgesondert, und neues Schmalz bildet sich.

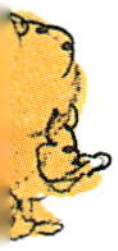

Neben dem Hörorgan besitzt dein Ohr noch ein zweites Organ, das Gleichgewichtsorgan. Es sitzt zusammen mit einem schneckenförmigen Gang, der wegen seines Aussehens auch Schnecke genannt wird, im Innenohr. Die Schnecke ist ein mit Flüssigkeit gefüllter Schlauch, der sozusagen hören kann. Mit Hilfe des Gleichgewichtsorganes halten wir beim Stehen, Gehen, Sitzen und Laufen das Gleichgewicht. Hättest du dieses Organ nicht, würdest du dauernd umfallen. Freilich brauchst du zum Gleichgewichthalten noch andere Teile deines Körpers. Deine Fußsohlen spielen eine Rolle – dein Gehirn erhält von ihnen ständig Nachrichten über den Untergrund, auf dem du dich befindest. Und auch deine Gelenke sind beteiligt, wenn du dich bewegst oder auf einem Baumstamm balancierst.

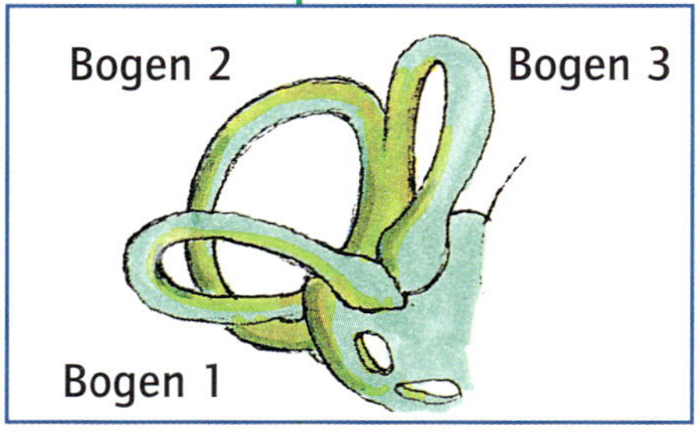

Das Gleichgewichtsorgan besteht aus drei mit Flüssigkeit gefüllten Kammern, den Bogengängen. Bogen 1 merkt sofort, wenn sich dein Kopf zur Seite neigt, Bogen 2, wenn du mit dem Kopf auf und ab nickst und Bogen 3, wenn du den Kopf schüttelst. Dein Gleichgewichtsorgan gerät allerdings in Unordnung, wenn du dich auf einem Karussell sehr schnell drehst. Die Flüssigkeit in den Bogengängen kann nicht so schnell reagieren, wie sich das Karussell dreht. Sie schwingt sozusagen hinterher und braucht einige Zeit, bis sie wieder in den Normalzustand gelangt ist. Dies ist der Grund, warum dir nach dem Karussellfahren oder Drehen für kurze Zeit schwindelig ist.

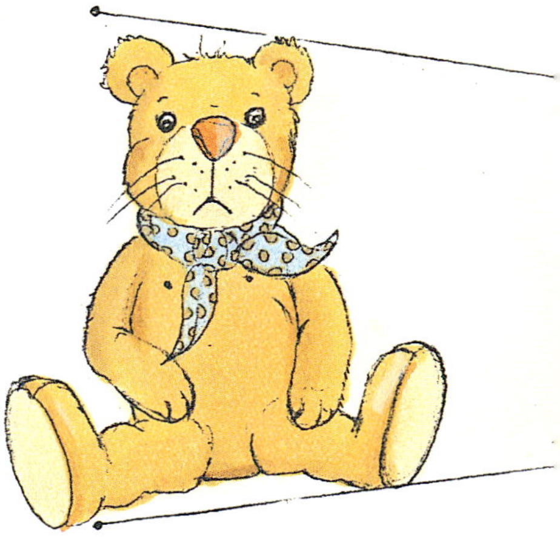

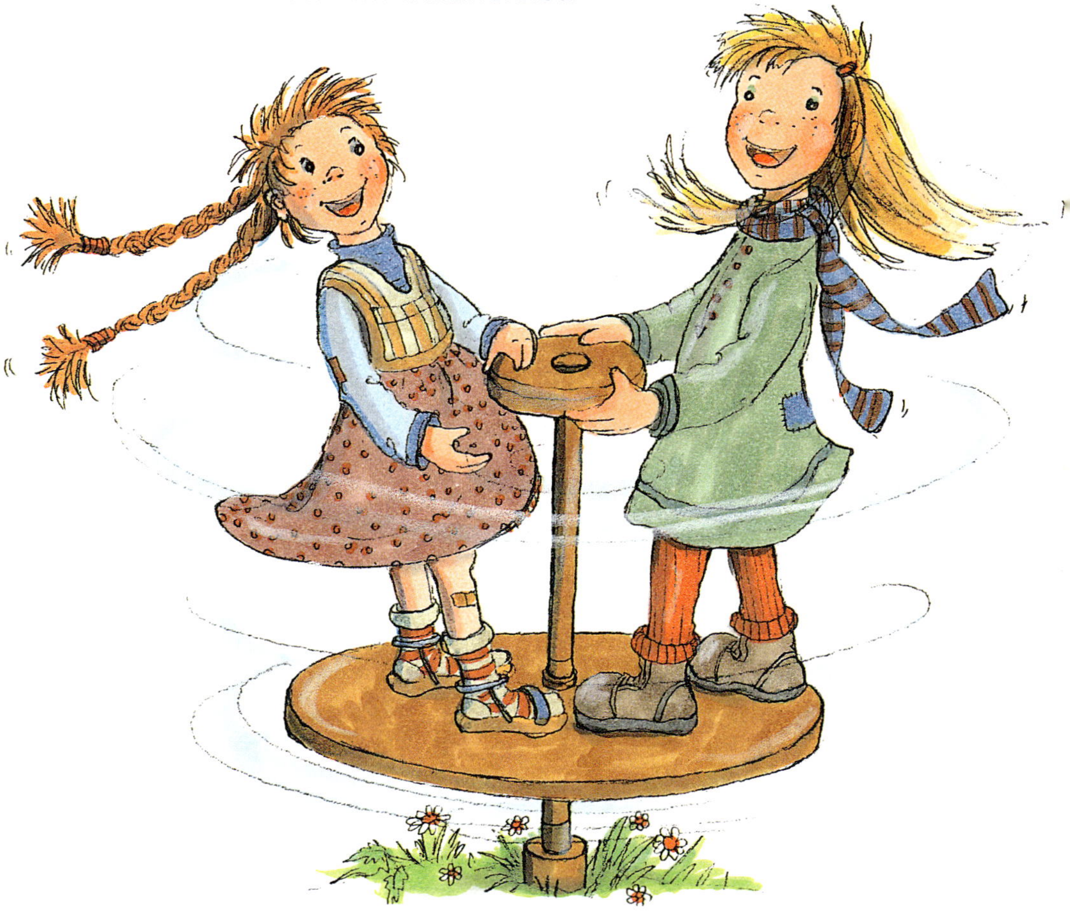

Das Sehen

Der Augapfel liegt, weich gepolstert und geschützt von Muskeln und Knochen, in einer Höhle – der Augenhöhle. Am Ober- und am Unterlid trägt das Auge Wimpern, über dem Auge befinden sich die Augenbrauen. Wenn du ganz genau hinschaust, kannst du am Unterlid deines Auges, auf der Seite der Nase, einen kleinen Punkt erkennen – hier beginnt der Tränenkanal.

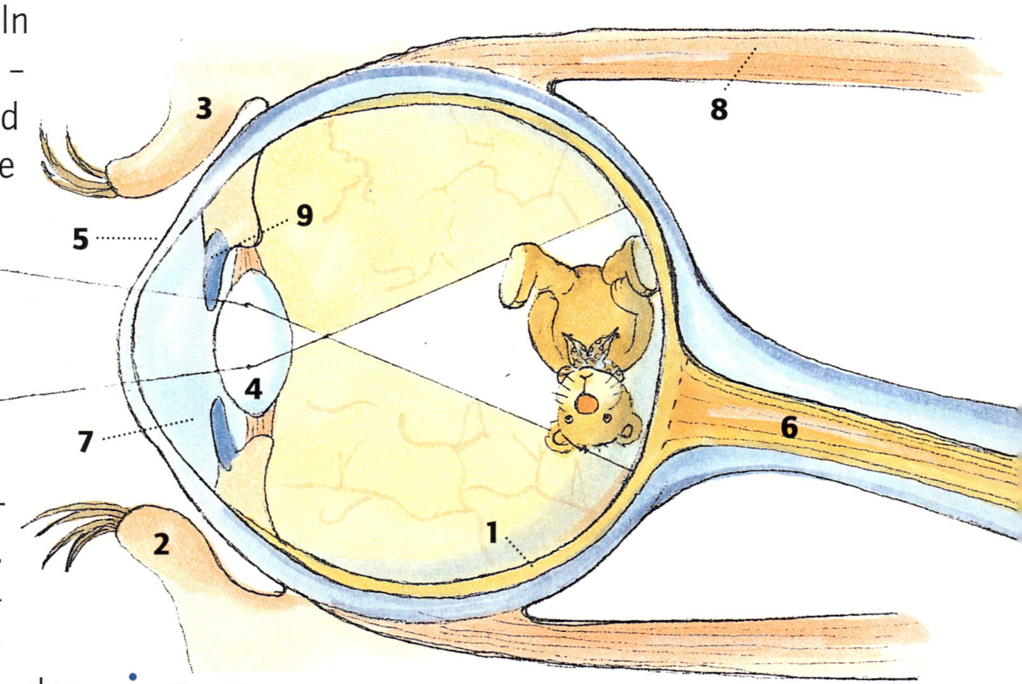

Das Auge

1 · Netzhaut
2 · Unterlid
3 · Oberlid
4 · Linse
5 · Hornhaut
6 · Sehnerv
7 · Pupille
8 · Augenmuskeln
9 · Regenbogenhaut (Iris)

Die Linse in deinem Auge kehrt das Bild des Teddybären um, so dass es auf der Netzhaut umgekehrt, also auf dem Kopf stehend, erscheint. Erst das Sehzentrum im Gehirn dreht das Bild wieder in seine richtige Stellung, so dass du den Teddybären auch wirklich so siehst, wie er dort sitzt.

Die äußerste Schicht des Augapfels ist die Bindehaut. Sie ist ausgesprochen empfindlich – vor allem auf Zugluft, Staub oder Sandkörner. Du bekommst dann vielleicht eine Bindehautentzündung. Die Bindehaut wird von einem glänzenden feuchten, Schimmer, der Tränenflüssigkeit, überzogen.

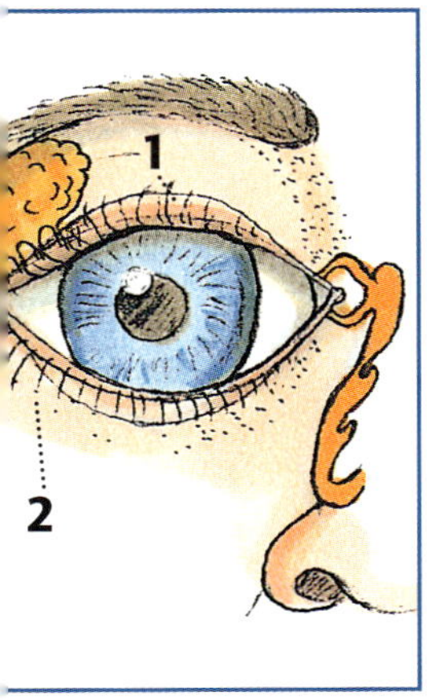

1 · Oberlid
2 · Wimpern

Der ständige Lidschlag sorgt dafür, dass die Tränenflüssigkeit immer gleichmäßig über das Auge verteilt wird, damit die Bindehaut nicht austrocknet.

In der Mitte des Auges siehst du ein schwarzes Loch: die Pupille. Sie zieht sich ganz eng zusammen, wenn du dich in einem sehr hellen Raum befindest, müde bist oder dir etwas, das ganz nah vor dir ist, anschaust. Wird es allerdings dämmrig, willst du etwas weiter Entferntes erkennen oder lauert Gefahr, werden die Pupillen ganz groß. Am Fotoapparat hat man hierfür eine Blende.

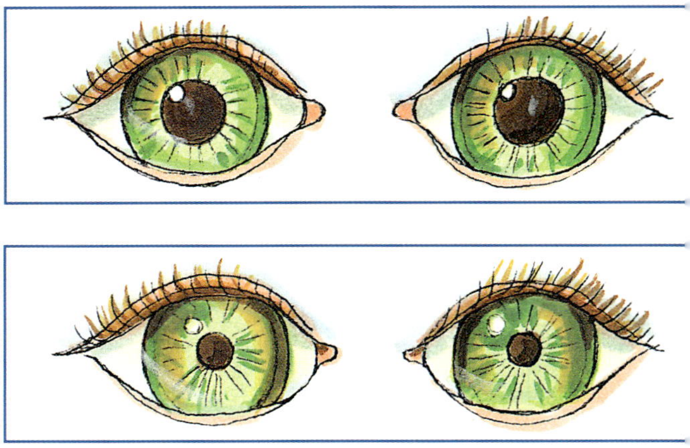

Die Netzhaut in unserem Auge ist sehr empfindlich. Um sie vor zu viel Licht zu schützen, kann die Iris, die Regenbogenhaut, die Pupille ganz klein und eng machen. Dies geschieht ganz von selbst, ohne dass du es merkst.

Warum eine Brille?

Viele Menschen brauchen im Laufe ihres Lebens eine Brille. Das liegt zum Beispiel daran, dass das Auge im Alter müde und schwach geworden ist und nicht mehr scharf sehen kann. Die Brille unterstützt die schwach gewordene Linse, so dass der Mensch dann wieder gut und scharf sieht.

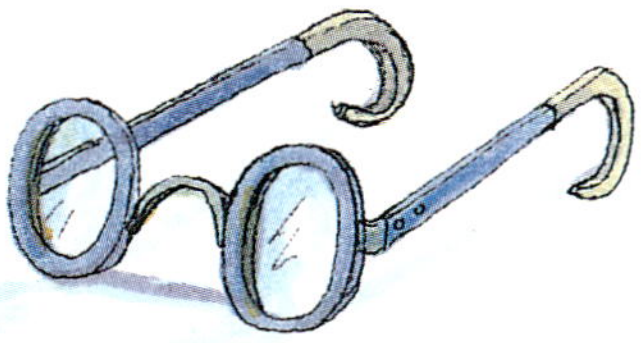

Um die Pupille herum siehst du einen farbigen Rand, die Iris oder Regenbogenhaut, die deine Augenfarbe zeigt. Welche Farbe haben denn deine Augen?

Dass die äußerste Schicht des Augapfels die Bindehaut ist, hast du schon gelernt. Was aber ist die innerste Schicht? Es ist die Netzhaut. Sie enthält die sogenannten Stäbchen und die Zapfen, die für das Sehen verantwortlich sind. Das Bild auf der Netzhaut wird über die Sehnerven an das Gehirn weitergeleitet.

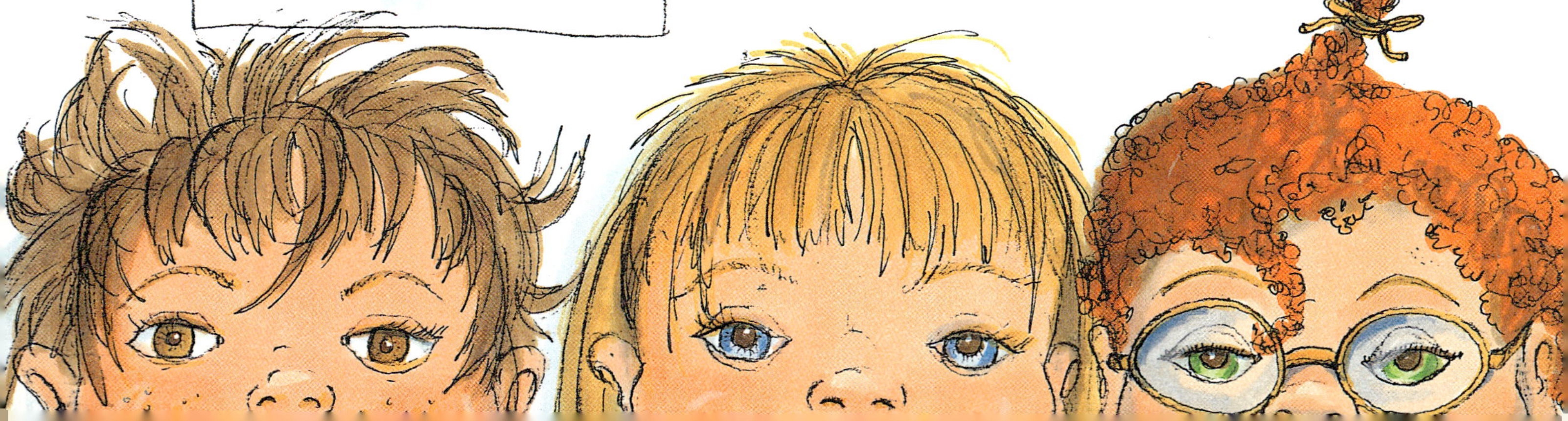

Das Riechen

Das Riechorgan deines Geruchssinnes sitzt in der Nase. Es ist etwa so groß und so flach wie eine Briefmarke und besteht aus geruchsempfindlichen Zellen. Die Geruchsstoffe gelangen beim Riechen mit der Luft zu den Riechzellen. Je mehr du »schnüffelst«, desto besser kannst du riechen. Denk mal an einen Hund, der schnüffelt auch, wenn er einen guten Knochen riecht.

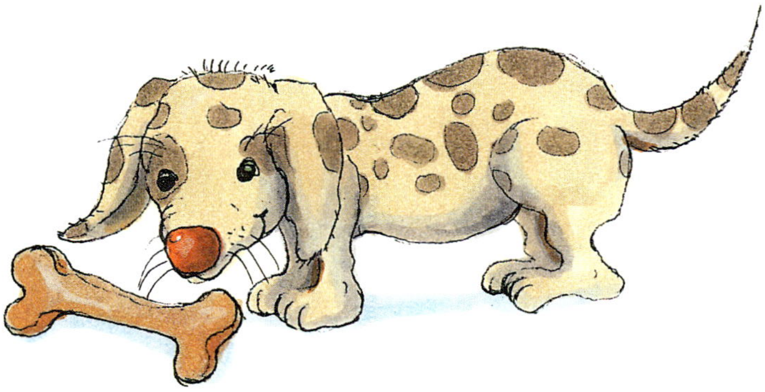

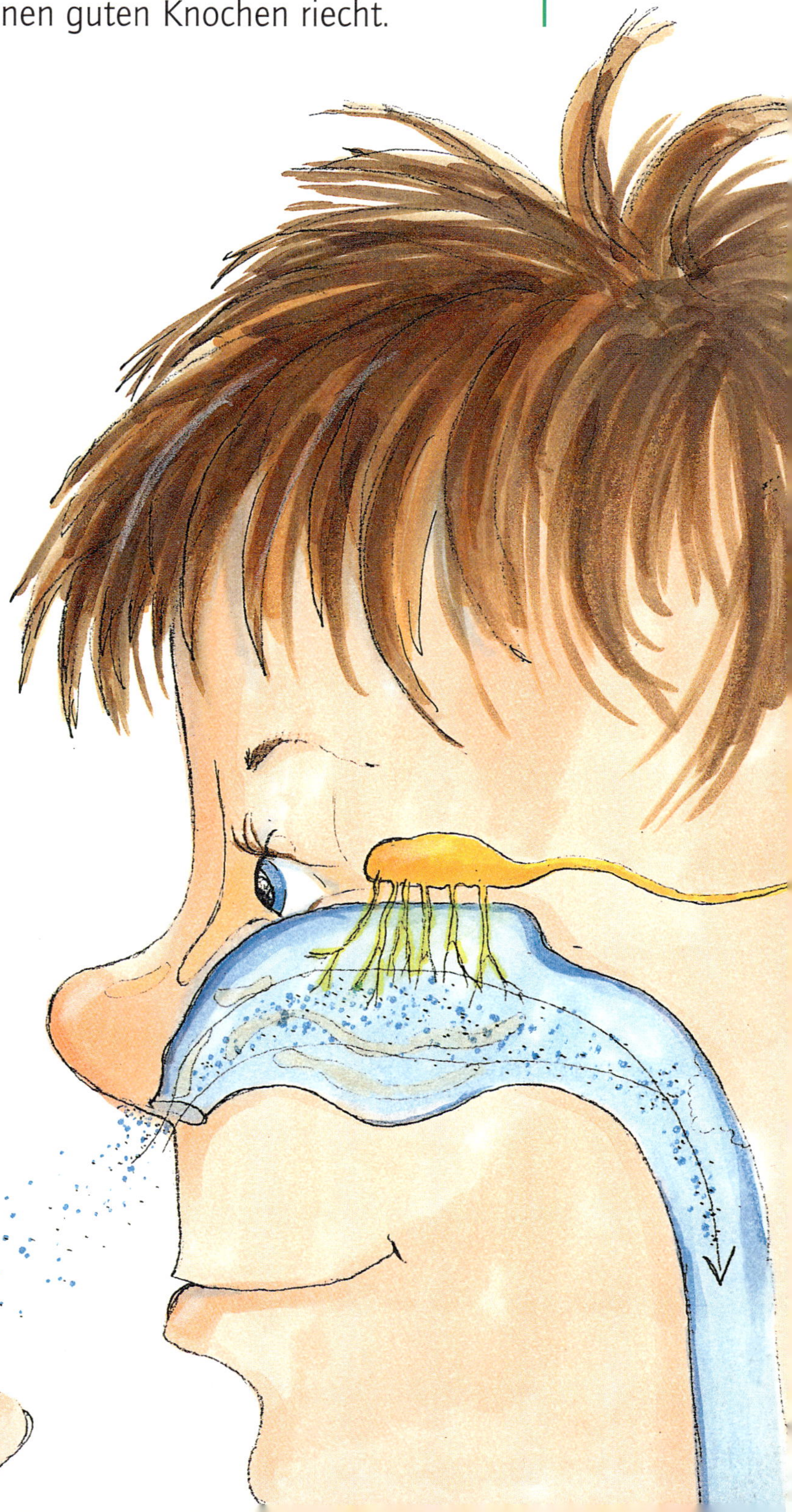

Der Geruchssinn ist dafür verantwortlich, dass dir »das Wasser im Munde zusammenläuft«, wenn du etwas Gutes zum Essen riechst. Gleichzeitig warnt er dich durch den unangenehmen Geruch vor verdorbenen Speisen, oder er signalisiert, wann es mal wieder Zeit für ein Bad ist, sorgt also für die Sauberkeit deines Körpers. Und er beeinflusst unser ganzes Zusammenleben – du hast doch bestimmt schon mal gehört, wie jemand gesagt hat: »Diesen Menschen kann ich nicht riechen!« – das heißt, dass man jemanden gar nicht mag.

Eine reife Erdbeere erkennst du, auch wenn du sie gar nicht siehst, sondern nur daran riechst. Riechzellen und Geruchsnerv melden deinem Gehirn, was da so lecker riecht.

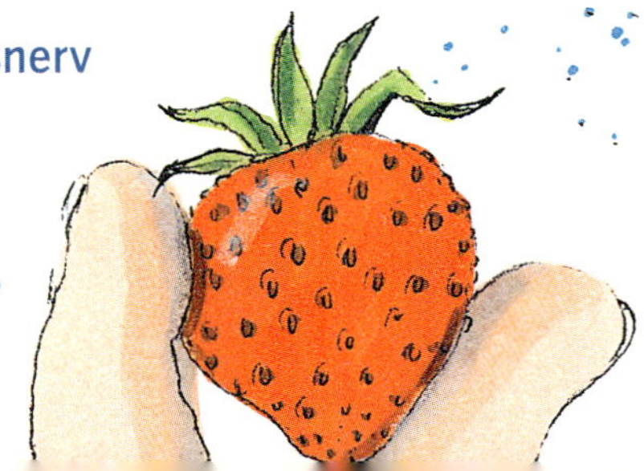

Das Schmecken

Dein Geschmackssinn liegt in kleinen Geschmacksknospen auf deiner Zunge. Du kennst doch bestimmt die Knospen, die du an Blumen findest, bevor die Blüten sich öffnen. So ähnlich sehen auch die Geschmacksknospen auf deiner Zunge aus. Sie sind aber so klein, dass du sie mit bloßem Auge nicht erkennen kannst.

Mit diesen Knospen kannst du vier Geschmacksrichtungen unterscheiden: süß, salzig, sauer und bitter. Dein Geschmackssinn und dein Geruchssinn arbeiten ganz eng zusammen. So brauchst du neben dem Geschmackssinn auch den Geruchssinn, um einen Apfel im Geschmack von einer Birne unterscheiden zu können.

Und wenn du erkältet bist und durch die verstopfte Nase nichts riechen kannst, kannst du gleichzeitig auch nichts schmecken.

Komm, wir machen einen Geschmackstest!
Verbinde deinem Freund oder deiner Freundin die Augen und lass sie kleine Stücke von verschiedenen Tellern probieren, wie Schokolade, Zitrone, Apfel, Kuchen usw. Können sie erraten, was du ihnen zum Probieren gegeben hast?

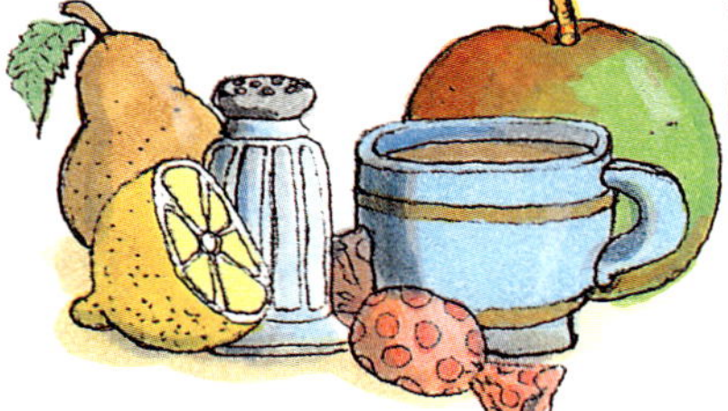

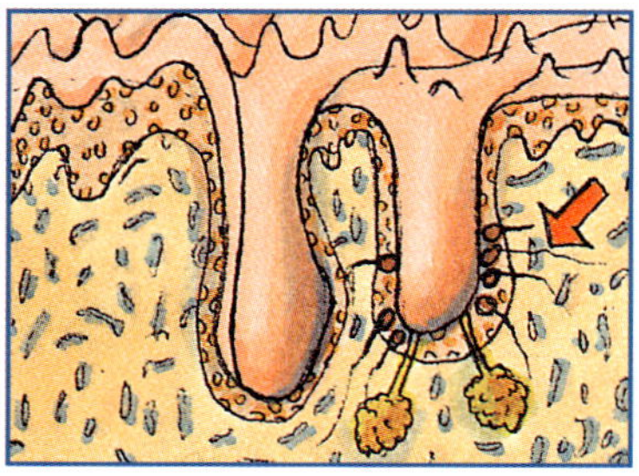

Die Geschmacksknospen sind winzig klein. Sie sitzen in den Knubbelchen, die du auf der Oberfläche deiner Zunge sehen kannst.

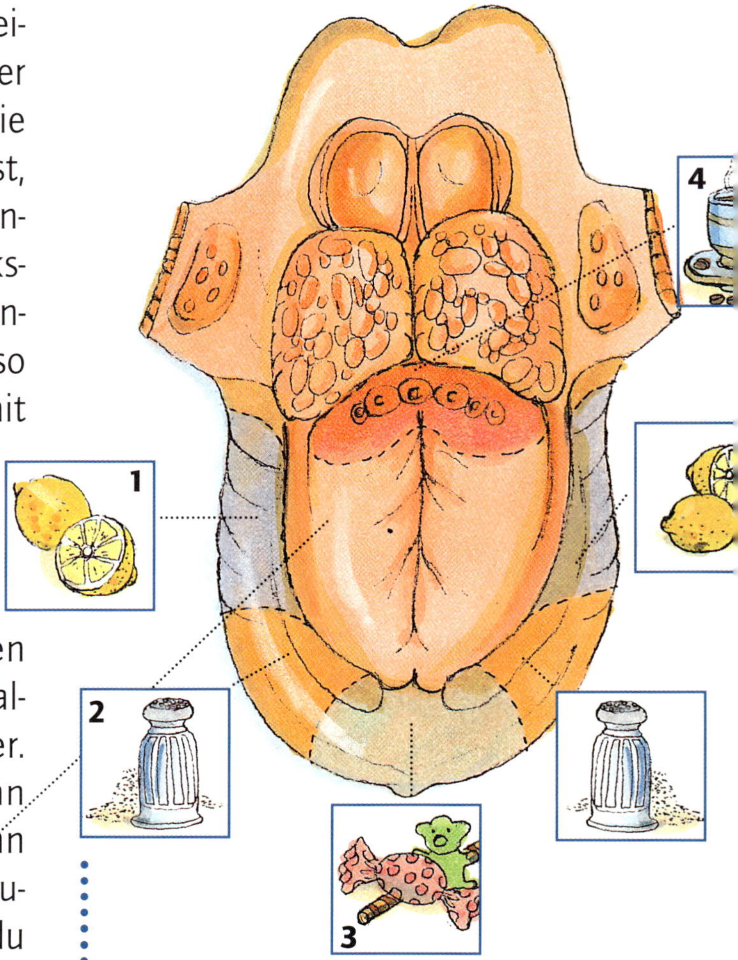

Mit deiner Zunge kannst du schmecken, ob etwas süß (3), sauer (1), salzig (2) oder bitter (4) ist. Die Geschmacksknospen sind aber nicht gleichmäßig über die ganze Zunge verteilt. Saure Speisen schmeckst du an der Seite der Zunge, salzige vorne und seitlich, süße Speisen vorne an der Zungenspitze und bittere hinten am Zungengrund. Hältst du dir die Nase zu, kannst du nicht mehr schmecken, was du gerade isst. Probier es doch mal aus!

Das Tasten

Mit Hilfe deines Tastsinnes kannst du die feinsten Berührungen auf deiner Haut, wie zum Beispiel das Berühren mit einer Feder oder die Beine einer Fliege, spüren. Ebenso spürst du einen starken Händedruck, Erschütterungen, Wärme, Kälte und Schmerz. Wie das geht, willst du wissen?

In deiner Haut befinden sich Millionen von kleinen Fühlern, die jede Berührung der Haut sofort wahrnehmen. An den Fingerspitzen, wo besonders viele dieser Fühler sitzen, ist der Tastsinn auch besonders fein ausgeprägt. Du spürst die Berührung einer Feder hier stärker als zum Beispiel am Bein. Deshalb tut es auch so weh, wenn du dich in die Fingerspitzen piekst, sehr viel mehr jedenfalls, als wenn du dich am Unterarm oder am Bein stichst.

Willst du deinen Tastsinn mal ausprobieren? Nimm dir einen Wattebausch oder eine Feder und untersuche damit deinen Körper. Wo spürst du die Berührung am deutlichsten, wo am wenigsten?

Tastsinn

Unser Tastsinn gewöhnt sich sehr schnell an eine Berührung. Wenn du dir zum Beispiel einen Ring über den Finger ziehst, spürst du dies. Kurze Zeit danach hast du aber schon vergessen, dass du überhaupt einen Ring trägst, weil du ihn nicht mehr fühlst.

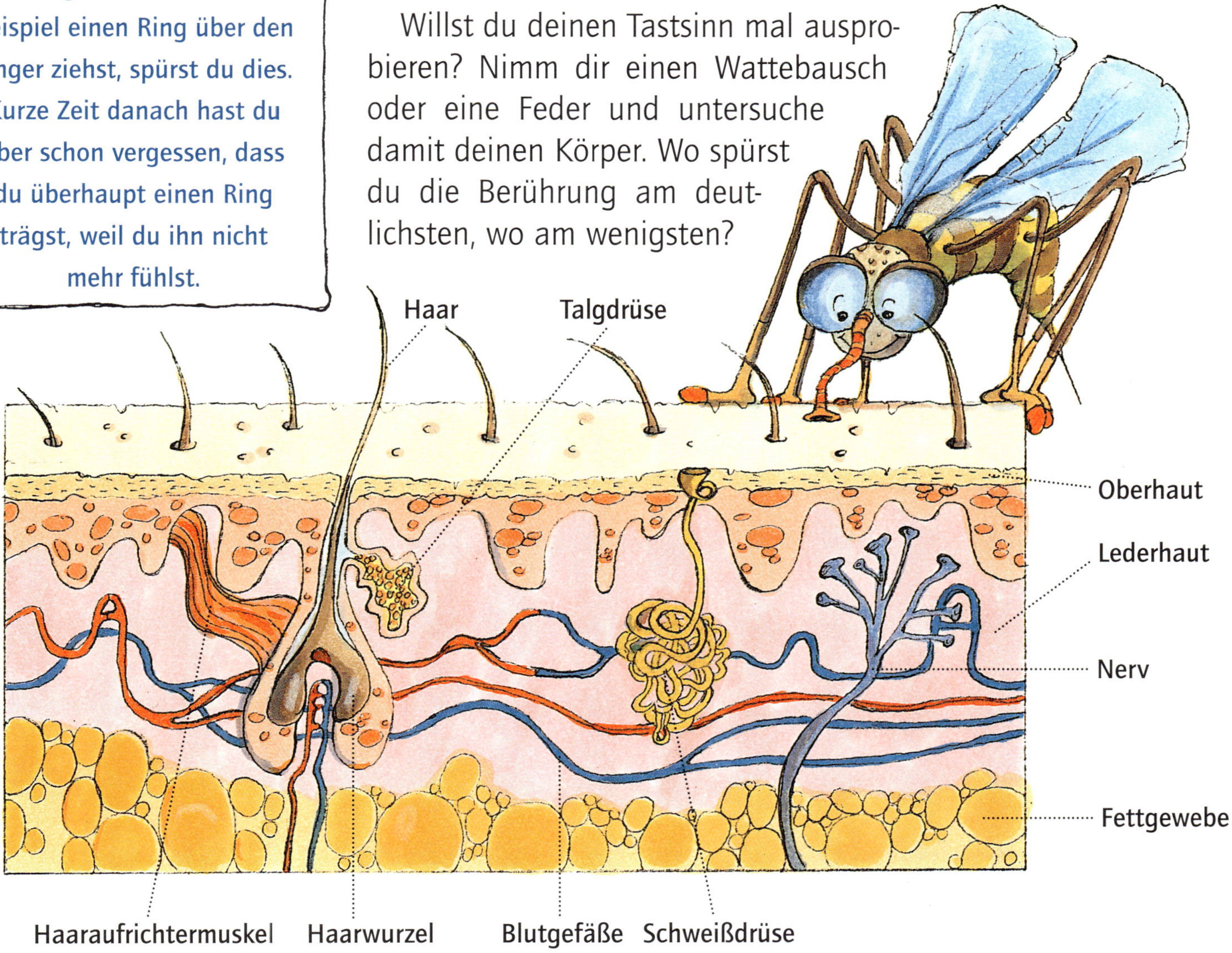

Der Weg des Atems

Die Atmung ist für deinen Körper lebenswichtig. Die Kraft, die dein Körper braucht, stammt aus der Nahrung, die du zu dir nimmst. Zur Umwandlung der Nahrung in Kraft braucht unser Körper Sauerstoff. Dieser Sauerstoff ist in der Luft enthalten, die du bei jedem Atemzug in deine Lungen saugst. Ohne zu essen, könntest du mehrere Wochen überleben, ohne zu trinken, ein paar Tage, aber auf die Atmung könntest du nicht einmal zehn Minuten verzichten – du würdest ersticken.

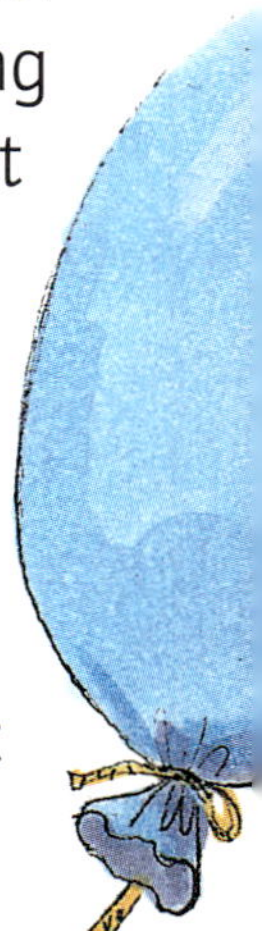

Jeder Mensch atmet jeden Tag viele, viele tausend Mal – in einer Minute etwa 10- bis 15-mal, in einer Stunde bereits 600- bis 900-mal. Auch du tust es – genauso wie deine Geschwister, deine Eltern und deine Freunde.

Wollen wir uns den Weg des Atems einmal ansehen? Normalerweise atmet der Mensch durch die Nase ein, wo die Luft befeuchtet und gereinigt wird. Anschließend strömt sie durch den Rachen über den Kehlkopf in die Luftröhre. Und von dort aus durch die Bronchien in die Lungenflügel. Gelangen Fremdkörper oder Verunreinigungen in die Atemwege, versucht dein Körper sie durch Husten oder

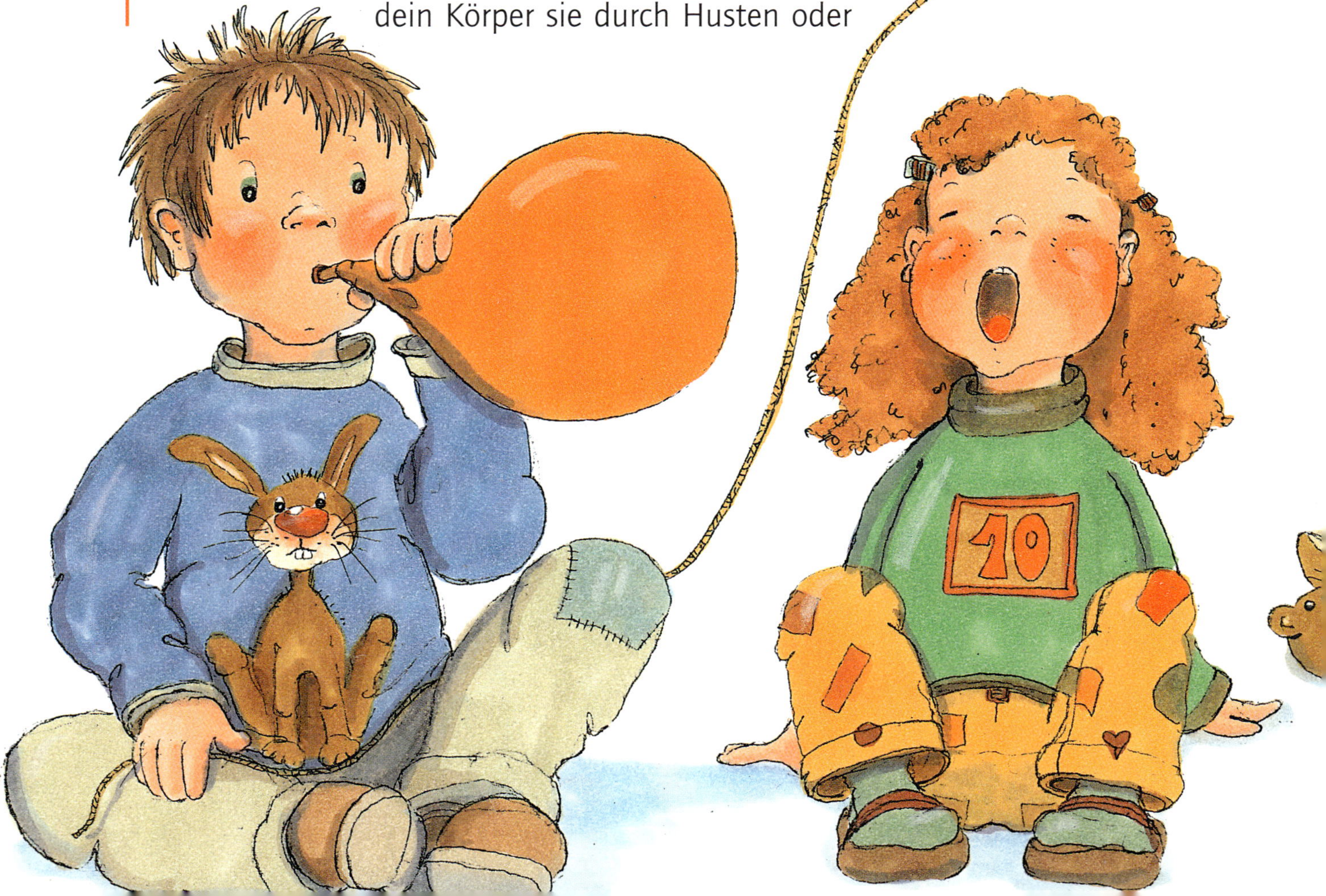

Niesen wieder hinauszubefördern. Auf den folgenden Seiten sind die Stationen deines Atems und was dort im Einzelnen geschieht, beschrieben.

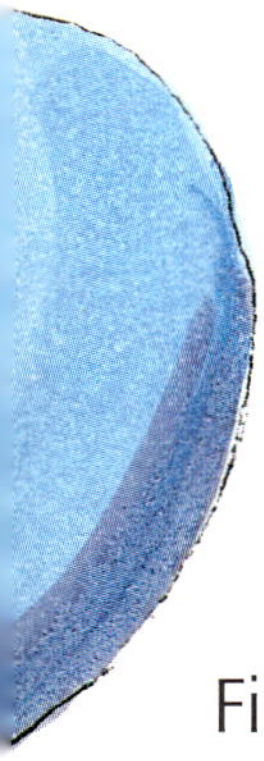

Auf das Atmen kann man also unmöglich verzichten – und was siehst du, während du atmest und aufmerksam beim Vorlesen zuhörst? Du siehst nichts. Der Atem ist nämlich, genauso wie die Luft um uns herum, unsichtbar. Willst du ihn einmal sichtbar machen?

Komm, dann machen wir einen Versuch! Stell dich mal ganz dicht vor einen Spiegel, so dicht, dass nur noch ein Finger zwischen deinen Mund und den Spiegel passt. Jetzt musst du mit offenem Mund ein- und ausatmen. Beim Ausatmen wirst du feststellen, dass der Spiegel von deinem Atem beschlägt. Du kannst deine Atemluft sehen!

Wenn es draußen sehr kalt ist, kannst du noch einen Versuch machen. Es muss aber wirklich sehr kalt sein, sonst klappt es nicht. Du atmest in der kalten Luft durch die Nase ein und mit offenem Mund aus. Beim Ausatmen siehst du, wie aus deinem Mund eine neblige Wolke kommt: Das ist dein Atem. Jetzt hast du deinen unsichtbaren Atem sichtbar gemacht!

Blasebalg

Hast du dir schon mal überlegt, was du mit deinem Atem sonst noch alles anstellen kannst? Bitte deine Mama, alles aufzuschreiben, was dir und deinen Freunden einfällt. Wer hat die meisten Ideen? Ich fang schon mal an: zum Aufblasen von Luftballons, zum Weitpusten von Seifenblasen oder Wattebäuschen, Niesen … Weißt du noch mehr?

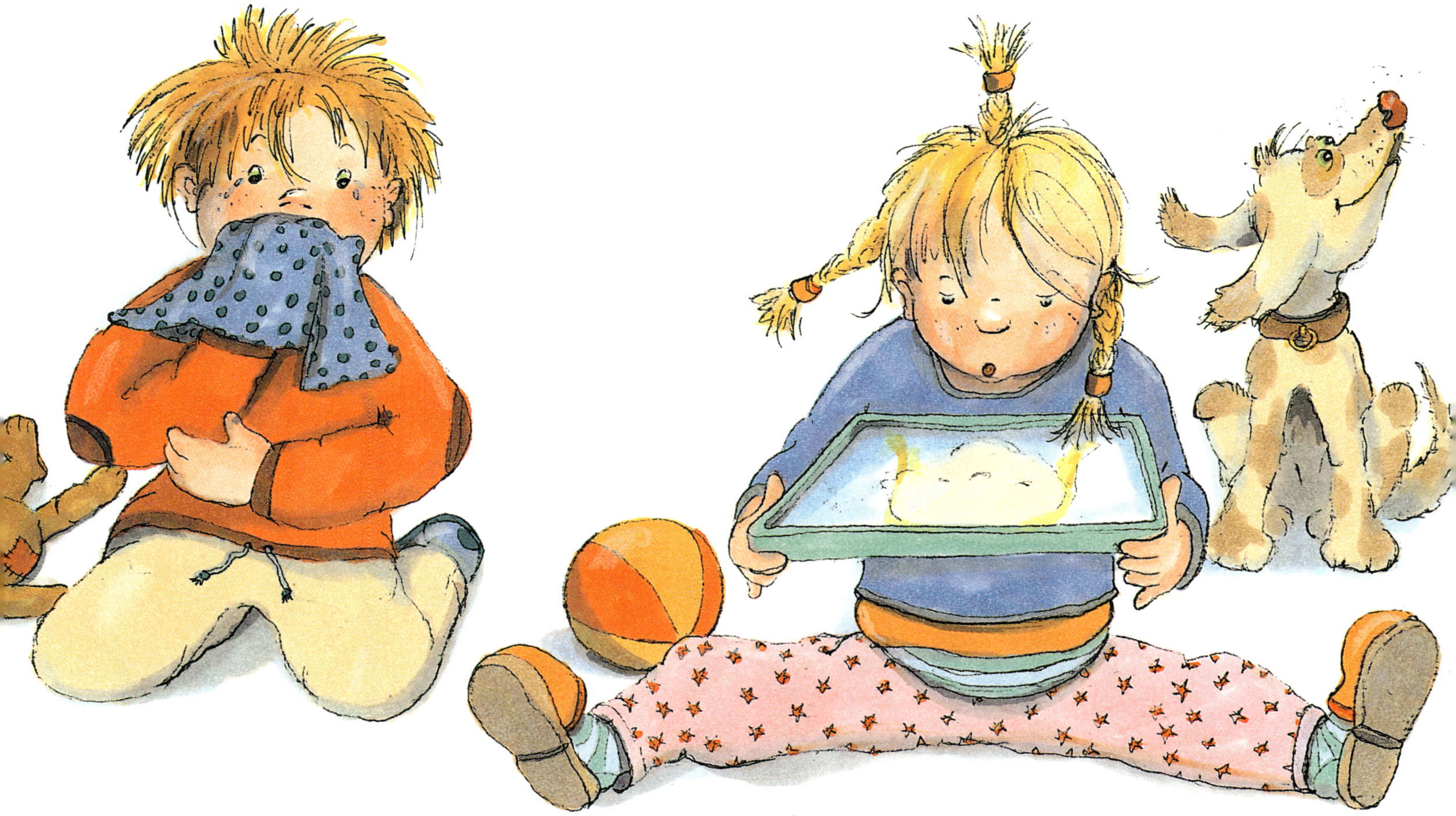

Die Nase

Du weißt ja, dass die Luft durch die Nase eingeatmet wird. In der Nase sitzt das Geruchsorgan. Stell dir doch mal vor, wie öde das Leben wäre, wenn du gar nichts riechen könntest.

Außerdem befinden sich in der Nase kleine Härchen und ein klebriger Schleim, die die Atemluft reinigen. Zusätzlich wird die eingeatmete Luft erwärmt und angefeuchtet, um den Rachen vor zu kalter Luft zu schützen. Das ist auch der Grund, warum du, wenn du draußen spielst, die Luft durch die Nase und nicht durch den Mund einatmen sollst. Sonst kannst du dir schnell eine Erkältung holen.

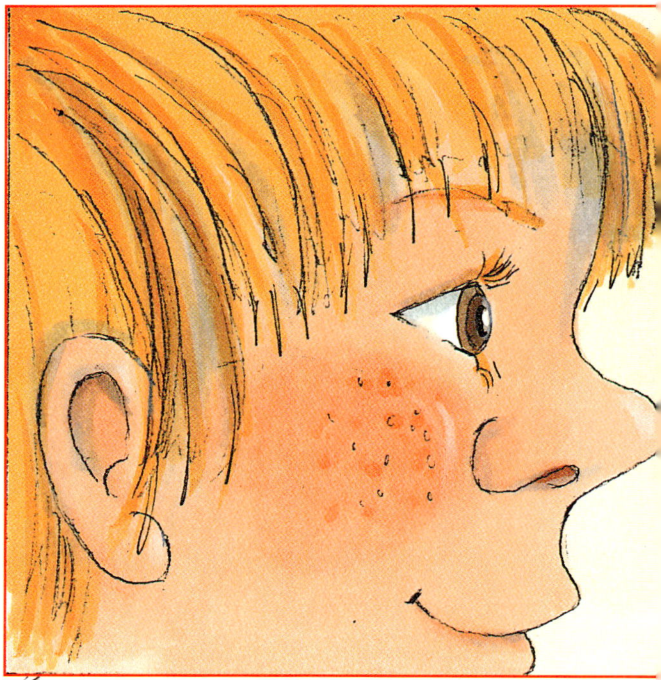

Folgst du deinen Nasenlöchern nach innen, kommst du durch die beiden Nasenhöhlen zum Rachen. Hier mündet die Ohrtrompete, ein dünner, offener Gang, der dein Mittelohr mit dem Rachen verbindet und damit für die Belüftung und den Druckausgleich im Ohr sorgt. Du hast die Ohrtrompete ja schon im Kapitel über das Hören kennen gelernt.

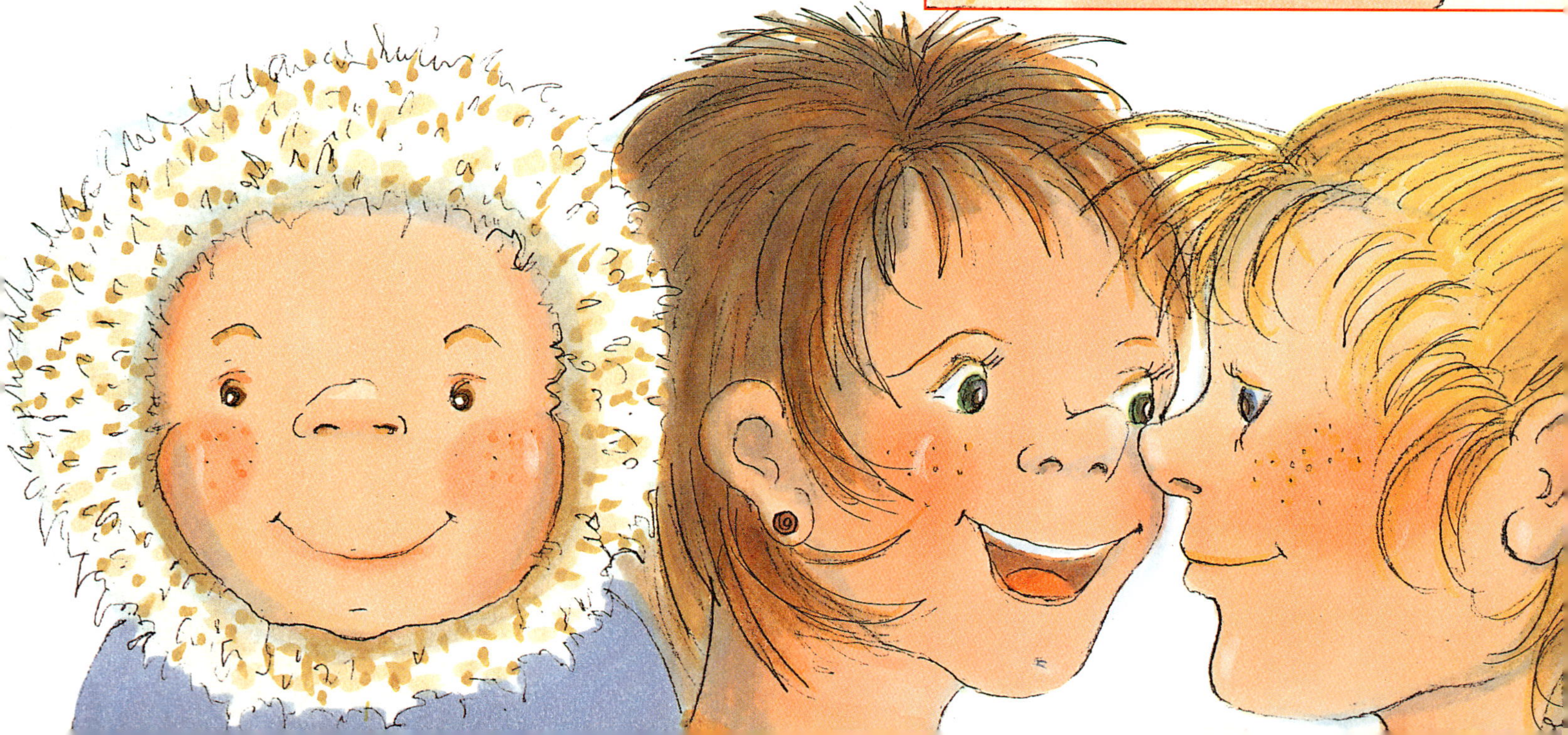

Die Nase ist in zwei Hälften getrennt, du siehst das an deinen beiden Nasenlöchern. Außen sitzen die Nasenflügel.

Am Naseneingang befinden sich viele kleine Blutadern. Werden diese kleinen Blutadern verletzt, zum Beispiel, wenn du zu heftig in der Nase bohrst, kann es passieren, dass du Nasenbluten bekommst. Wenn du Nasenbluten hast, legst du deinen Kopf nach hinten in den Nacken und drückst mit deinen Fingern die Nasenflügel ganz vorsichtig zusammen. Dann musst du etwas geduldig sein und warten, bis dein Körper die kleine Verletzung wieder abgedichtet hat und das Bluten aufhört.

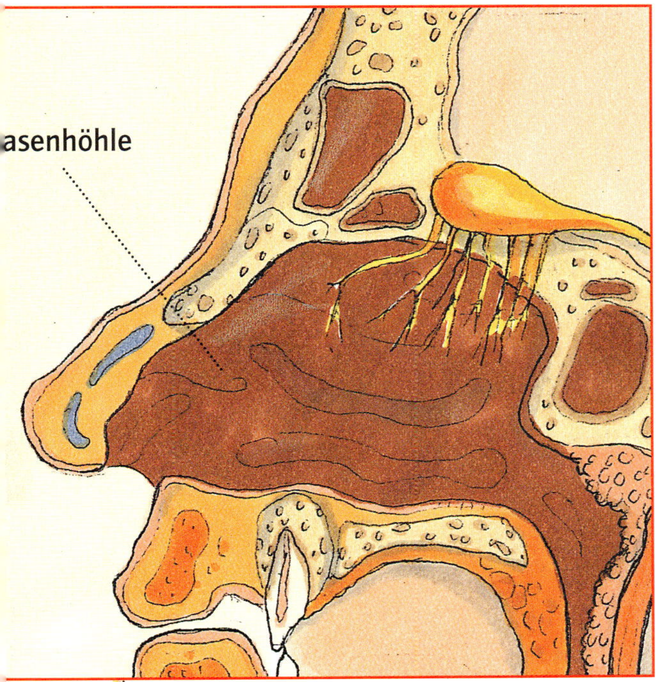

In die rechte und die linke Nasenhöhle münden auch die Nasennebenhöhlen und der Tränennasengang, der die Tränenflüssigkeit aus dem Bindehautsack des Auges über Röhrchen in die Nase ableitet. Deshalb musst du dir, wenn du weinst, auch so häufig die Nase putzen. Die Flüssigkeit, die dabei aus deiner Nase kommt, ist kein Schnupfen, sondern aus dem Tränensack abgeleitete Tränenflüssigkeit.

Menschen haben unterschiedliche Nasenformen. Es gibt Stupsnasen, spitze und runde Nasen, dicke und dünne, lange Hexennasen, schiefe Nasen usw. Babys haben alle noch kleine Stupsnasen. Wenn du dir die Nasen deiner Eltern und Geschwister ansiehst und malst, wie viele verschiedene Nasenformen erhältst du dann?

Der Rachen

Deinen Rachen kannst du sehen, wenn du dich vor einen Spiegel stellst, deinen Mund so weit aufmachst, wie du kannst, und laut »Aaaahhh« sagst. Jetzt kannst du hinter deine Zunge in deinen Rachen schauen und das Zäpfchen, das vom Gaumen herunterhängt, sehen. Wenn du erkältet bist, ist dein Rachen ganz rot und du hast Halsschmerzen.

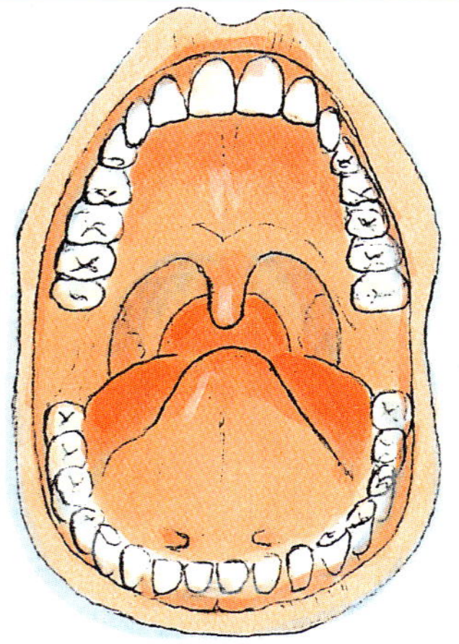

In dieser Abbildung kannst du in der Mitte des Rachens das Zäpfchen erkennen, das vom oberen Gaumen herabhängt. Vorne siehst du die Zunge und deine Zähne.

Der Kehlkopf

Deinen Kehlkopf kannst du nicht sehen, auch wenn du den Mund noch so weit aufreißt. Er sitzt schon zu tief unten im Hals. Dafür kannst du ihn aber ertasten. Lege bei deinem Papa deine flache Hand ganz vorsichtig auf den Höcker am Hals, weit unterhalb des Kinns. Man nennt diese Stelle den »Adamsapfel«. Jetzt muss dein Papa schlucken. Dabei merkst du, wie der Kehlkopf rauf und runter hüpft. Das kommt daher, weil beim Schlucken ein Deckel den Eingang zur Luftröhre verschließt.

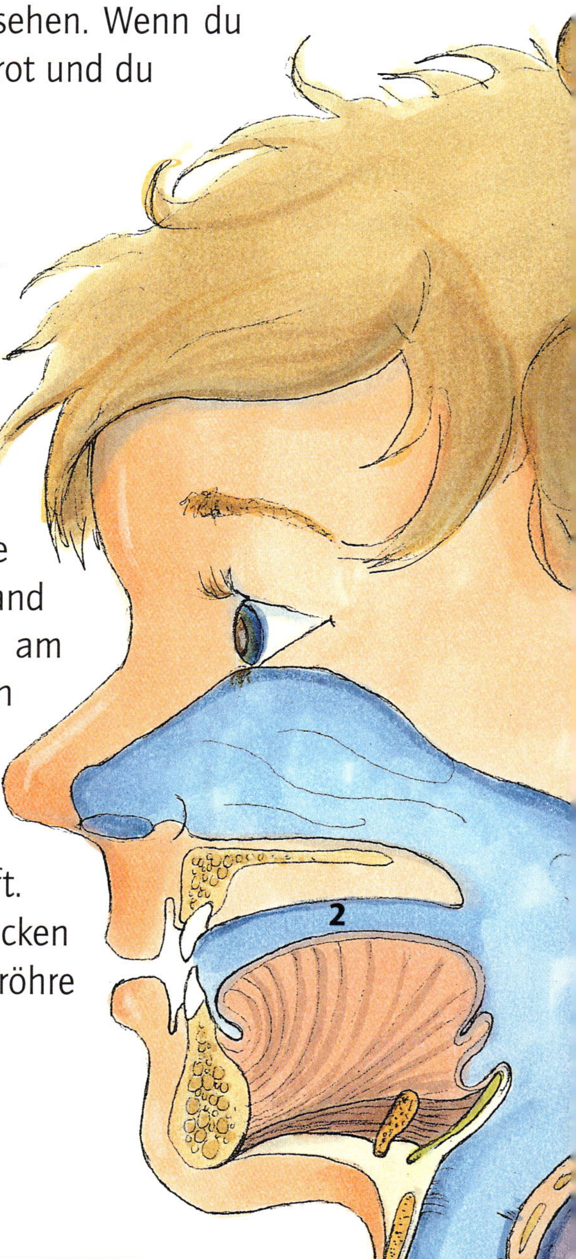

Alle Laute und Töne werden im Kehlkopf erzeugt, er enthält die Stimmbänder. Der Kehlkopf besteht aus einem Gerüst von Knorpeln, das durch Gelenke, Bänder und dünne Häute, die man Membranen nennt, beweglich verbunden ist.

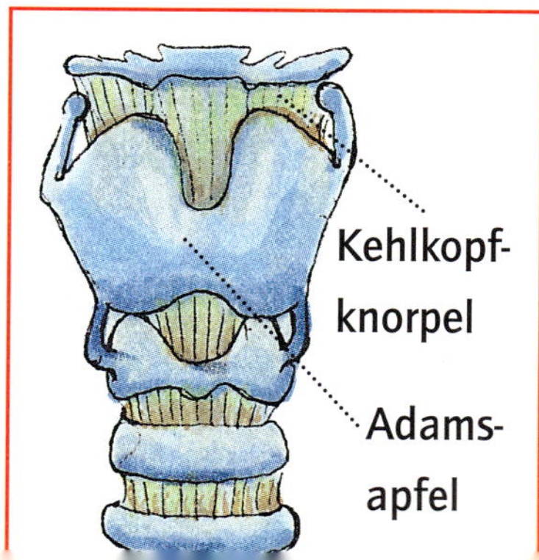

Den Kehlkopf brauchen wir zum Sprechen. Sprechen können wir nur dann, wenn Luft durch den Kehlkopf strömt. Wenn du die Luft anhältst, kannst du auch nicht mehr sprechen. Im Kehlkopf verlaufen Stimmbänder, die die Töne beim Sprechen erzeugen.

Außer dem Kehlkopf sind noch die Rachenhöhle, die Mundhöhle und die Nasenhöhlen am Sprechen beteiligt. Dir ist doch sicher schon aufgefallen, dass du, wenn du Schnupfen hast, eine ganz andere Stimme bekommst. Wenn man nämlich eine verstopfte Nase hat, dann verändert sich automatisch der Klang der Stimme.

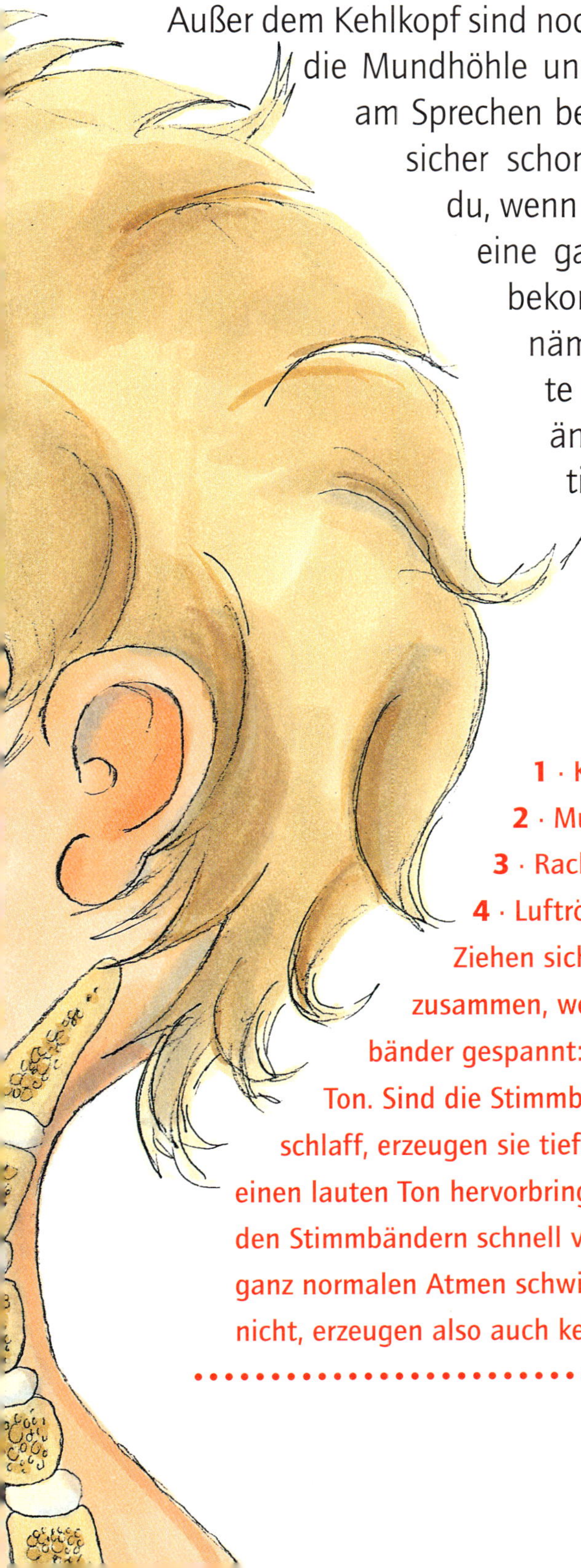

1 · Kehlkopfbereich
2 · Mundhöhle
3 · Rachen
4 · Luftröhre

Ziehen sich die Kehlkopfmuskeln zusammen, werden die Stimmbänder gespannt: Es entsteht ein hoher Ton. Sind die Stimmbänder locker oder schlaff, erzeugen sie tiefe Töne. Möchtest du einen lauten Ton hervorbringen, muss die Luft an den Stimmbändern schnell vorüberstreichen. Beim ganz normalen Atmen schwingen die Stimmbänder nicht, erzeugen also auch keinen Ton.

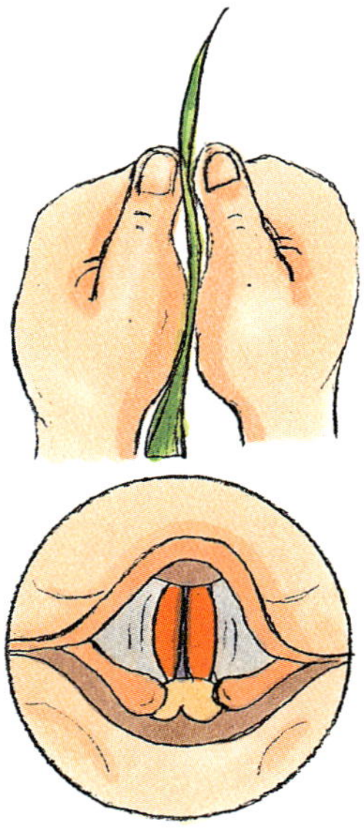

Beim Pfeifen auf einem Grashalm machst du mit dem Halm das Gleiche wie deine

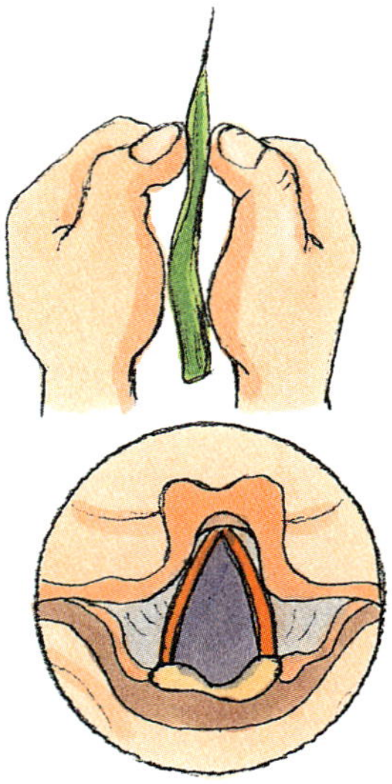

Stimmbänder: Je mehr der Grashalm gespannt wird, desto höher wird das Pfeifen.

Ja, und wenn du mal ganz, ganz schlimme Halsschmerzen hast, dein Hals geschwollen ist und du überhaupt nichts essen magst? Dann musst du zum Arzt. Er schaut dir bei weit geöffnetem Mund in den Hals. Der Arzt hat so eine Art langen, dünnen Löffel mit einem Spiegel vorne dran, mit dem er sogar auf deinen Kehlkopf und deine Stimmbänder sehen kann. Keine Angst, die Untersuchung tut nicht weh.

Die Luftröhre und der Luftröhrenbaum

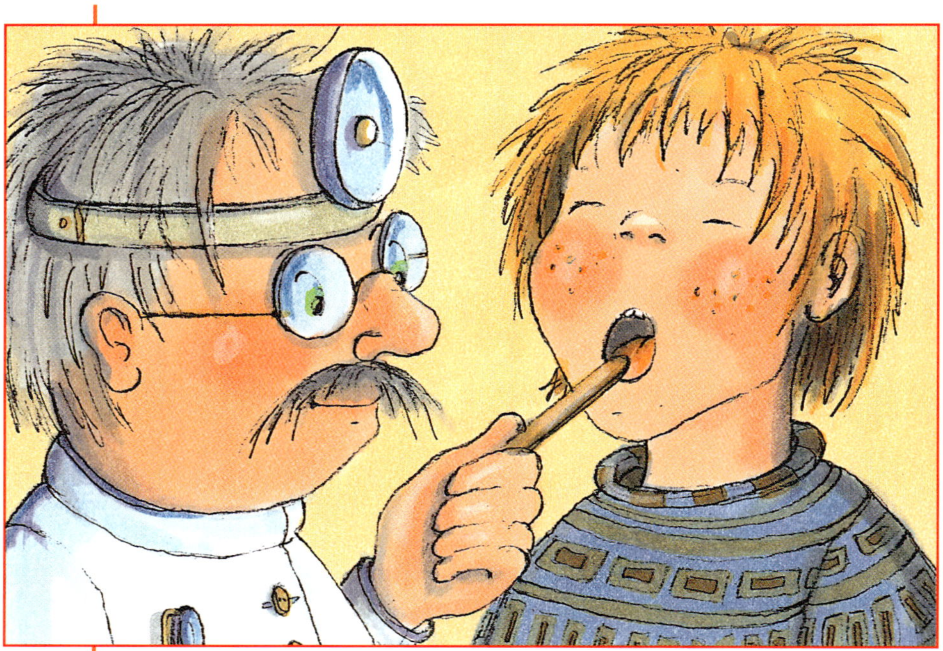

Unterhalb des Kehlkopfes beginnt die Luftröhre. Du kannst sie dir als biegsames Rohr vorstellen, das etwa so lang wie deine Hand ist. Die Luftröhre geht am Ende in den Luftröhrenbaum über. Dieser verzweigt sich in die rechte Lunge und in die linke Lunge.

Wenn du Halsschmerzen hast, musst du zum Arzt. Er bittet dich, den Mund zu öffnen und »Aaahhh« zu sagen. Gleichzeitig drückt er mit einem Spatel deine Zunge herunter, um nun deinen Rachen und deine Mandeln untersuchen zu können. So kann er zum Beispiel Rötungen und eitrige Entzündungen deiner Mandeln sofort erkennen und dir ein Medikament verschreiben.

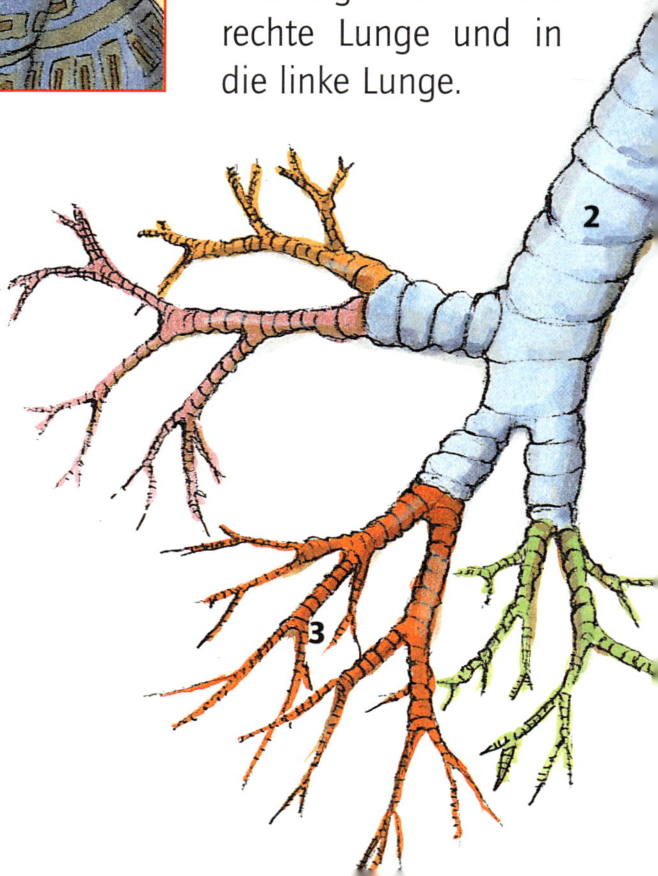

Ähnlich wie ein großer alter Baum verzweigt sich auch der Luftröhrenbaum in deiner rechten und deiner linken Brust immer mehr. Zuerst sind die Luftröhrenäste ganz dick und stark – genau wie bei einem richtigen Baum. Dann werden sie immer dünner und feiner. Sie sind mit Schleimhaut, ähnlich wie in deinem Mund, ausgekleidet.

An der Spitze der Luftröhrenästchen in der Lunge sitzen ganz, ganz viele, kleine Lungenbläschen (es sind insgesamt 600 Millionen!) – ähnlich wie die Blätter an einem richtigen Baum. Sie sorgen für den Sauerstoffaustausch in der Lunge.

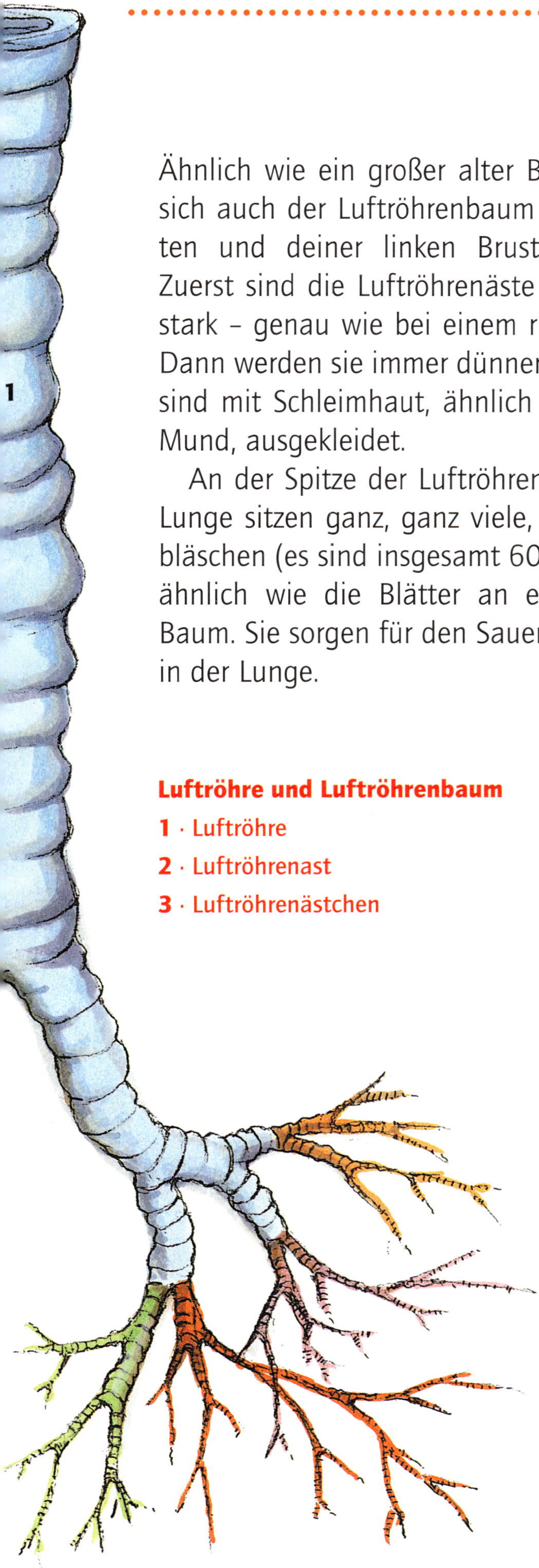

Luftröhre und Luftröhrenbaum

1 · Luftröhre
2 · Luftröhrenast
3 · Luftröhrenästchen

Asthma

Asthmaerkrankungen bei Kindern nehmen immer mehr zu. Schuld daran sind vermutlich die wachsende Umweltbelastung durch Autoabgase, Rauchen, Allergien und das Treibhausklima in den Städten. Beim Asthma kommt es zu einer plötzlich auftretenden hochgradigen Atemnot, die durch eine Verengung der unteren Atemwege entsteht. Diese kann durch Medikamente und das Inhalieren feuchter Luft behoben werden. Asthma ist eine schwere Krankheit, die immer von einem Arzt behandelt werden muss.

Die Lunge

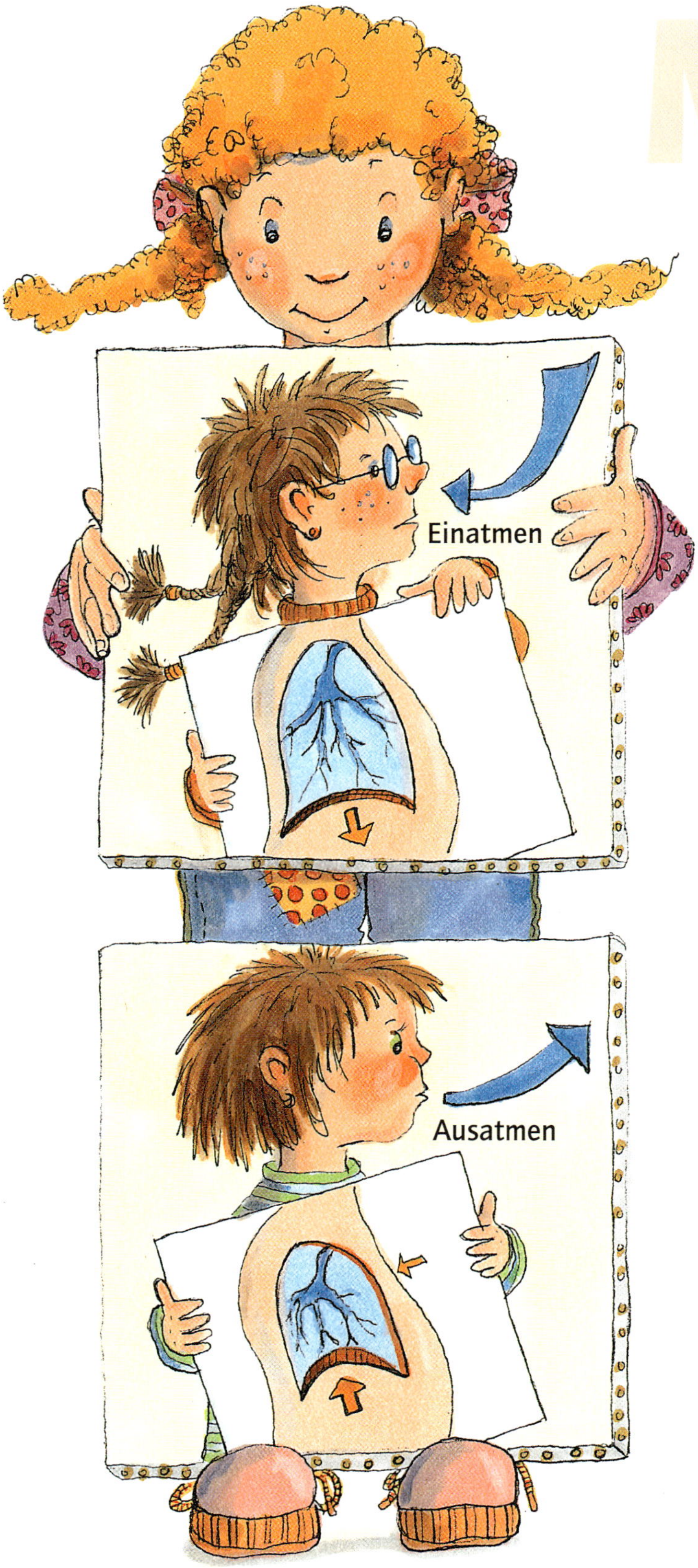

Mit der Lunge ist die Endstation der Atemwege erreicht. Die Lunge sitzt in der Brust. Du hast auf jeder Seite deines Körpers einen Lungenflügel, einen rechts und einen links vom Brustbein. Die Lunge füllt den Brustraum auf der rechten Seite vollständig aus, im linken Brustraum sitzt zusätzlich das Herz. Zwölf Rippen schützen den Brustraum und die Lungen vor Verletzungen. Versuch doch mal, ein paar von deinen Rippen zu ertasten!

Beim Einatmen wirst du merken, wie sich deine Lunge kräftig ausdehnt. Die Atemmuskeln im Brustkorb ziehen deine Lunge auseinander.

Atmen unter Wasser

Taucher können über eine Stunde unter Wasser bleiben und bekommen trotzdem Luft. Sie transportieren die Luft in Stahlflaschen auf dem Rücken mit sich. Über eine Taucherbrille und einen Schlauch sind sie mit der Sauerstoffflasche verbunden. Das richtige Atmen unter Wasser lernt man in einem Tauchkursus. Jeder Taucher hat aber zunächst mit einer Taucherbrille und einem Schnorchel angefangen. Du kannst dies gut in der Badewanne üben und die Sekunden zählen, die du schon unter Wasser bleiben kannst, ohne Luft zu holen. Wenn du noch keine Taucherbrille und keinen Schnorchel hast: Vielleicht bekommst du sie zum Geburtstag?

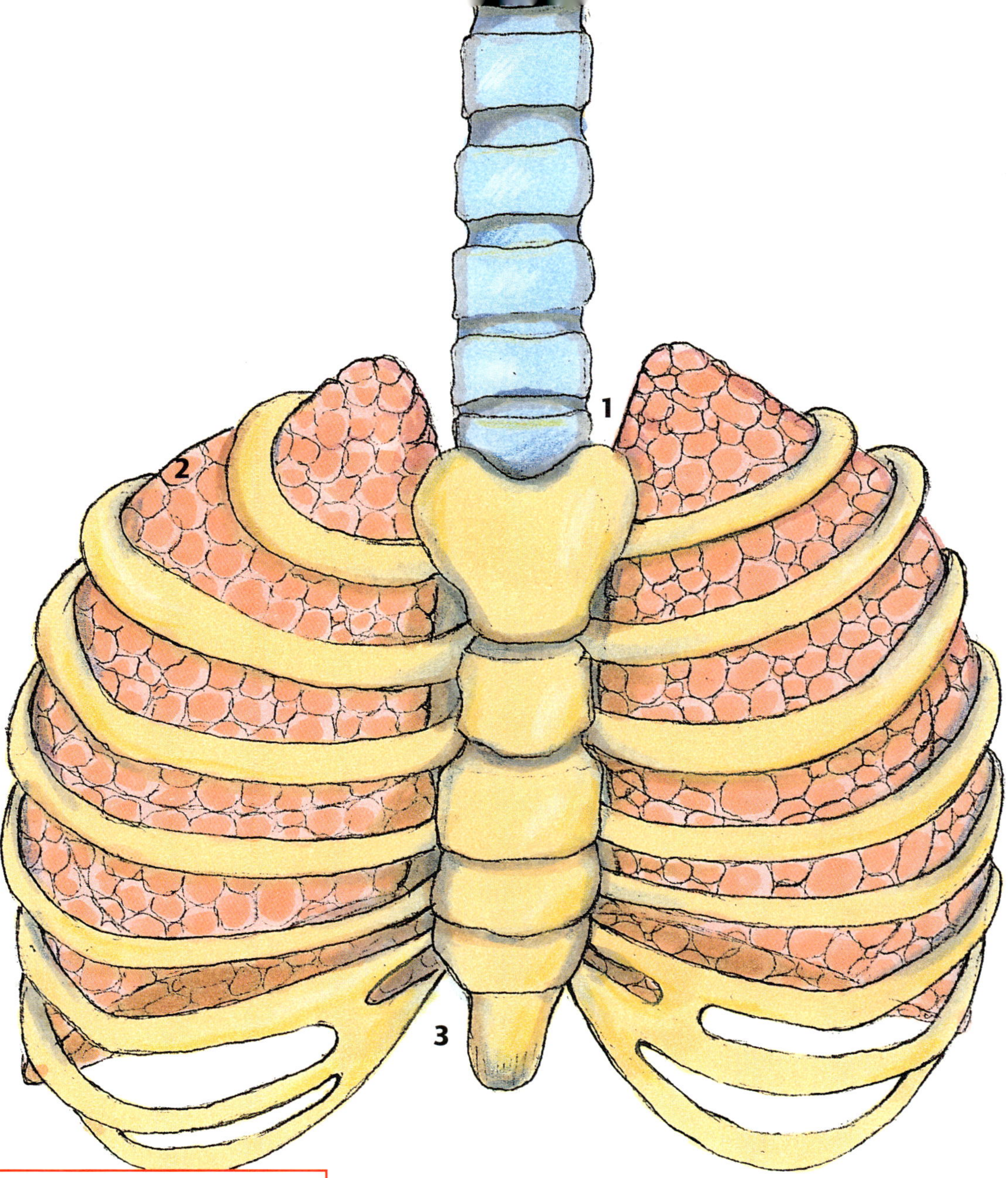

Lunge

1 · Der Luftröhrenbaum verzweigt sich in die rechte und die linke Lunge.

2 · Die Lungenbläschen reichen bis in die Lungenspitze.

3 · Hier beginnt das Zwerchfell, das die Lunge vom Bauch trennt.

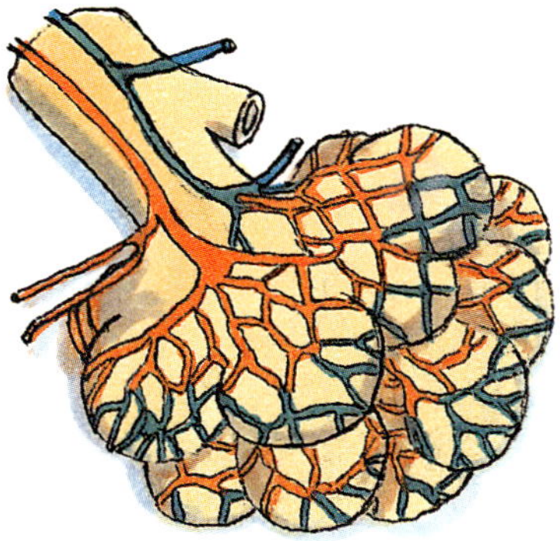

Wenn du alle Lungenbläschen nehmen und auf dem Boden ausbreiten würdest, weißt du wie viel Fläche du dazu bräuchtest? Etwa zehnmal die Größe deines Zimmers!

Beim Ausatmen ist es genau umgekehrt: Die Atemmuskeln drücken die Lunge zusammen, und die verbrauchte Luft wird herausgedrängt.

In der Lunge wird der Sauerstoff aus der frischen Luft weiter an den Körper, genauer gesagt zuerst an das Blut und dann an die Zellen im Körper, abgegeben. Die verbrauchte, sauerstoffarme Luft wird auf umgekehrtem Wege wieder ausgeatmet.

So, jetzt kennst du die Rutschbahn, die deinen Körper von der Nase bis zur Lunge mit Sauerstoff versorgt.

Der Kreislauf des Blutes

Dein ganzer Körper ist mit einem Netz von Adern durchzogen – sie heißen Arterien und Venen. Stell dir einmal ein weit verzweigtes Straßennetz vor. So etwa sieht es in deinem Körper aus, der überall von diesen Adern durchzogen ist. Die Arterien und Venen sind sozusagen die Autobahnen deines Körpers.

In den Adern fließt Blut. Das Blut versorgt die Zellen mit Sauerstoff und Nährstoffen und sorgt gleichzeitig dafür, dass alle Stoffe, die der Körper nicht mehr braucht, weggeschafft werden. Dazu muss das Blut in deinem Körper dauernd in Bewegung sein, und dafür sorgt das Herz.

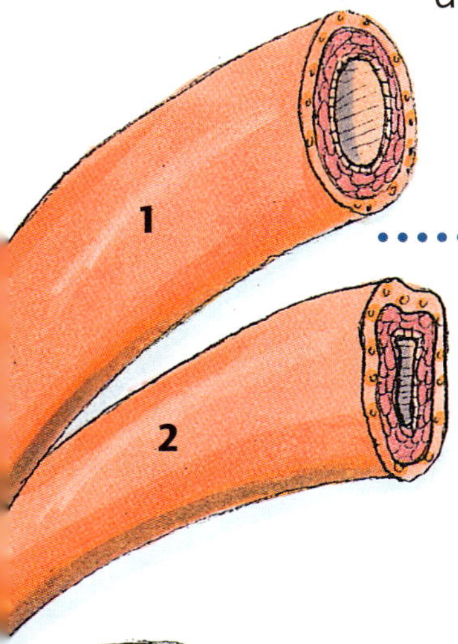

Die Blutbahn besteht aus Arterien und Venen. Arterien (1) sind dicke elastische Adern, während Venen (2) eine dünne und schlaffe Hautschicht haben.

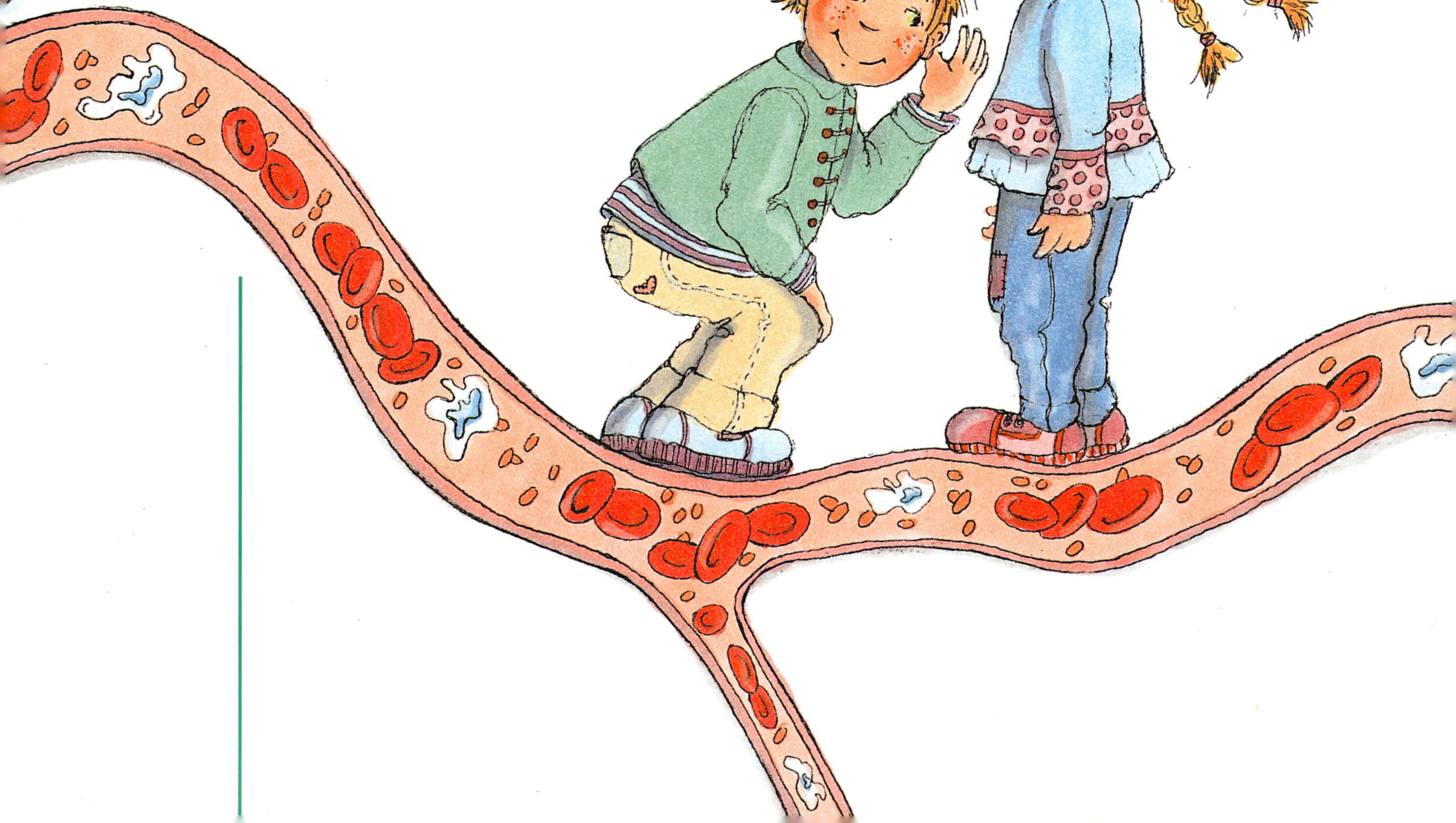

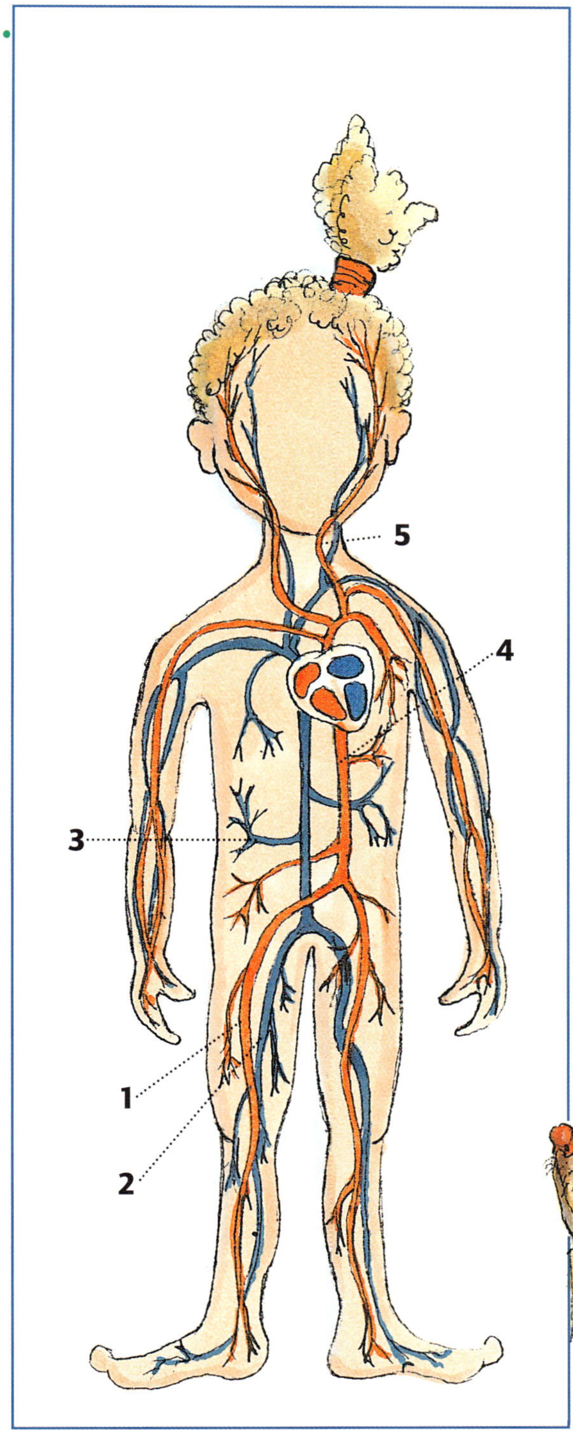

Jedes Mal, wenn dein Herz schlägt, pumpt es einen Schwall Blut – und zwar ungefähr eine halbe Tasse voll – in die Adern deines Körpers. Dein Herz schlägt in einer Minute ungefähr 90- bis 100-mal. Das Erstaunliche am Herzen ist, dass es niemals müde wird – es arbeitet auch dann, wenn du schläfst. Und es kann auch jederzeit schneller schlagen, zum Beispiel dann, wenn du mit deinen Freunden ein Wettrennen veranstaltest. Also, jetzt pass gut auf, dann erkläre ich dir genau, wie das Herz arbeitet.

Venen und Arterien

1 · Oberschenkelvene
2 · Oberschenkelarterie
3 · Nierenarterie
4 · Große Hohlvene
5 · Halsschlagader (Arterie)

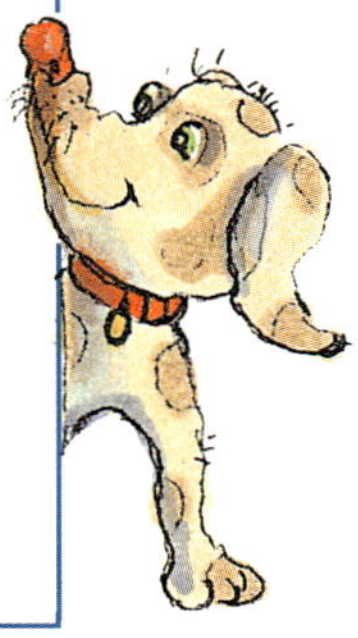

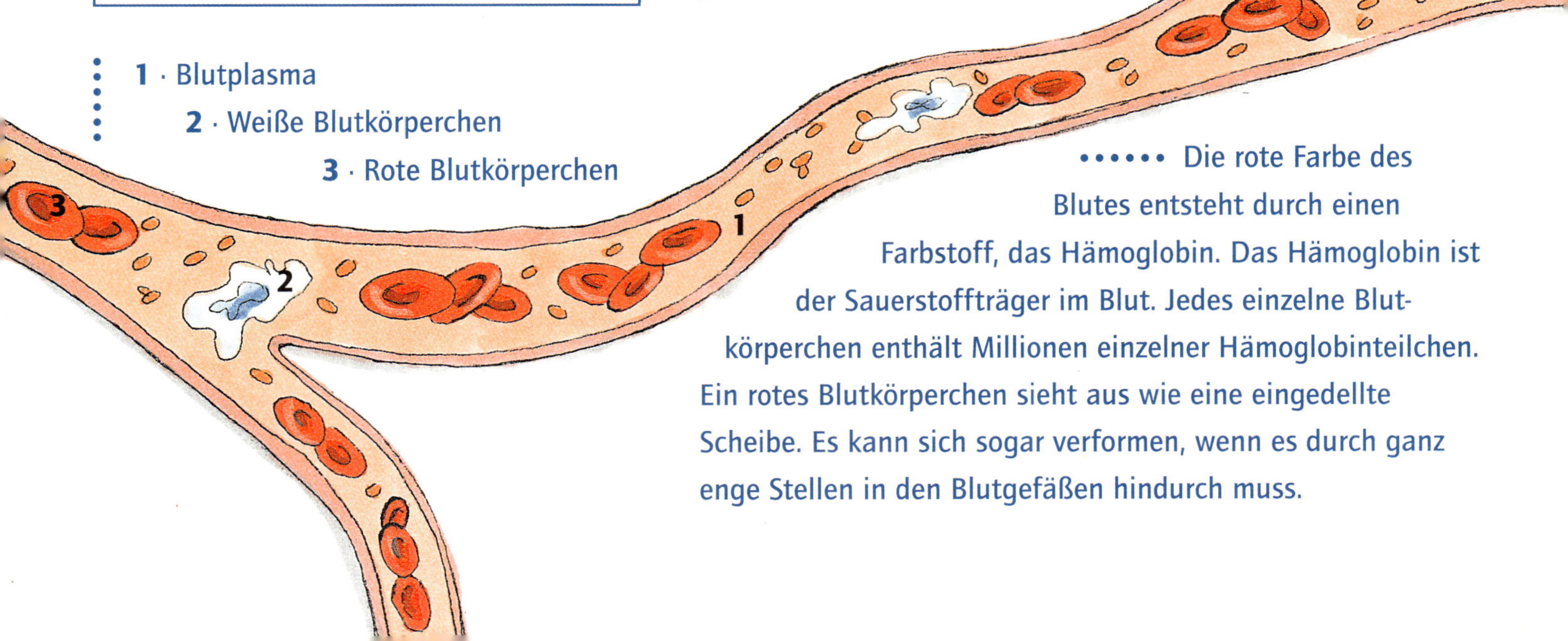

1 · Blutplasma
2 · Weiße Blutkörperchen
3 · Rote Blutkörperchen

Die rote Farbe des Blutes entsteht durch einen Farbstoff, das Hämoglobin. Das Hämoglobin ist der Sauerstoffträger im Blut. Jedes einzelne Blutkörperchen enthält Millionen einzelner Hämoglobinteilchen. Ein rotes Blutkörperchen sieht aus wie eine eingedellte Scheibe. Es kann sich sogar verformen, wenn es durch ganz enge Stellen in den Blutgefäßen hindurch muss.

Das Herz

Dein Herz sitzt auf der linken Seite der Brust, direkt neben der Lunge. Es ist bei dir ungefähr so groß wie deine Faust. Kinder haben ein noch recht kleines Herz, während Erwachsene ein entsprechend größeres Herz haben. Schau dir mal deine Faust an und dann die von deinem Papa; dann weißt du, wie unterschiedlich groß eure Herzen sind. Und wenn du dein Ohr auf die Brust deines Papas legst, dann kannst du sein Herz auch schlagen hören.

Das Herz ist ein hohler Muskel, der unser Leben lang Tag und Nacht schlägt und dafür sorgt, dass das Blut durch unseren Körper fließt. Du weißt ja bereits, dass das Blut Nährstoffe und Sauerstoff zu den Körperzellen bringt, damit diese richtig arbeiten können, und verbrauchte Stoffe wieder abtransportiert, weil der Körper sie nicht mehr braucht.

Pro Sekunde schlägt das Herz ein- bis zweimal, bei Kindern schlägt es schneller als bei Erwachsenen.

Wenn wir das Herz von innen betrachten, sehen wir, dass es aus zwei getrennten Hälften, den Herzkammern, besteht.

Das Herz

1 · Die Hauptschlagader befördert das Blut in den Körper.

2 · Der Vorhof der rechten Herzkammer.

3 · Die rechte Herzkammer nimmt das verbrauchte Blut aus dem Körper auf.

4 · Die linke Herzkammer enthält sauerstoffreiches Blut.

5 · Die Lungenarterie befördert sauerstoffarmes Blut vom Herzen zur Lunge.

6 · In der Lungenvene fließt sauerstoffreiches Blut von der Lunge zum Herzen.

7 · Der Vorhof der linken Herzkammer.

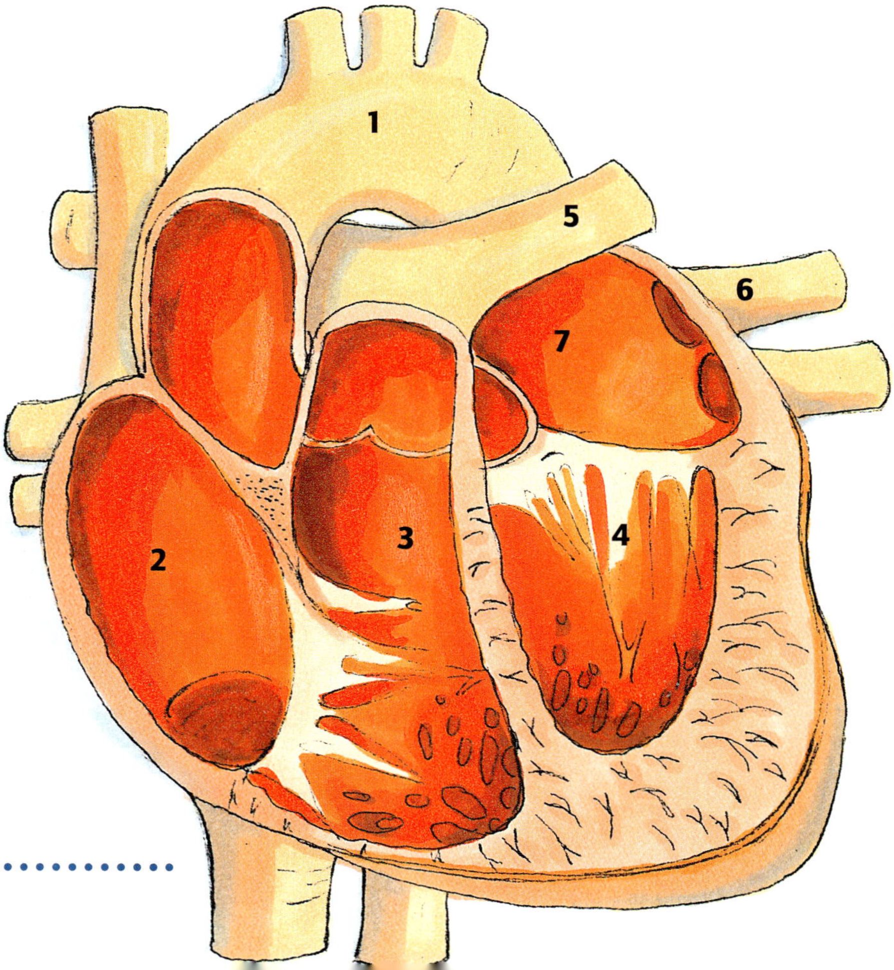

Bei jedem Herzschlag zieht sich unser Herzmuskel zusammen. Dabei presst er frisches Blut aus der linken Herzkammer in die Arterien. So werden alle Zellen im Körper mit ausreichend Sauerstoff versorgt.

Über die Venen fließt das verbrauchte Blut zurück zum Herzen in die rechte Herzkammer. Von dort fließt das verbrauchte Blut aus dem Körper in die Lunge, wo es wieder mit Sauerstoff angereichert wird. Ist dies geschehen, fließt das frische Blut in die linke Herzkammer und von dort wieder in den Körper – ein Kreislauf, der dein ganzes Leben lang so abläuft.

Das Herz arbeitet also wie eine Pumpe. Eine Pumpe, die nie kaputtgehen darf, denn wenn bei einem Menschen das Herz aufhört zu schlagen, dann stirbt er.

Strengt man sich sehr an, etwa beim Sport, brauchen die Zellen in den Muskeln mehr Sauerstoff und Nährstoffe. Jetzt muss das Herz schneller schlagen, damit das Blut öfter durch die Lunge fließen und mit Sauerstoff versorgt werden kann.

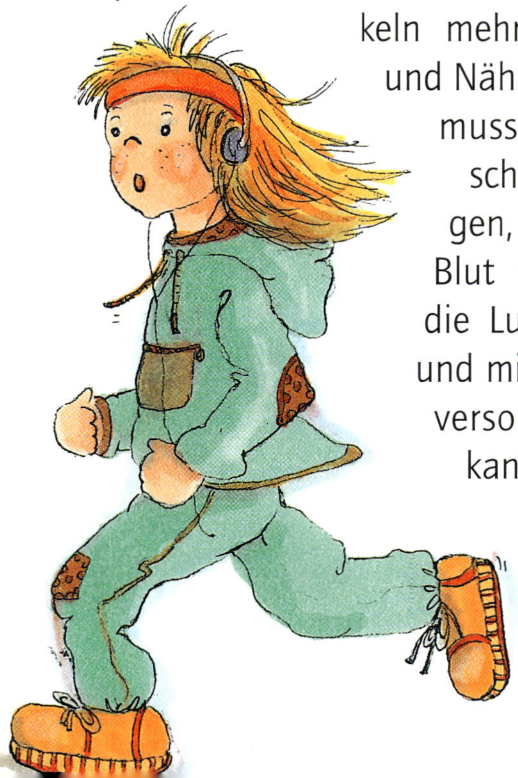

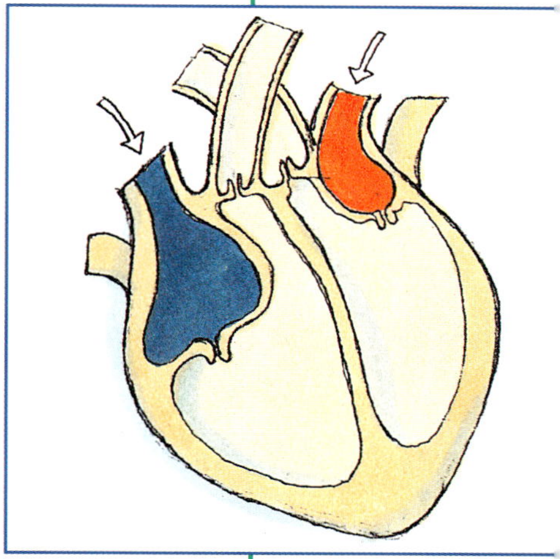

Das Blut strömt in die beiden Vorhöfe, die noch geschlossen sind.

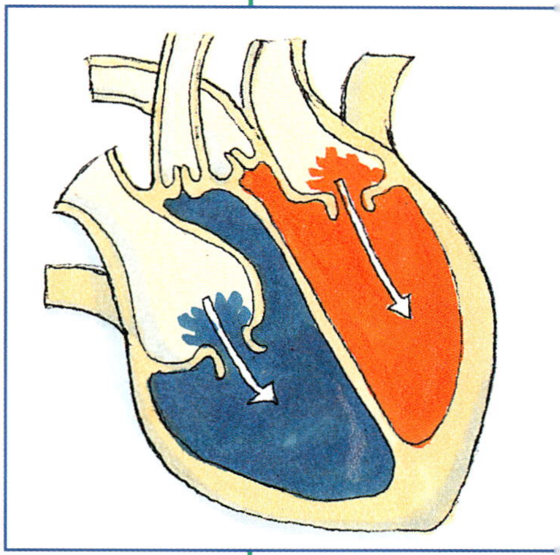

Sind die Vorhöfe mit Blut gefüllt, öffnen sich die Herzklappen und das Blut strömt in die Herzkammern.

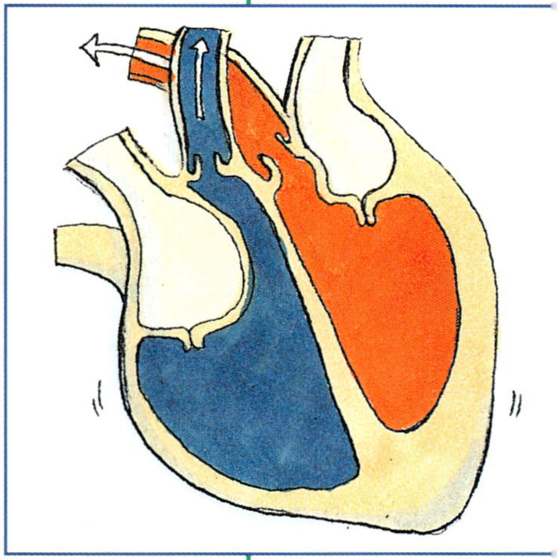

Die Herzklappen schließen sich, die Herzkammern ziehen sich zusammen und pressen das Blut in den Körper.

Wollen wir uns einmal den Verlauf des Blutes ansehen?

Die linke Herzkammer presst das Blut, das aus dem Herzen kommt, in die Arterien, so dass der ganze Körper vom Kopf über die Arme und Beine bis zu den Füßen mit Sauerstoff und Nährstoffen versorgt wird. Die Arterien verzweigen sich in immer kleinere und dünnere Äste. Die Wände der Arterien sind sehr durchlässig – etwa so wie das Papier einer Filtertüte. Sauerstoff, Nährstoffe und alle nicht brauchbaren Stoffe können auf diese Weise leicht mit dem Körper ausgetauscht werden. Die feinen Enden der Arterien gehen direkt in die Venen über. Venen sammeln alle verbrauchten und nicht mehr brauchbaren Stoffe und schicken sie mit dem verbrauchten Blut zum rechten Herzen und von da aus in die Lunge zurück.

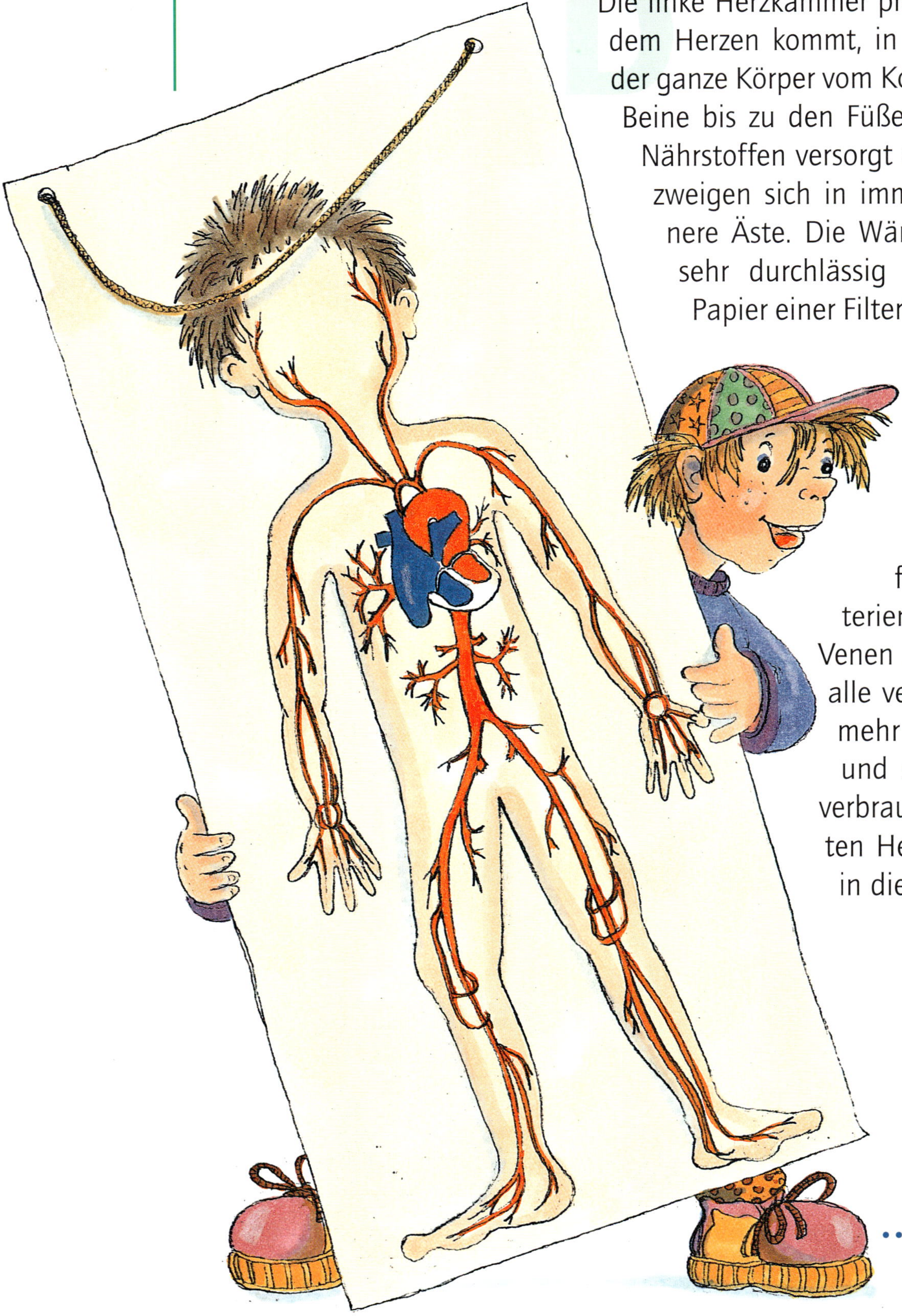

Dein Körper ist vom Kopf bis zu den Füßen mit Adern durchzogen. In der Mitte sitzt das Herz als Steuerzentrale des Blutkreislaufs.

Was ist eine Arterie?

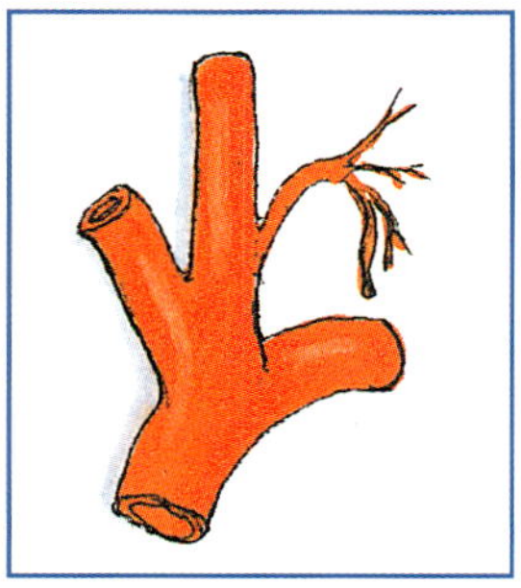

Die größte Arterie im Körper ist die große Körperschlagader, die Aorta. Sie ist etwa so dick wie dein Zeigefinger.

Arterien sind Gefäße, in denen frisches Blut vom Herzen wegströmt. Das Blut hat eine hellrote Farbe, wenn es mit Sauerstoff versorgt aus dem Herzen in die Arterien gepumpt wird.

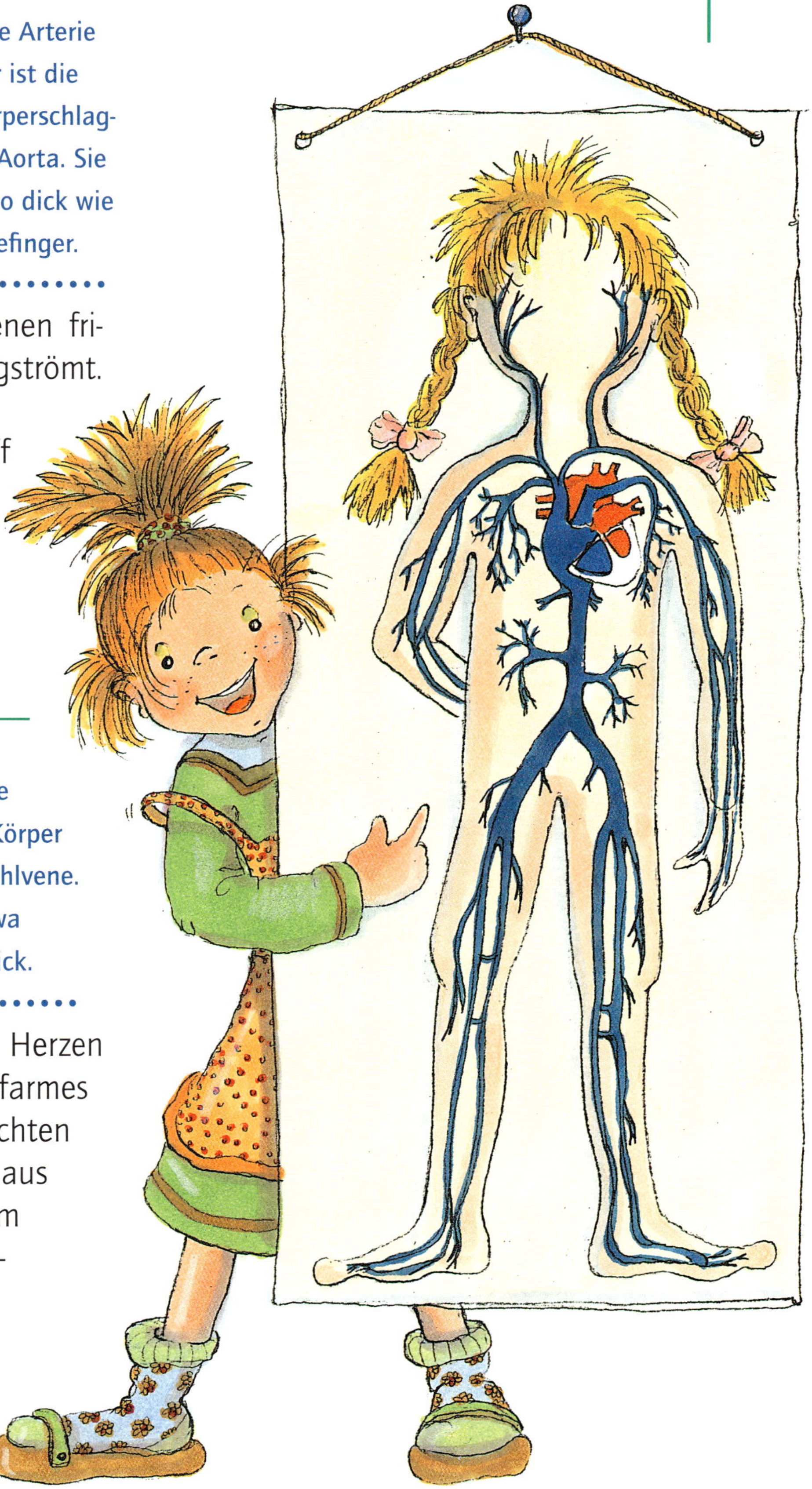

Was ist eine Vene?

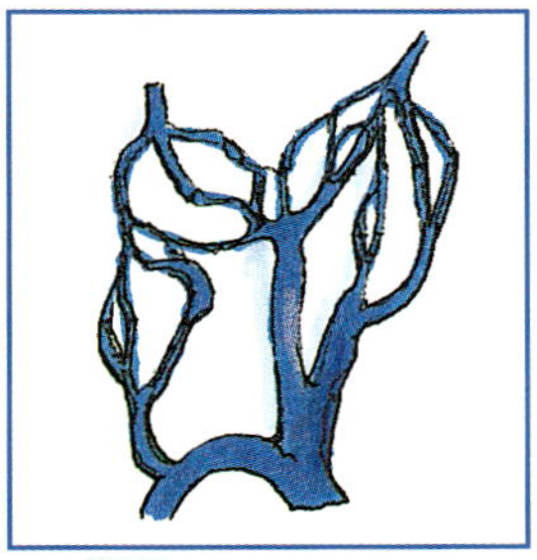

Die größte Vene im Körper ist die Hohlvene. Sie ist etwa daumendick.

Venen leiten das Blut zum Herzen zurück. Sie führen sauerstoffarmes Blut aus dem Körper zur rechten Herzkammer zurück, von wo aus es in der Lunge mit neuem Sauerstoff versorgt wird. Sauerstoffarmes Blut hat eine ganz dunkelrote Farbe.

Das Blut

Natürlich weißt du, dass Blut rot ist. Das, was die rote Farbe erzeugt, ist ein Farbstoff in den roten Blutkörperchen. Dieser Farbstoff heißt Hämoglobin. Rote Blutkörperchen schwimmen zu Millionen und Abermillionen im Blutwasser durch die Adern deines Körpers und versorgen die Zellen mit Sauerstoff. Das Blutwasser erkennt man, wenn man die roten Blutkörperchen entfernt. Es ist ganz hell und befördert sehr viele wichtige Stoffe durch deinen Körper. So zum Beispiel Vitamine, Abfallstoffe von den Zellen, Kochsalz usw. Über das Blutwasser werden alle diese Stoffe zwischen den Zellen hin- und hertransportiert. Neben den roten Blutkörperchen und dem Blutwasser enthält das Blut noch die weißen Blutkörperchen. Sie sind die Abwehrpolizei deines Körpers und wandern überall da hin, wo Krankheitserreger in den Körper eindringen wollen. Dort fressen sie die Krankheitserreger einfach auf. Als Letztes gibt es noch die Blutplättchen, die für die Blutgerinnung zuständig sind. Wenn du dich geschnitten oder dir das Knie aufgeschlagen hast und es richtig heftig blutet, verschließen die Blutplättchen die Wunde, und sie hört nach ein paar Minuten auf zu bluten.

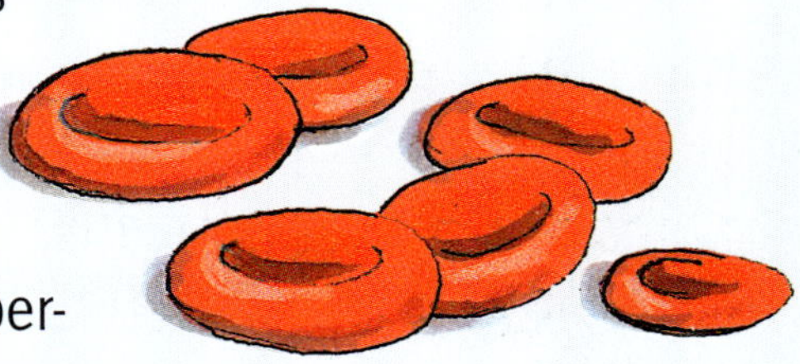

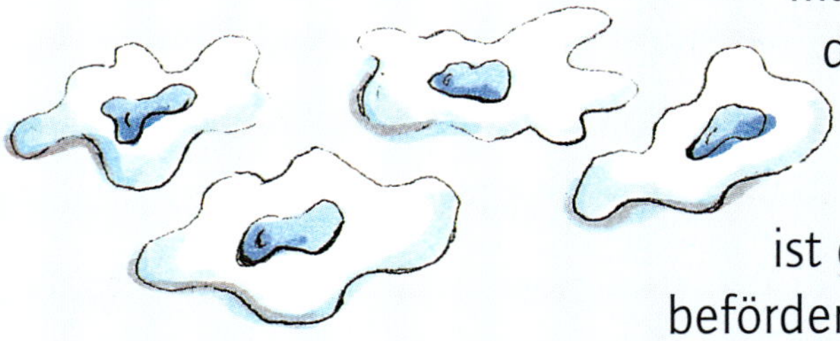

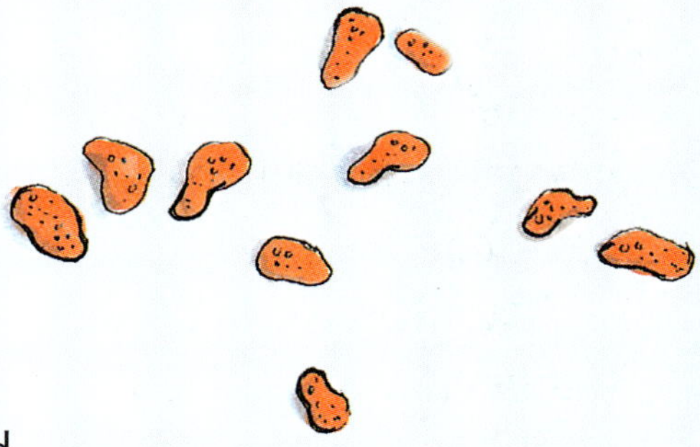

Blutspenden

Wenn ein Mensch bei einem Unfall viel Blut verliert, muss ihm Blut von einem anderen Menschen übertragen werden, da er sonst stirbt. Damit die Krankenhäuser dieses Blut auch haben, wenn es benötigt wird, kann man einen Teil seines eigenen Blutes dafür spenden. Dazu wird die Armvene angezapft.

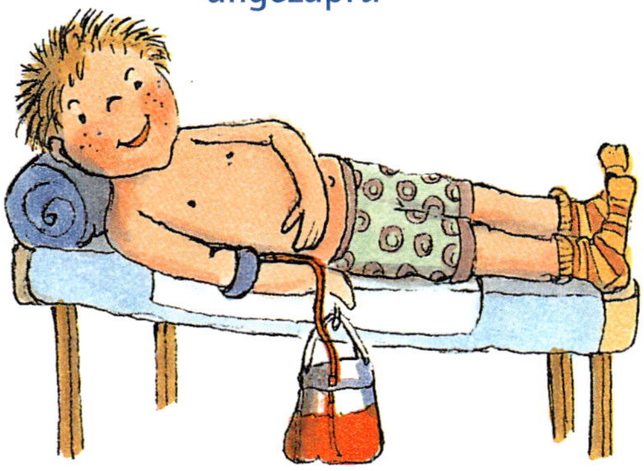

Der Puls

Bei jedem Herzschlag wird das Blut wie eine kleine Flutwelle aus dem Herzen in die Adern des Körpers gepumpt. Während der Reise durch den Körper lässt der Druck der Welle allmählich nach, bis er in den kleinsten Enden der Adern ganz versiegt.

Genauso ist es beim Meer: Weit draußen auf dem Meer sind die Wellen noch groß. Je näher sie an den Strand kommen, desto kleiner werden sie. Am Strand angekommen, laufen sie dann ganz aus.

Mit jedem Herzschlag, das heißt etwa jede Sekunde, folgt also eine neue Welle – man bezeichnet sie als Puls. Der Puls kann an verschiedenen Stellen des Körpers getastet werden, und zwar überall da, wo die Adern sehr oberflächlich, das heißt direkt unterhalb der Haut verlaufen. An dem Bild kannst du diese Stellen erkennen und bei deinen Freunden suchen. Aber nicht zu fest drücken! Und niemals an beiden Seiten des Körpers gleichzeitig drücken! Am besten macht ihr diesen Versuch zusammen mit euren Eltern.

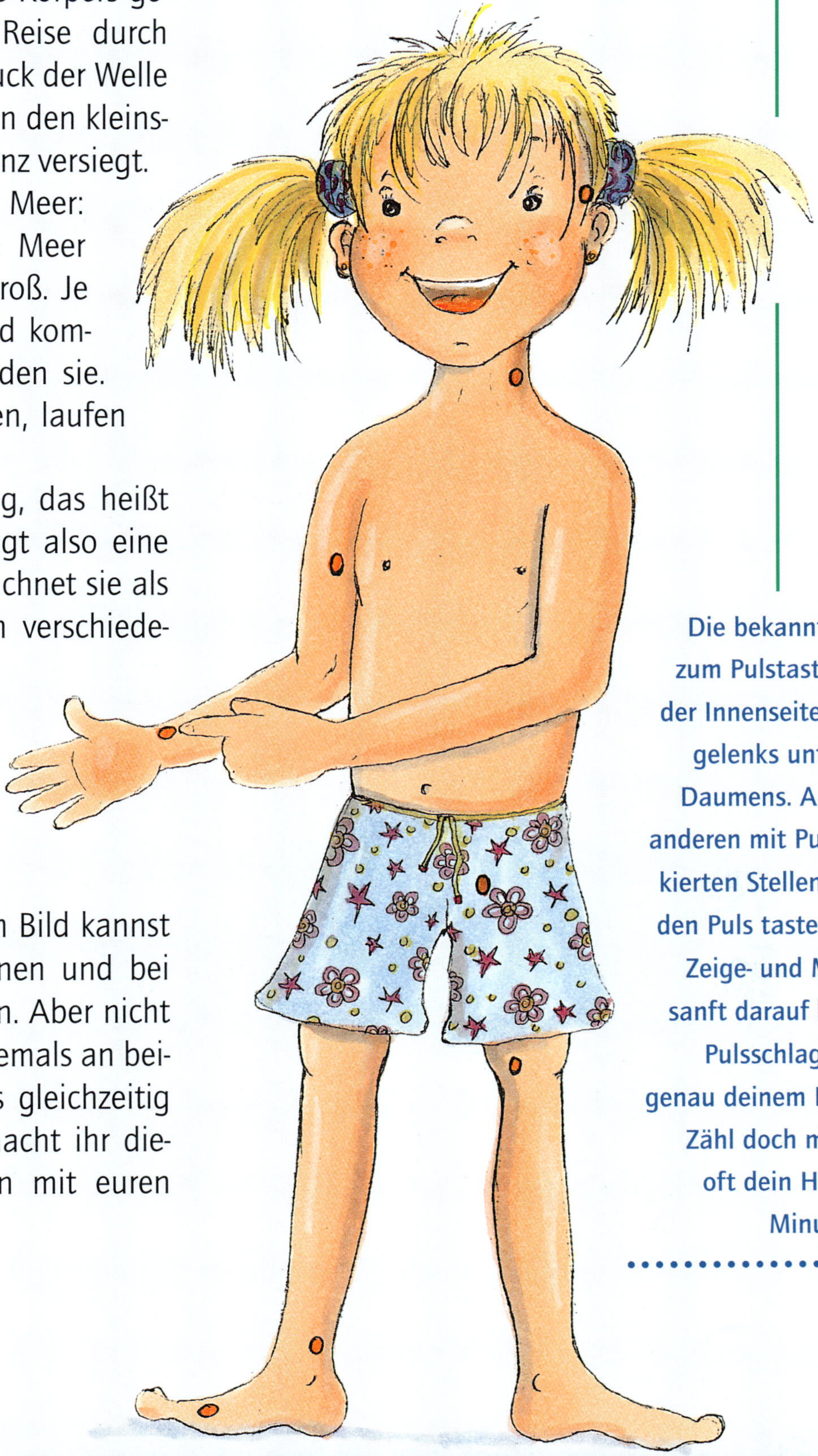

Die bekannteste Stelle zum Pulstasten liegt an der Innenseite des Handgelenks unterhalb des Daumens. Auch an den anderen mit Punkten markierten Stellen kannst du den Puls tasten, wenn du Zeige- und Mittelfinger sanft darauf legst. Jeder Pulsschlag entspricht genau deinem Herzschlag. Zähl doch mal mit, wie oft dein Herz in einer Minute schlägt.

Die Verdauung

Um leben zu können, braucht unser Körper Kraft. Ohne diese Kraft kann keine Zelle in unserem Körper überleben. Selbst bei völliger Ruhe und Entspannung, also auch, wenn du einfach nur dasitzt und gar nichts tust oder schläfst, muss dein Herz schlagen, die Atmung weitergehen und die Temperatur deines Körpers gleichbleibend auf etwa 37°C gehalten werden. Und auch unser Gehirn braucht zum Denken Kraft.

Hätten wir keine Kraft mehr im Körper, würden wir einfach zusammenklappen wie ein einstürzendes Kartenhaus. Unsere Muskeln wären dann zu schwach, um unseren Körper aufrecht zu halten.

Kraft bekommen wir durch unsere Nahrung. Damit der Körper aus der Nahrung Kraft gewinnen kann, muss er sie aber erst einmal verdauen. Dazu macht die Nahrung eine lange Reise durch unseren Körper.

Diese Reise beginnt in deinem Mund. Von dort geht es weiter über die Speiseröhre in deinen Magen. Und die Endstation ist schließlich der Darm. Auf den folgenden Seiten erfährst du alles über den Weg der Nahrung durch deinen Körper und was auf den verschiedenen Stationen so alles passiert.

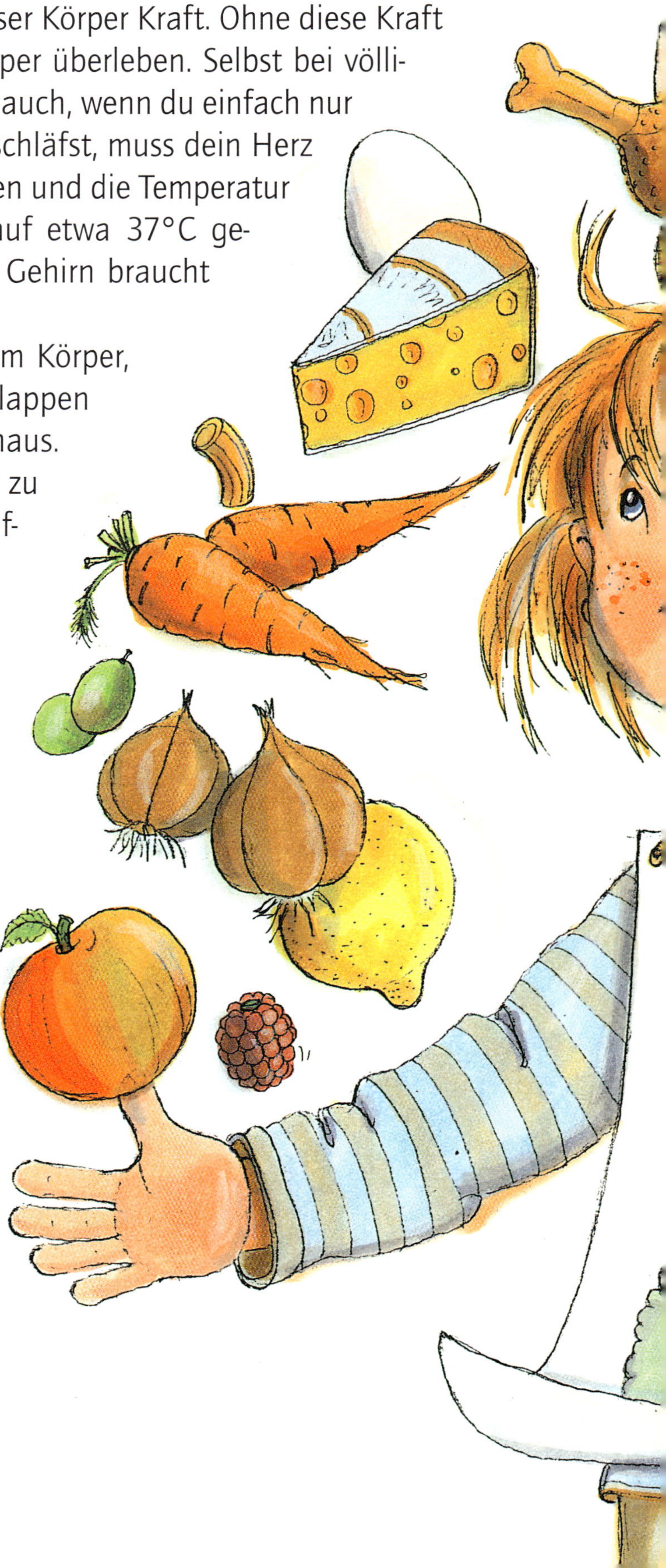

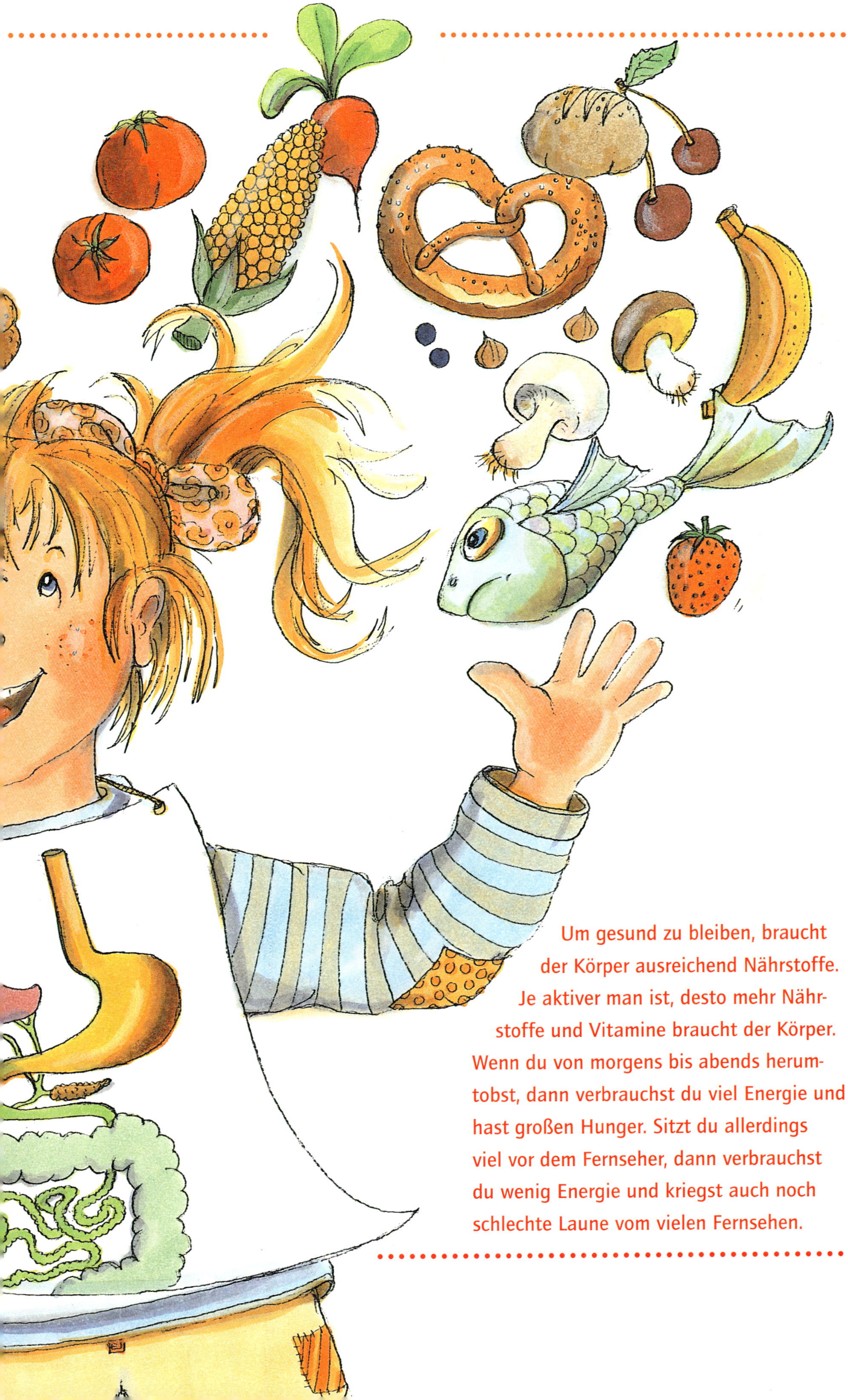

Um gesund zu bleiben, braucht der Körper ausreichend Nährstoffe. Je aktiver man ist, desto mehr Nährstoffe und Vitamine braucht der Körper. Wenn du von morgens bis abends herumtobst, dann verbrauchst du viel Energie und hast großen Hunger. Sitzt du allerdings viel vor dem Fernseher, dann verbrauchst du wenig Energie und kriegst auch noch schlechte Laune vom vielen Fernsehen.

Die Zähne

Die Verdauung beginnt also damit, dass du dein Essen im Mund kaust. Mit deinen Zähnen zerschneidest und zerkleinerst du das Essen, damit du es hinunterschlucken kannst.

Vorsicht Karies!
Bakterien können sich an den Zähnen besonders gut entwickeln. Sie ernähren sich von den Nahrungsteilchen im Mund und produzieren dabei für die Zähne gefährliche Säuren. Auf ungeputzten Zähnen bilden abgestorbene Bakterien, Speisereste und Speichel eine klebrige Schicht, den Zahnbelag. Dieser verursacht Löcher in den Zähnen, die Karies.

Babys haben, wenn sie auf die Welt kommen, noch keine Zähne. Den ersten Zahn bekommen sie meist mit ungefähr sieben Monaten, die weiteren Zähne in den ersten beiden Lebensjahren. Diese Zähne heißen Milchzähne, und es sind 20 an der Zahl: acht Schneidezähne, vier Eckzähne und acht Backenzähne.

Mit sechs Jahren etwa beginnen die Milchzähne nach und nach auszufallen. Sie werden von den Zähnen ersetzt, die man dann sein ganzes Leben lang behält. Da sie so lange gesund bleiben müssen, kannst du dir sicher vorstellen, wie wichtig es ist, sich jeden Tag zweimal die Zähne zu putzen.

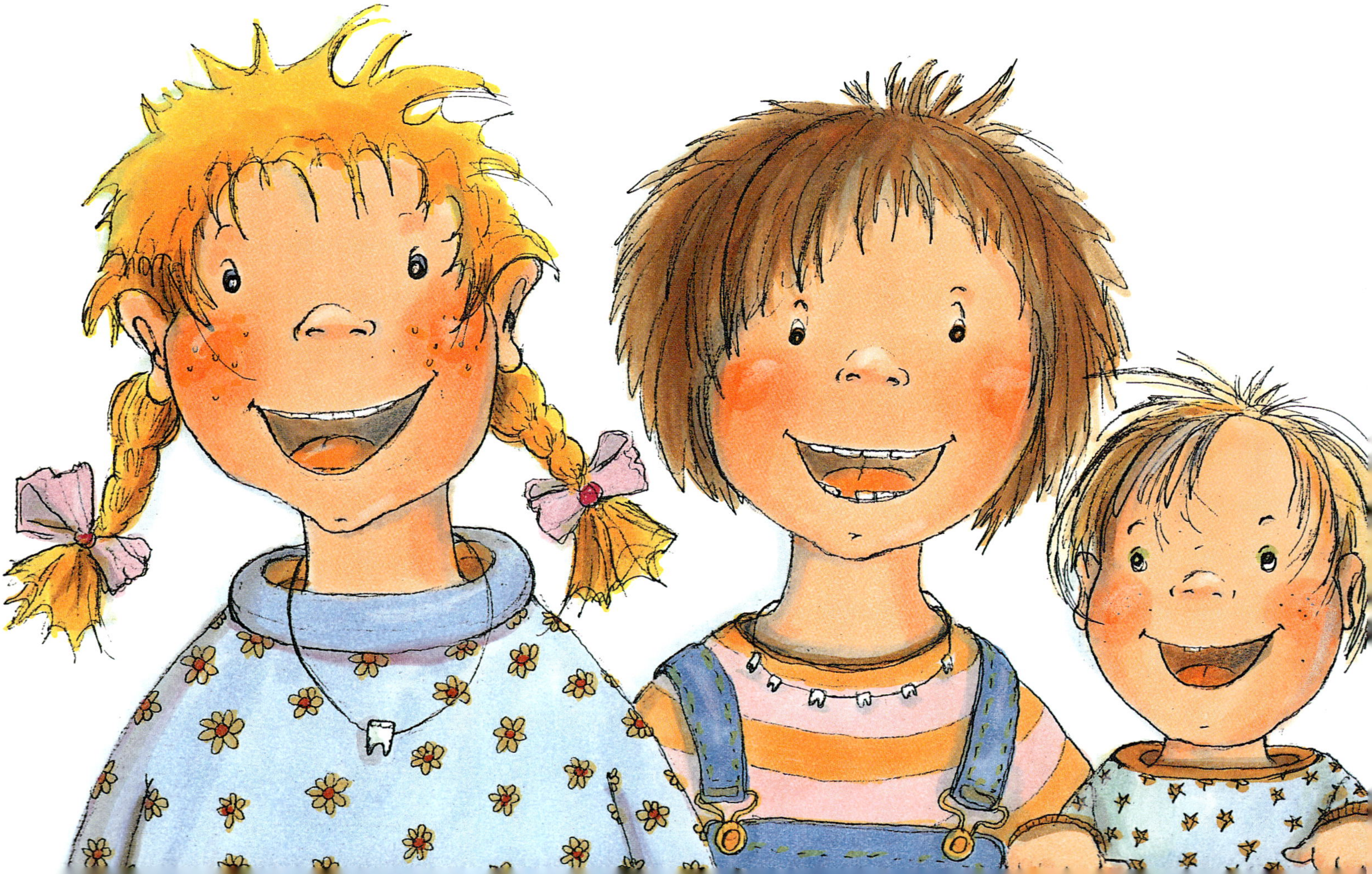

Das bleibende Gebiss eines erwachsenen Menschen hat genau 32 Zähne: Davon nennt man acht Schneidezähne, sie sind flach und scharfkantig, und man braucht sie zum Abbeißen. Vier laufen spitzer zu und werden Eckzähne genannt, 20 sind Backenzähne, die so flach und breit wie kleine Mühlsteine sind. Die vier hinteren Backenzähne nennt man auch Weisheitszähne. Die bekommst du aber erst, wenn du schon erwachsen bist.

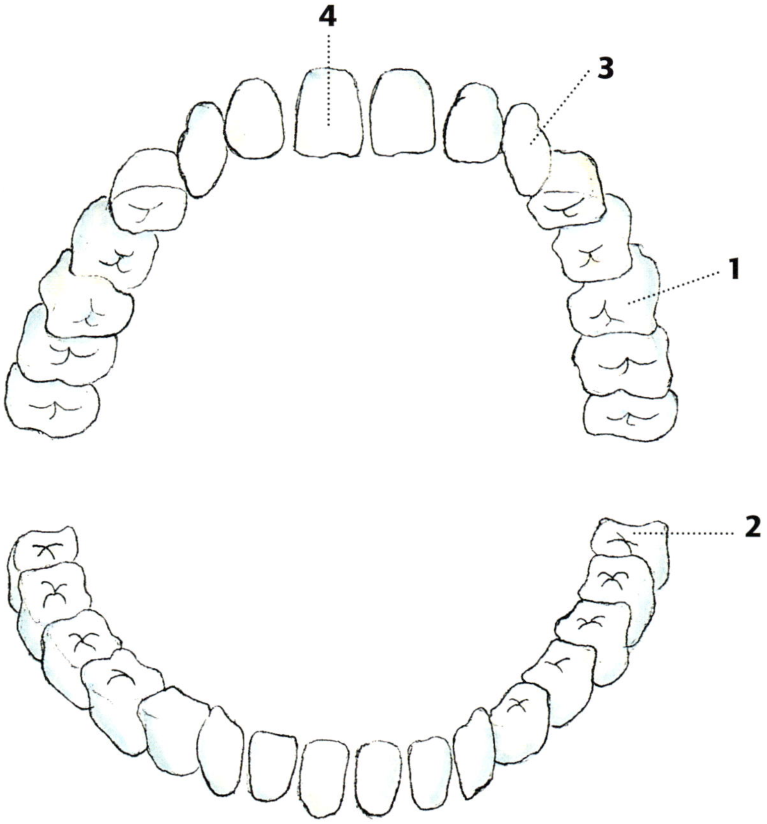

Bleibende Zähne im Ober- und im Unterkiefer

1 · 12 Mahlzähne

2 · 8 Backenzähne

3 · 4 Eckzähne

4 · 8 Schneidezähne

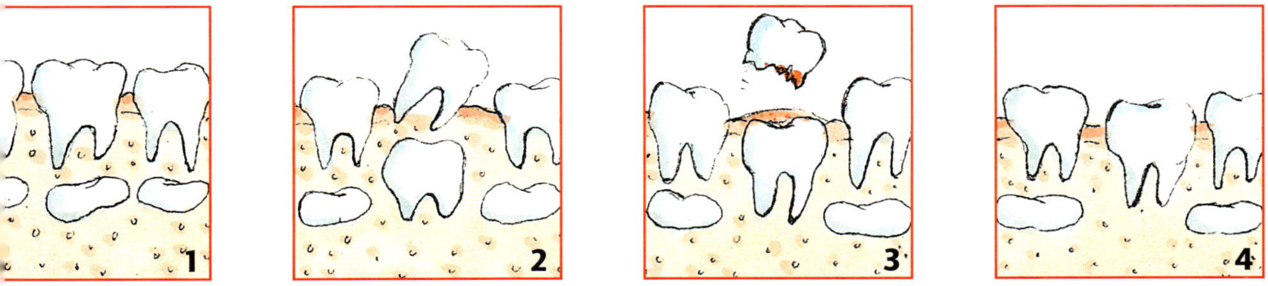

Sicher ist dir schon mal ein Zahn ausgefallen. Was dabei passiert ist Folgendes: Jeder Mensch besitzt zwei Sätze von Zähnen, die Milchzähne und die bleibenden Zähne. Die bleibenden Zähne liegen im Kiefer als Anlage (1) unter den Milchzähnen. Diese Anlage fängt an, zu einem richtigen Zahn auszuwachsen und drückt den darübersitzenden Milchzahn langsam aus seiner Verankerung (2). Zuerst wackelt er nur, dann fällt er ganz aus (3). Der bleibende Zahn ersetzt ihn und nimmt seinen Platz ein (4).

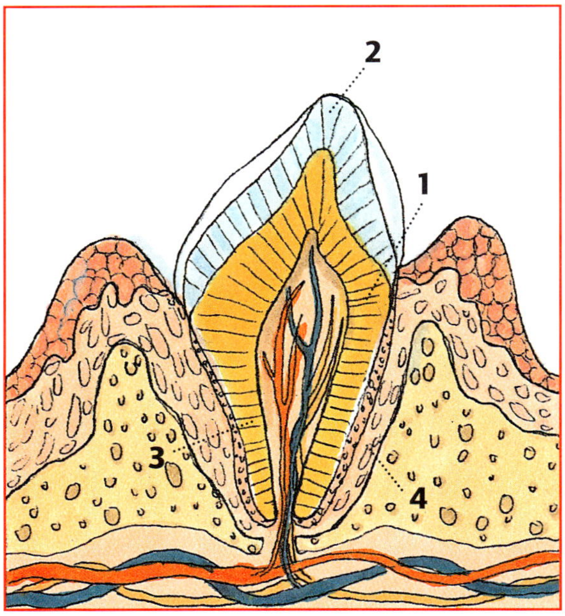

Zahnaufbau

1 · Zahnhals

2 · Zahnkrone

3 · Zahnwurzel

4 · Zahnfleisch

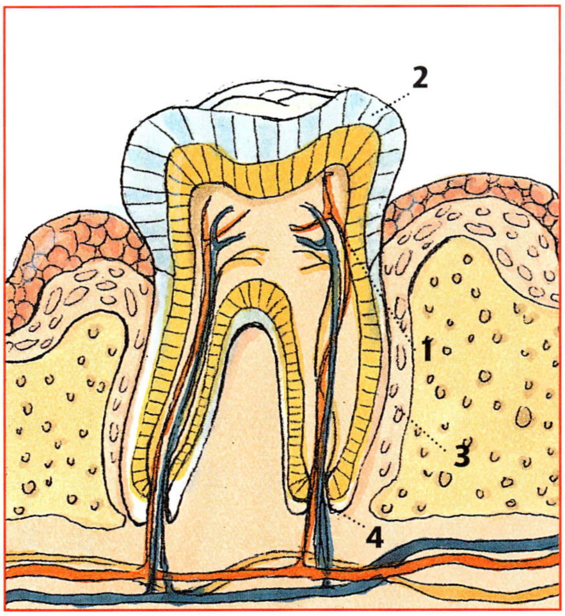

Zahnaufbau eines Zahns von innen

1 · Das Zahnbein enthält Adern und Nerven.

2 · Der Zahnschmelz überzieht die empfindliche Zahnkrone.

3 · Das Zahnfleisch umgibt den Zahn.

4 · Der Wurzelkanal leitet Nerven und Blutgefäße in den Zahn.

Das, was wir im Mund sehen, ist nur der oberste Teil eines Zahnes, die Zahnkrone. Der untere Teil, die Zahnwurzel, liegt im Zahnfleisch und im Kieferknochen verborgen. Damit der Zahn nicht ausfällt, hält ihn eine Zementschicht im Knochen. Die Wurzel eines Zahns kann dreimal so lang sein wie die Zahnkrone. Eine Schicht aus hartem, weißem Zahnschmelz schützt die Krone.

Der Zahnschmelz ist ziemlich robust und hat viel Kraft beim Kauen. Was er jedoch gar nicht mag sind Bakterien. Viele Bakterien produzieren Säuren, die den Zahnschmelz zerstören. Am wohlsten fühlen sich Bakterien bei jemandem, der sich seine Zähne nicht regelmäßig putzt und der viele Süßigkeiten isst. Da ist der Besuch beim Zahnarzt bestimmt bald fällig!

Zahnschmelz ist übrigens die härteste Substanz in deinem Körper. Unter dem Zahnschmelz liegt das sogenannte Zahnbein. Es ist weicher als der Zahnschmelz und enthält feine Adern und Nerven.

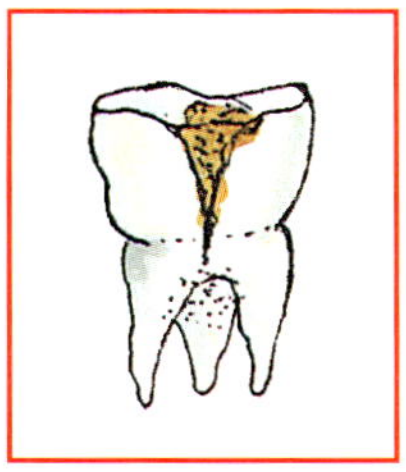

So sieht ein Zahn aus, der von Karies zerfressen ist – Aua, das tut weh!

Leider merkt man es erst sehr spät, wenn der Zahnschmelz zerstört ist. Zahnschmelz enthält nämlich keine Nerven und kann deswegen auch keine Schmerzen verursachen. Die treten erst dann auf, wenn der Zahnschmelz völlig zerstört ist und die Bakterien und Süßigkeiten zu dem empfindlichen Zahnbein, das unter der Krone liegt, vorgedrungen sind. Und das tut dann wirklich fürchterlich weh.

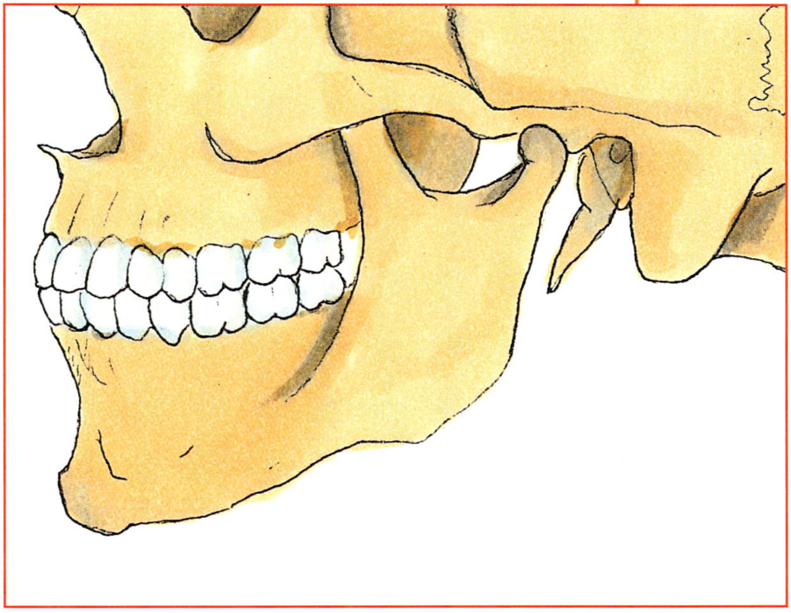

Erst mit etwa 20 Jahren sind alle Zähne des endgültigen Kiefers herausgewachsen. Und so sieht das dann bei einem erwachsenen Menschen aus.

Also noch einmal: Immer regelmäßig morgens und abends die Zähne putzen und nicht so viele Süßigkeiten essen! Das tut deinen Zähnen gut.

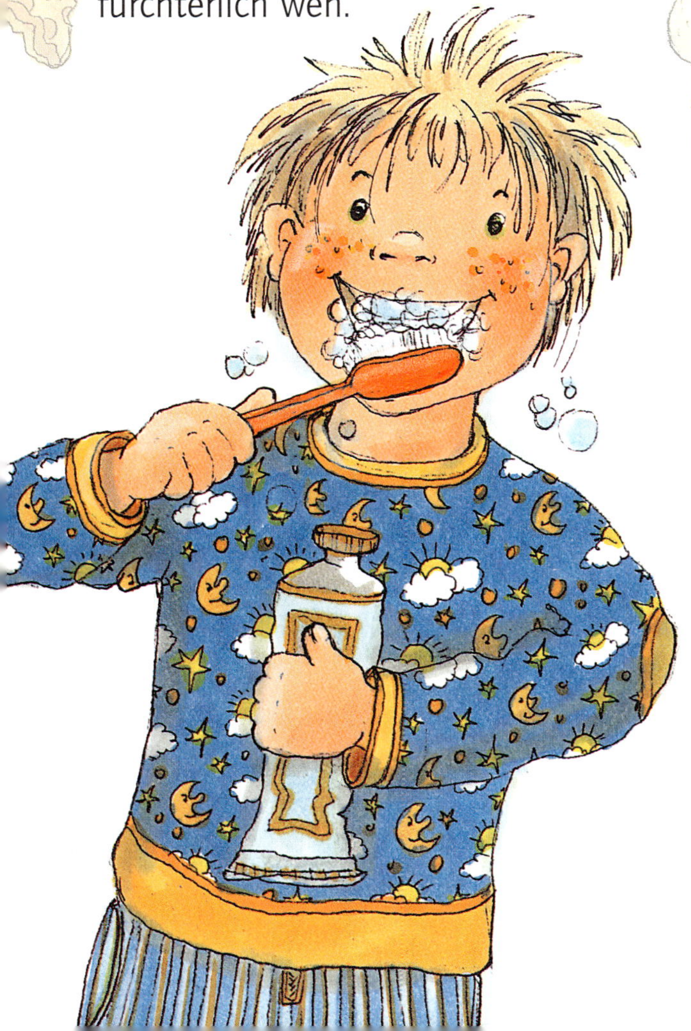

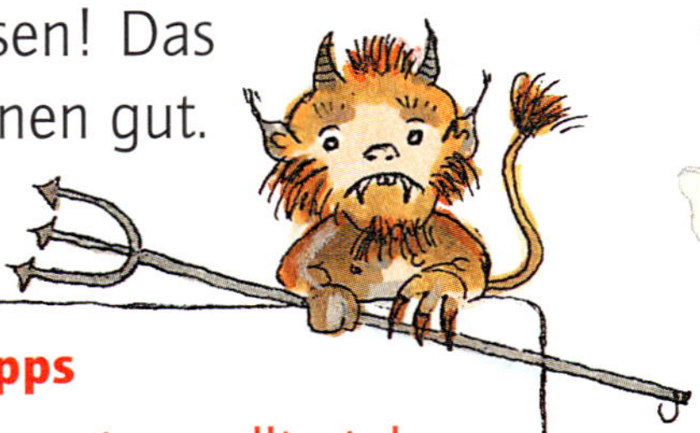

Zahnpflegetipps

- Zum Zähneputzen solltest du dir immer drei Minuten Zeit nehmen. Am besten stellst du dir hierfür eine Eieruhr neben das Waschbecken.
- Deine Zahnbürste sollte spätestens nach drei Monaten durch eine neue ersetzt werden.
- Beim Putzen nicht den Oberkiefer vergessen!
- Nach dem Zähneputzen nichts mehr essen!

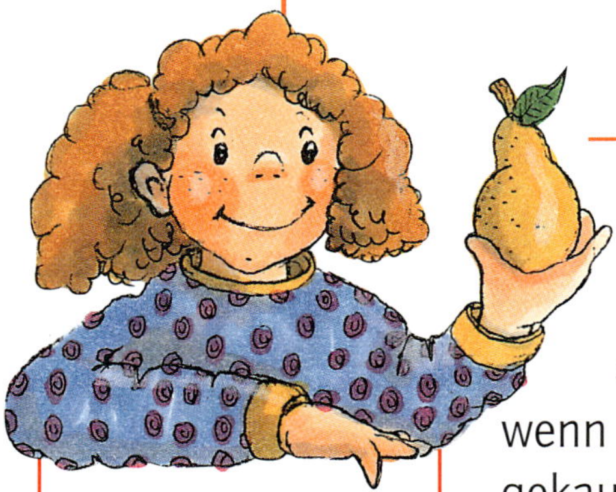

Die Speiseröhre

Die Speiseröhre ist ein biegsamer Schlauch aus Muskeln, der den Rachen mit dem Magen verbindet. In diesem Schlauch kann auch manchmal etwas stecken bleiben. Und zwar immer dann, wenn die Essensbissen zu groß sind, weil du sie nicht richtig gekaut hast. Also, immer gut kauen!

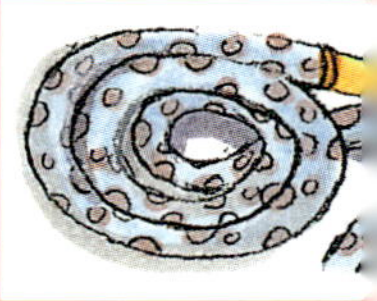

Die Mündung der Speiseröhre in den Magen ist immer dann verschlossen, wenn keine Nahrung in der Speiseröhre ist. Der Verschluss öffnet sich aber, wenn der Magen von der Speiseröhre die Nachricht erhält: »Achtung, es kommt Nahrung!« Funktioniert der Verschluss nicht richtig, kann saurer Magensaft in die Speiseröhre zurückfließen und eine Entzündung auslösen. Das ist das berühmte »Sodbrennen«, über das dein Papa oder deine Mama, dein Opa oder deine Oma bestimmt schon mal geklagt haben. Frag sie mal! So ein Sodbrennen kann ganz schön ekelig sein!

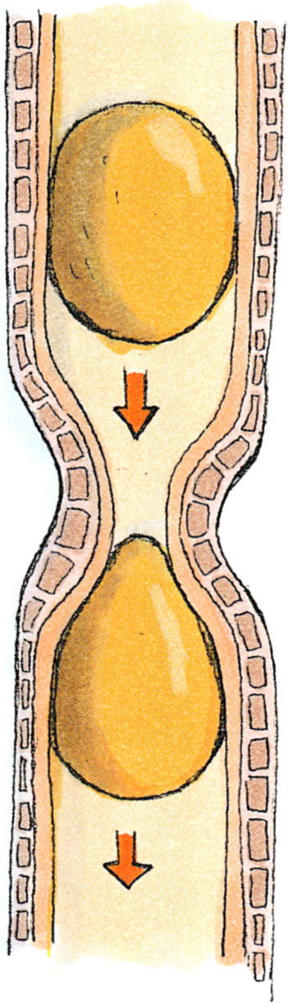

Die Speiseröhre hat drei Engstellen: Eine liegt hinter dem Kehlkopf, die zweite in Höhe der Luftröhrengabelung zur rechten und linken Lunge und die dritte im Zwechfell am Übergang vom Brust- in den Bauchraum.

1 · Der Speisebrei fällt nicht einfach die Speiseröhre hinunter, er wird in wellenförmigen Bewegungen weitertransportiert.

2 · Zweite Engstelle.

3 · Dritte Engstelle.

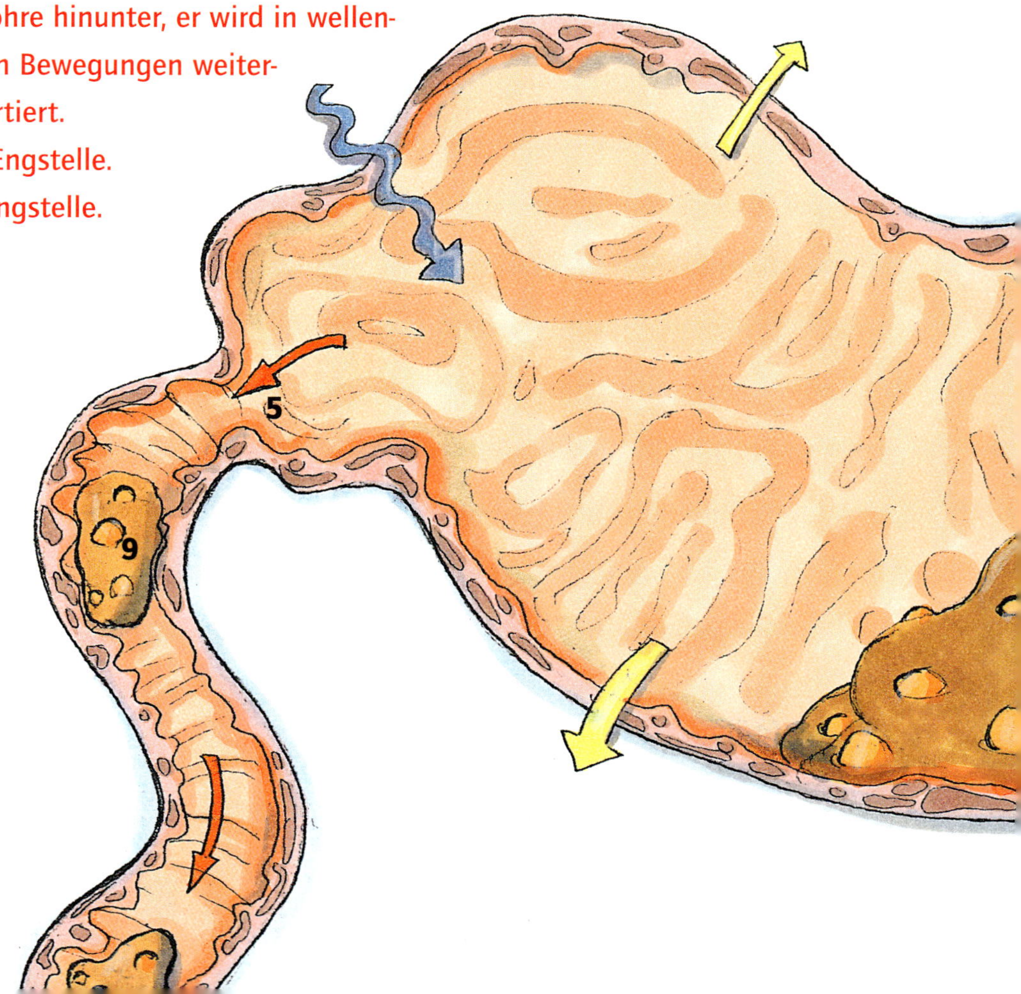

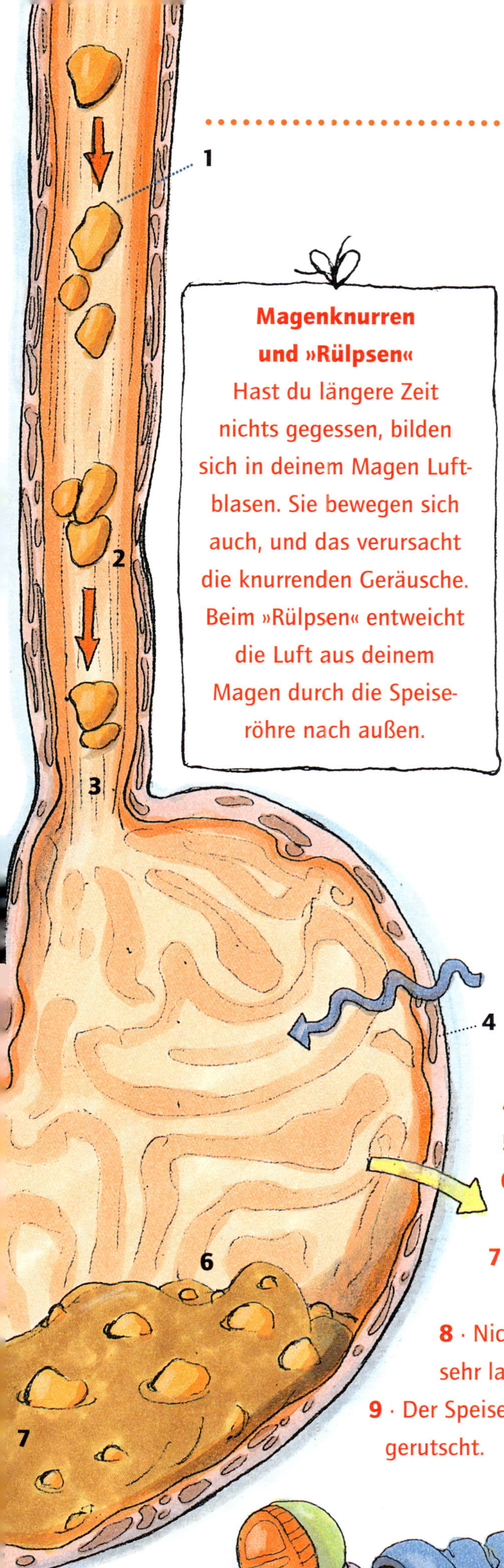

Magenknurren und »Rülpsen«

Hast du längere Zeit nichts gegessen, bilden sich in deinem Magen Luftblasen. Sie bewegen sich auch, und das verursacht die knurrenden Geräusche. Beim »Rülpsen« entweicht die Luft aus deinem Magen durch die Speiseröhre nach außen.

Der Magen

Zwischen der Speiseröhre und dem Darm liegt der Magen. Er sieht aus wie eine Bohne, ist aber natürlich viel, viel größer.

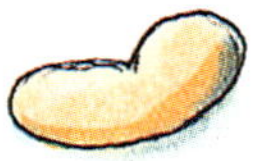

Bohne

1,5 Liter Flüssigkeit oder Speisebrei haben im Magen eines erwachsenen Menschen Platz. 1,5 Liter, das ist ungefähr so viel, wie in zwei Flaschen Mineralwasser hineinpasst. Füll doch mal einen großen Luftballon mit dieser Menge Wasser. Dann kannst du dir am besten vorstellen, wie viel in einen Magen hineinpasst. Wenn du das ausprobiert hast, kannst du den Luftballon als Wasserbombe verwenden. Aber bitte nicht in der Wohnung werfen, sonst bekommst du Ärger.

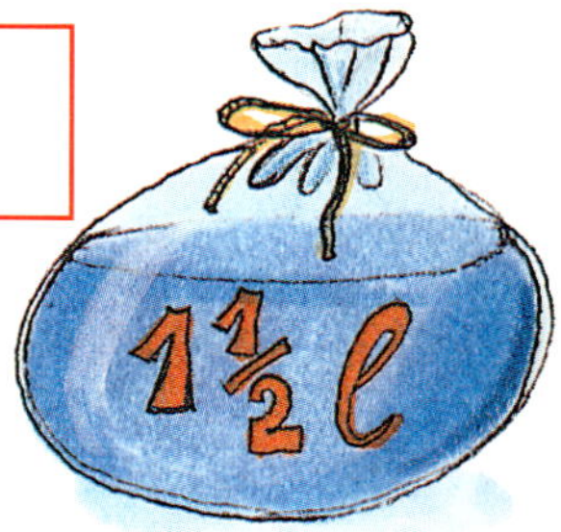

Beim Essen dehnt sich der Magen auf ungefähr 1,5 Liter aus. Nach zwei bis drei Stunden gibt er den Speisebrei weiter an den Dünndarm.

4 · Die Magenwand.
5 · Der Magenausgang.
6 · Im Magen wird das Essen mit Säuren vermischt.
7 · Der Speisebrei bewegt sich wellenförmig im Magen vorwärts.
8 · Nicht gut gekaute Bissen brauchen sehr lange, bis sie verdaut werden.
9 · Der Speisebrei ist in den Dünndarm gerutscht.

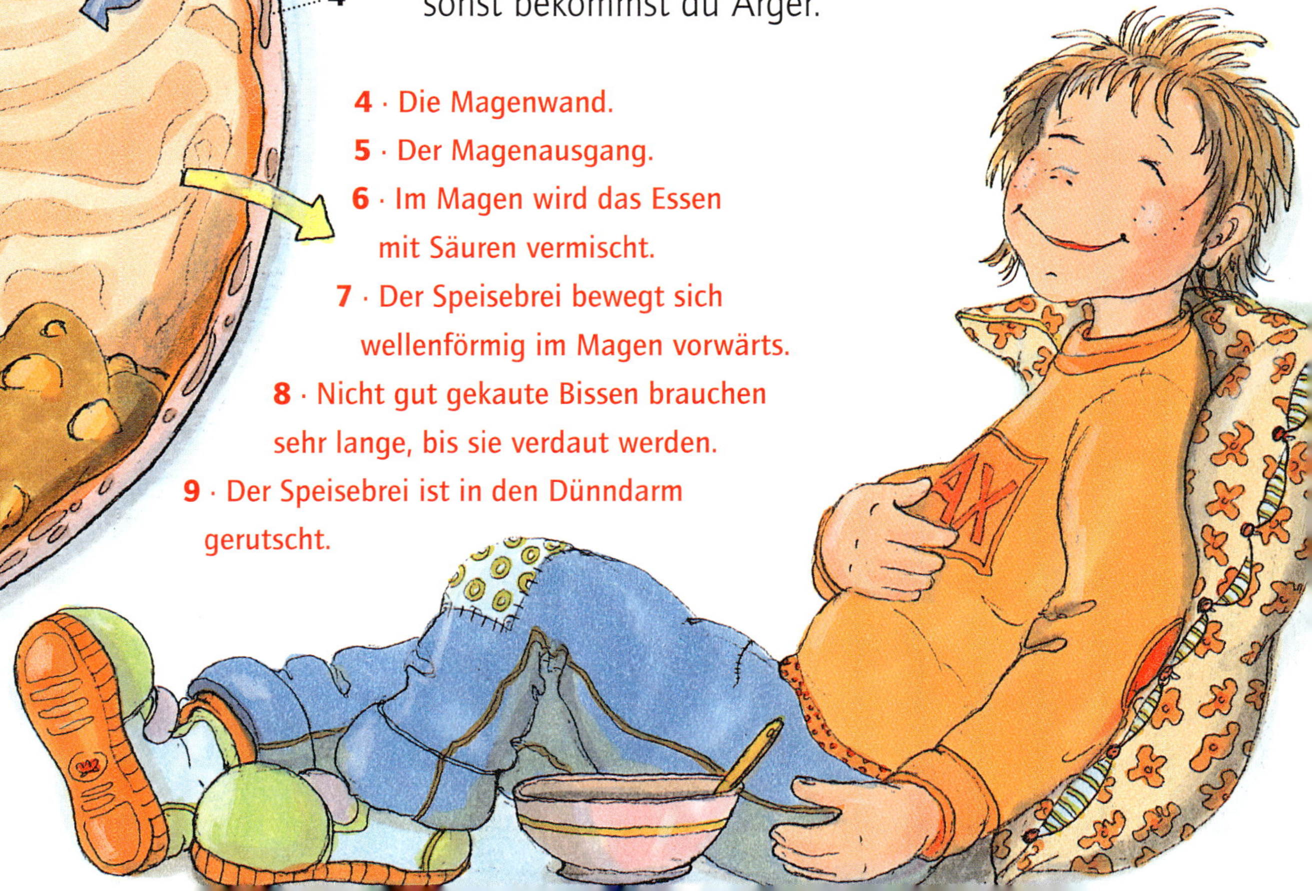

Der Speisebrei wird im Magen ständig vermischt, gedreht und gewendet und langsam in Richtung Darm weiterbefördert.

Das, was du gegessen hast, kann zwischen zwei bis sieben Stunden in deinem Magen liegen bleiben. Das hängt ganz davon ab, was du gegessen und getrunken hast. Fette Speisen brauchen ziemlich lange, bis sie aus dem Magen heraus in den Darm transportiert werden. Dein Brötchen zum Frühstück dagegen landet sehr schnell im Darm.

Im Magen wird der Speisebrei mit Magensaft vermischt. Das macht den Speisebrei leichter verdaulich.

Der Magensaft hat bei der Verdauung aber auch die Aufgabe, Krankheitserreger, die du mit der Nahrung aufgenommen hast, zu zerstören, damit sie dich nicht krank machen können.

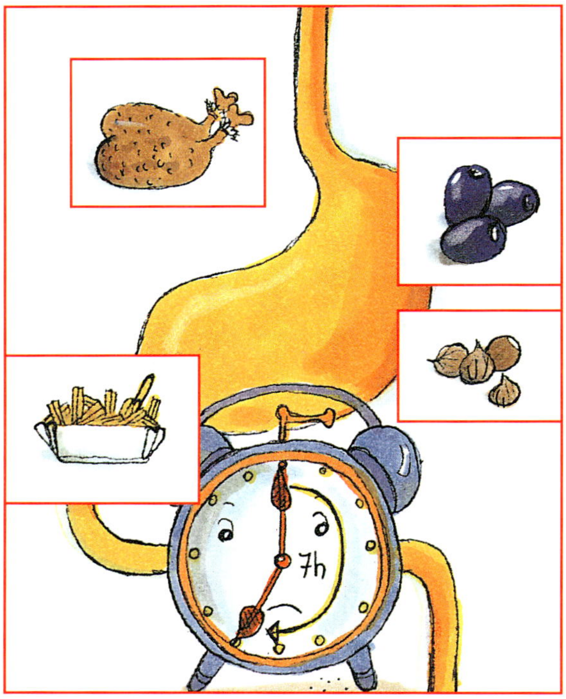

Schwer verdaulich sind sehr fette Speisen wie zum Beispiel ein knusprig gebratener Gänsebraten, Eisbein mit Sauerkraut oder Pommes frites. Sie brauchen drei bis siebem Stunden, bis sie im Dünndarm angelangt sind.

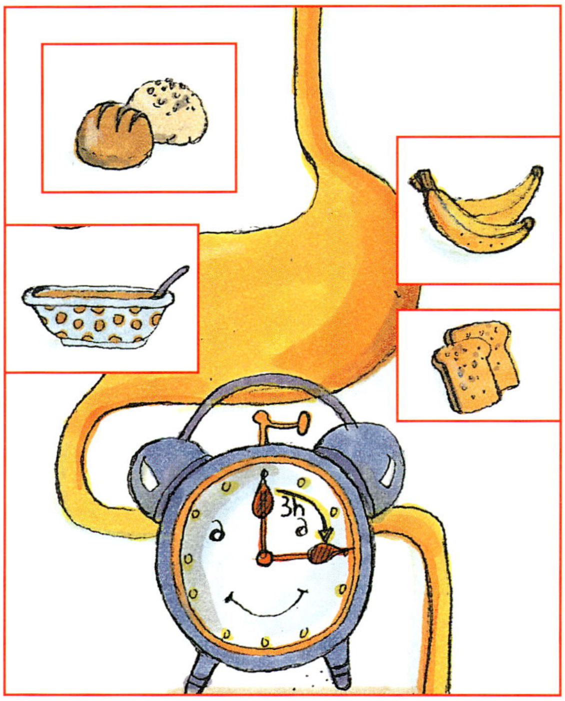

Leicht verdaulich sind Brötchen, Suppe, Bananen, Äpfel, Zwieback, Nudeln oder ein weich gekochtes Ei. Sie liegen nur kurz, etwa eine halbe bis drei Stunde, im Magen und werden dann in den Dünndarm transportiert.

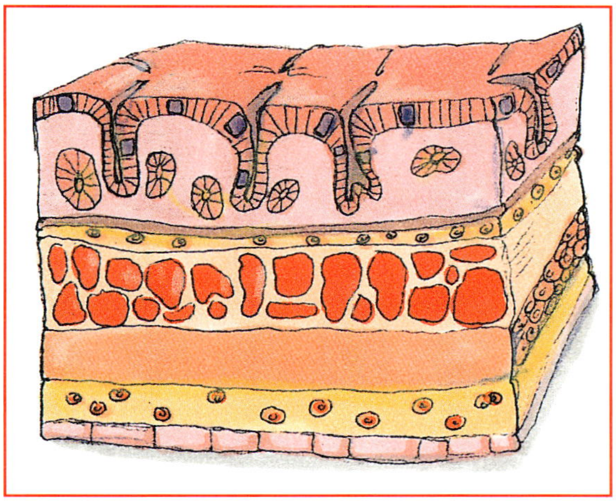

Die Magenwand
Sie ist nur zwei bis drei Millimeter dick und besteht aus vier Schichten, in denen Drüsen sitzen. Diese Drüsen produzieren die Verdauungssäfte, zum Beispiel Salzsäure und Magenschleim zum Schutz der Magenschleimhaut.

Bauchschmerzen
Stell dir mal vor, du isst Kirschen und trinkst dann ein Glas Limonade. Was passiert? Du kriegst Bauchschmerzen. Das kommt daher, weil die Fruchtsäure in den Kirschen in deinem Bauch mit dem Zucker in der Limonade »gärt«. Dabei entstehen große Gärungsblasen, die ständig an den Rand des Magens stoßen und die Bauchschmerzen machen.

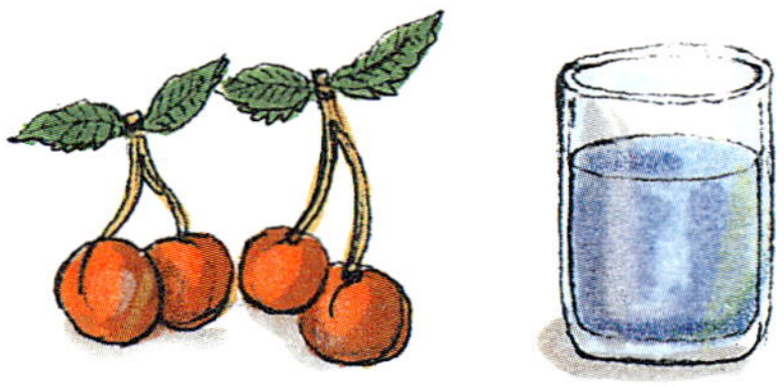

Der Dünndarm

Ist der zerkleinerte Speisebrei am Ende des Magens angelangt, wird er weiter in den Dünndarm geschoben. Der Dünndarm hat bei der Verdauung die meiste Arbeit. Er muss den aus Mund und Magen kommenden Speisebrei weiterverdauen und in so kleine Bruchstücke aufteilen, dass die Nährstoffe durch die Schleimhaut des Dünndarms hindurch in die Blutgefäße gelangen können, von wo aus sie zu den Zellen transportiert werden. Du weißt ja, dass die Zellen Nahrung benötigen, um Kraft für deinen Körper sammeln zu können.

Der im Dünndarm fein zerkleinerte Nahrungsbrei wird ganz langsam durch alle Darmschlingen in den Dickdarm befördert. Genau wie im Magen geschieht dies durch ständige wellenförmige Bewegungen. Für die Verdauung erhält der Dünndarm Hilfe von der Bauchspeicheldrüse und der Leber, die beide direkt neben dem Dünndarm liegen.

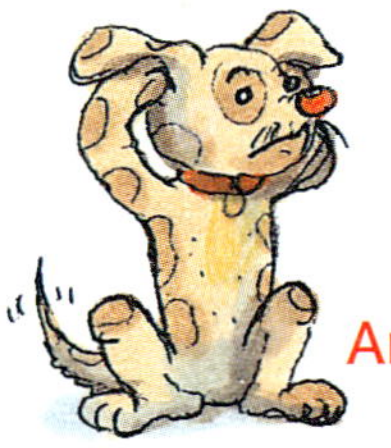

Anfang

Ende

Der Dünndarm verläuft in lauter Schlangenlinien quer durch den Bauch und ist vier bis fünf Meter lang!

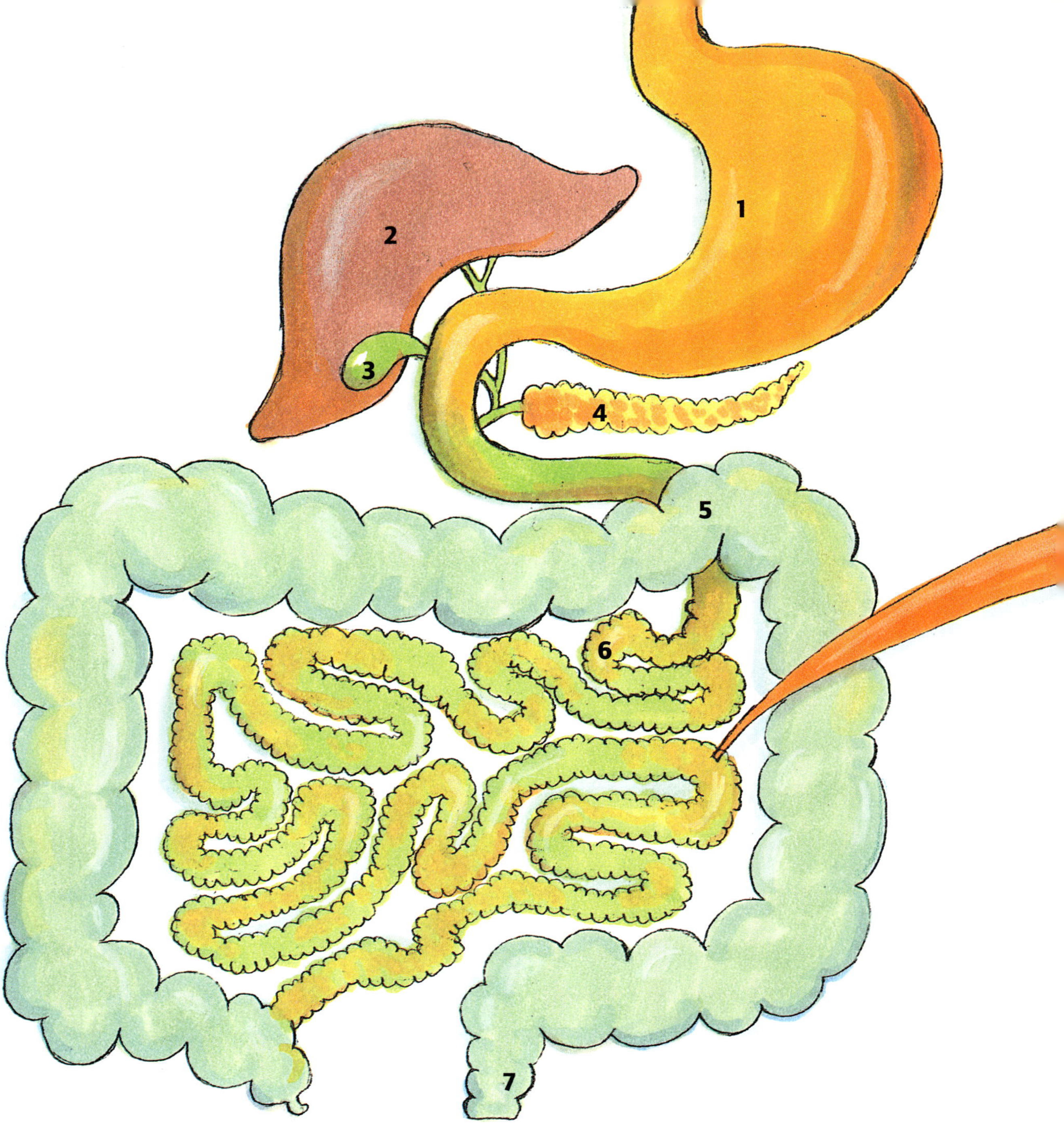

Dünndarm und Dickdarm

Die durch die Speiseröhre in den Magen (1) gelangten, von den Zähnen zerkleinerten Speisen werden wellen- und rollenförmig bis zum Dünndarm (6) weitertransportiert. Der Speisebrei wird hier weiter und weiter zerkleinert und verdaut. Dabei helfen ihm die Bauchspeicheldrüse (4), die Leber (2) und die Gallenblase (3). Am Ende des Dünndarms gehen die Reste des Speisebreis in den Dickdarm (5) und ganz zum Schluss in den Enddarm (7) über, wo sie dann ausgeschieden werden.

Die Bauchspeicheldrüse ist eine der wichtigsten Drüsen im Körper. Sie bildet etwa 1,5 Liter Verdauungssaft am Tag, der dem Speisebrei im Dünndarm beigemischt wird. Hierdurch können die in der Nahrung enthaltenen Eiweiße, Fette und Kohlenhydrate erst richtig aus dem Speisebrei herausgelöst werden und dem Körper Kraft geben.

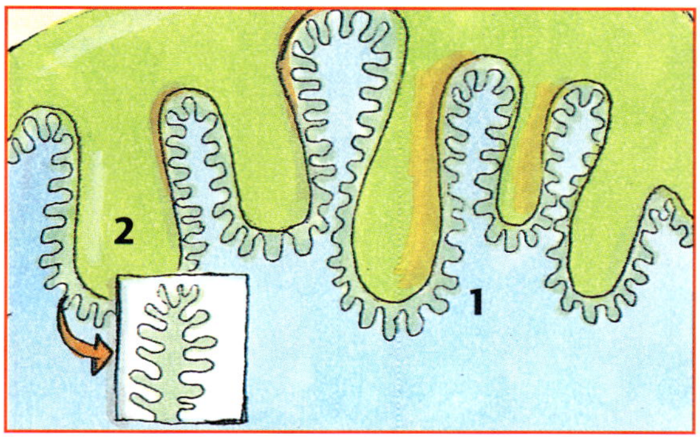

Dünndarmschleimhaut
Die Oberfläche (1) des Dünndarms besteht aus lauter Falten, die von vielen kleinen fingerförmigen Ausstülpungen (2) überzogen sind. So entsteht eine riesengroße Fläche.

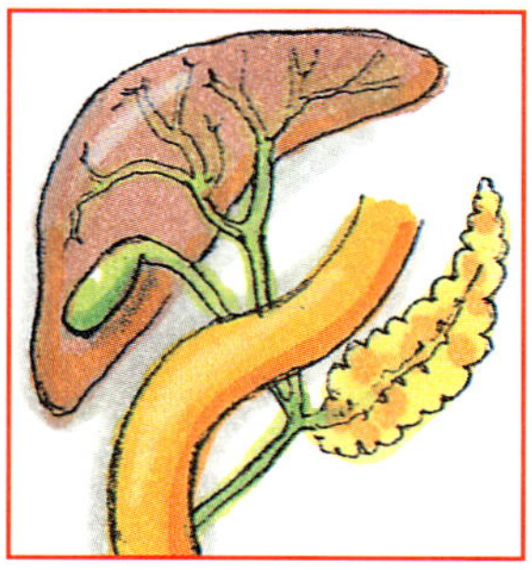

Leber · Galle
Die Leber produziert die Gallenflüssigkeit, die dem Speisebrei im Dünndarm beigemischt wird. Die Galle ist für die Verdauung der in der Nahrung enthaltenen Fette ganz besonders wichtig. Pro Tag produziert die Leber einen halben Liter Galle. Das, was der Dünndarm nicht sofort braucht, wird in der Gallenblase gespeichert und erst später verbraucht.

Der Dickdarm

So, jetzt haben wir schon fast das Ende des langen Darmes erreicht. Zusammen sind die beiden Därme mehr als sechs Meter lang – das ist beinahe sechsmal so lang, wie du groß bist. Damit die Därme in deinen kleinen Bauch passen, sind sie ineinander verschlungen.

Der zerkleinerte Nahrungsbrei ist nun also im Dickdarm angelangt. Der ist im Gegensatz zum Dünndarm aber nur 1,5 Meter (das ist etwas länger, als du groß bist) lang, dafür aber um einiges dicker. Der Dickdarm zieht sich auch nicht in Schlangenlinien durch den Bauch, sondern er verläuft wie ein dickes Rohr am rechten Bauchrand nach oben, dann unterhalb des Brustkorbs quer über deinen Bauch zur linken Seite herüber und am linken Bauchrand wieder herunter zu deinem Unterbauch.

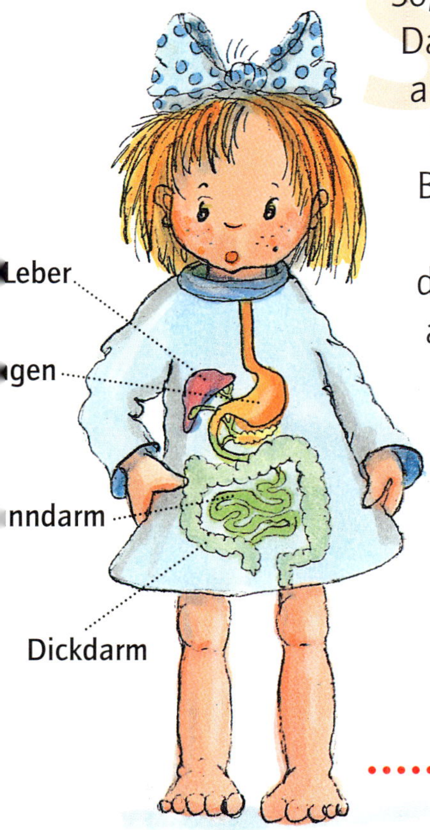

Lage der Verdauungsorgane

Während der Dünndarm dazu da ist, die Nahrung zu verdauen – das hast du ja inzwischen schon erfahren –, sorgt der Dickdarm dafür, dass Wasser und wichtige Stoffe aus dem Darminhalt in den Körper zurückfließen, weil sie noch gebraucht werden. Der Darminhalt wird nämlich durch diesen Vorgang immer mehr eingedickt und ganz am Ende des Dickdarms gelagert, bis du den Drang verspürst, auf die Toilette gehen zu müssen. Der Darminhalt wird dann als Stuhl oder Kot über den After aus dem Körper ausgeschieden.

Der Dickdarm ist im Unterschied zum Dünndarm mit vielen Bakterien besiedelt. Diese winzig kleinen Lebewesen leisten wichtige Arbeit: Sie verdauen die Nahrungsreste, die der Körper nicht selbst verdauen kann.

Darmbakterien · Durchfall

Die Dickdarmbakterien stürzen sich auf die Speisereste und bauen sie weiter ab. Übrig bleibt ein Rest nicht verdaubarer Speisen (zum Beispiel Tomatenschalen) – der Kot oder Stuhl –, der ausgeschieden wird. Die Dickdarmbakterien leben in deinem Dickdarm, ohne dich krank zu machen. Das ist erstaunlich, denn du weißt ja, dass Bakterien auch krank machen können. Wenn nun aber plötzlich fremde Bakterien, die normalerweise nicht im Darm sind, in den Magen und Darm gelangen (zum Beispiel, wenn du etwas mit ungewaschenen Händen isst), dann können sie dich krank machen. Du bekommst dann Durchfall, oder du musst dich übergeben.

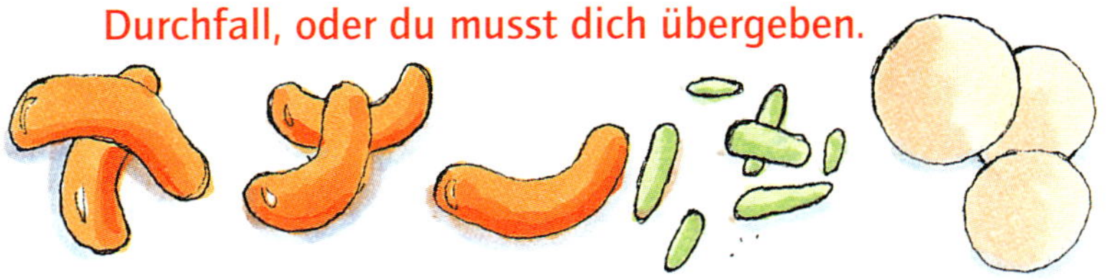

Normalerweise muss ein Kind einmal am Tag, mindestens aber alle zwei oder drei Tage aufs Töpfchen oder auf die Toilette. Länger als drei Tage sollte es nicht dauern!

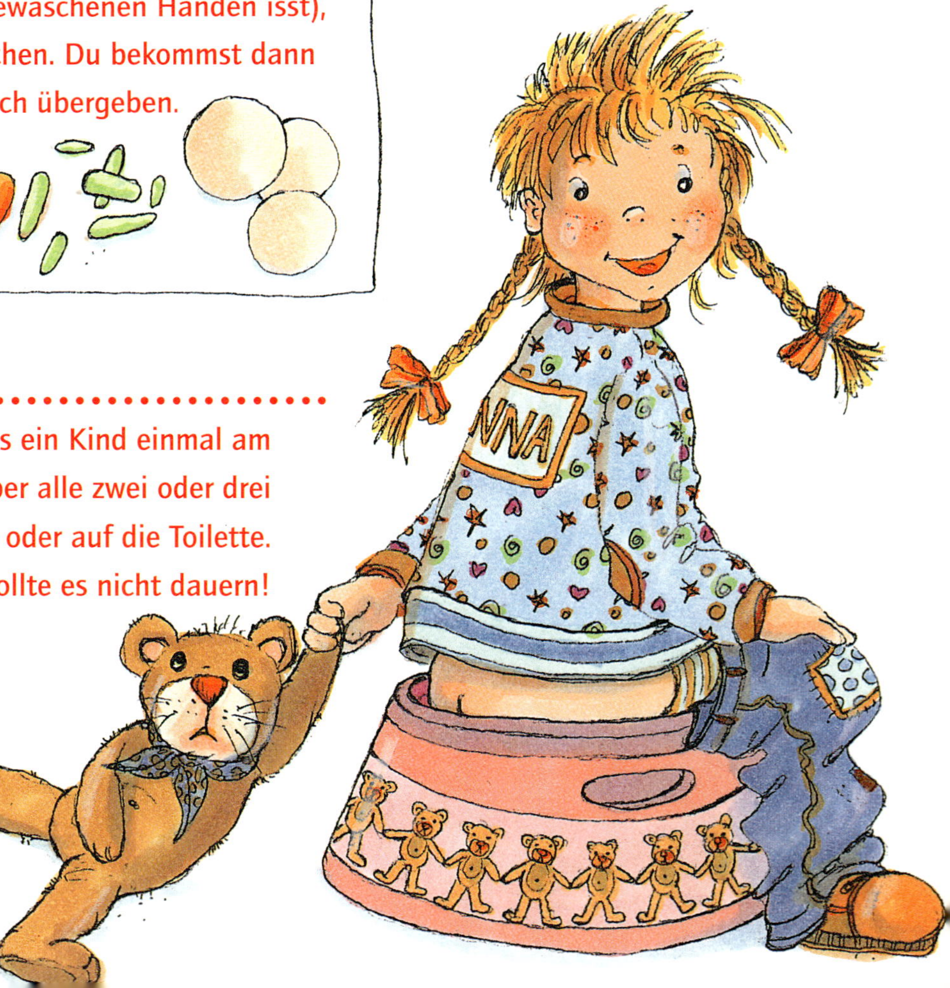

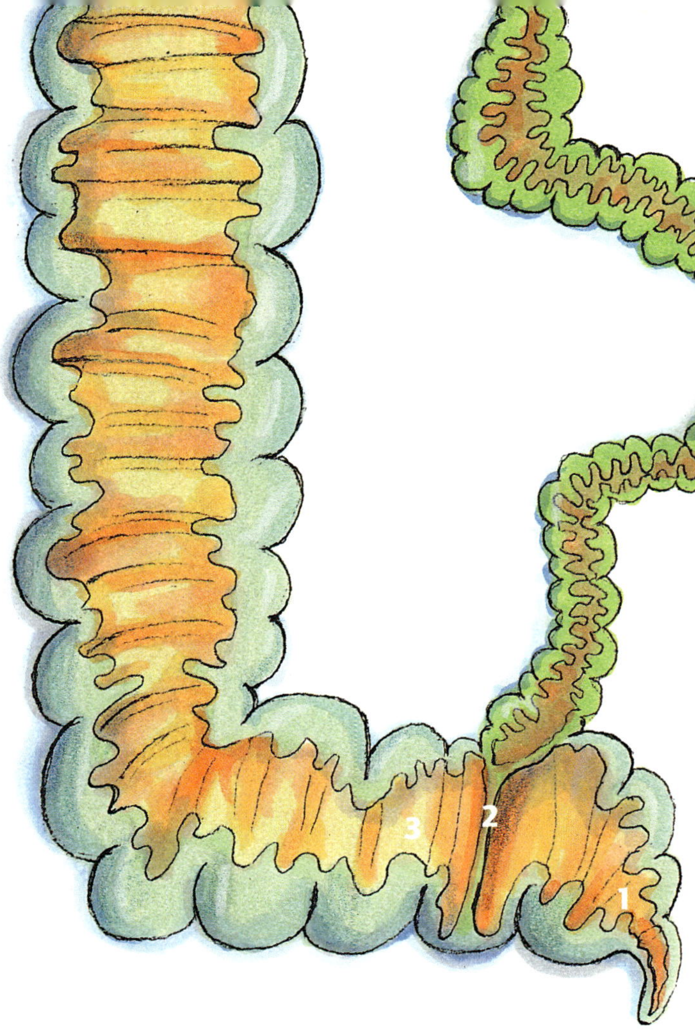

Der Blinddarm (2) befindet sich an der Stelle, wo der Dünndarm in den Dickdarm übergeht (3). An seinem unteren Ende hängt ein zipfelförmiger Fortsatz, der Wurmfortsatz heißt (1). Auf dem Bild kannst du erkennen, dass der Blinddarm »blind« in einem Darmstück endet, d. h. er führt nirgendwohin. Jetzt weißt du, woher sein Name kommt!

Der Blinddarm

Ganz am Anfang des Dickdarms sitzt der kurze Blinddarm. Er ist nicht einmal so lang wie deine Handfläche. Am unteren Ende hängt ein noch kleinerer Fortsatz, der wie ein Wurm aussieht – und so heißt er auch: Wurmfortsatz. Das ist der Teil des Dickdarms, der sich so leicht entzünden kann, wenn man zum Beispiel ständig Kirschkerne verschluckt und diese im Wurmfortsatz hängen bleiben. Du kannst dann eine Blinddarmentzündung bekommen, von der du bestimmt schon mal gehört hast. Wenn du eine Blinddarmentzündung hast, musst du im Krankenhaus operiert werden. Der entzündete Wurmfortsatz des Blinddarms wird dann entfernt.

Wie macht sich eine Blinddarmentzündung bemerbar?

Eine Blinddarmentzündung beginnt fast immer plötzlich, ohne große Vorankündigung, mit Übelkeit, belegter Zunge, Erbrechen und Fieber zwischen 37,5° C und 39° C. In Abständen können auch starke Bauchschmerzen auftreten. Wenn man vorsichtig auf den rechten Unterbauch drückt und dann wieder loslässt, kann dies sehr weh tun. Dies ist ein typisches Zeichen für eine Blinddarmentzündung. Dann nichts wie ab ins Krankenhaus!

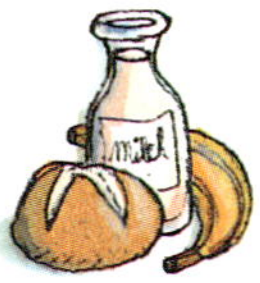

Wer schafft, braucht Kraft – Die Ernährung

Mit den Dingen, die du isst und trinkst, gibst du deinem Körper alle Stoffe, die er zum Leben benötigt. Vor allem braucht er: Eiweiß, Fett und Kohlenhydrate und zusätzliche lebenswichtige Stoffe wie Vitamine und Mineralstoffe. Das hört sich ganz schön kompliziert an. Auf den folgenden Seiten erfährst du, was das zu bedeuten hat.

Eiweiß

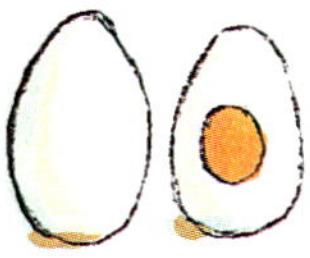

Eiweiß ist der Stoff, aus dem die Zellen bestehen. Bei Kindern erneuern die Zellen sich doppelt so schnell wie bei Erwachsenen. Dazu brauchen sie ständig neues Eiweiß. Eine gesunde Ernährung für Kinder sollte deshalb aus viel Eiweiß bestehen. Eiweiß ist zum Beispiel in Kartoffeln und Getreide, Milchprodukten, Ei, Fisch und Fleisch enthalten.

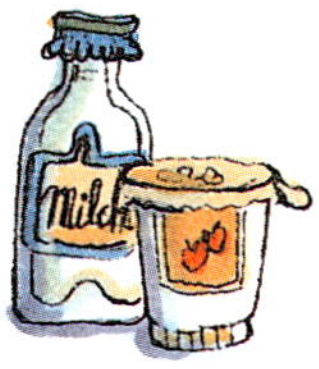

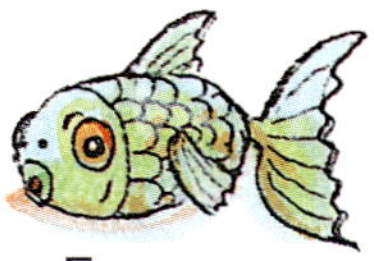

Beim Einkaufen

Wie viele eiweißreiche Lebensmittel findest du? Trage sie hier ein:

____

____

____

____

____

____

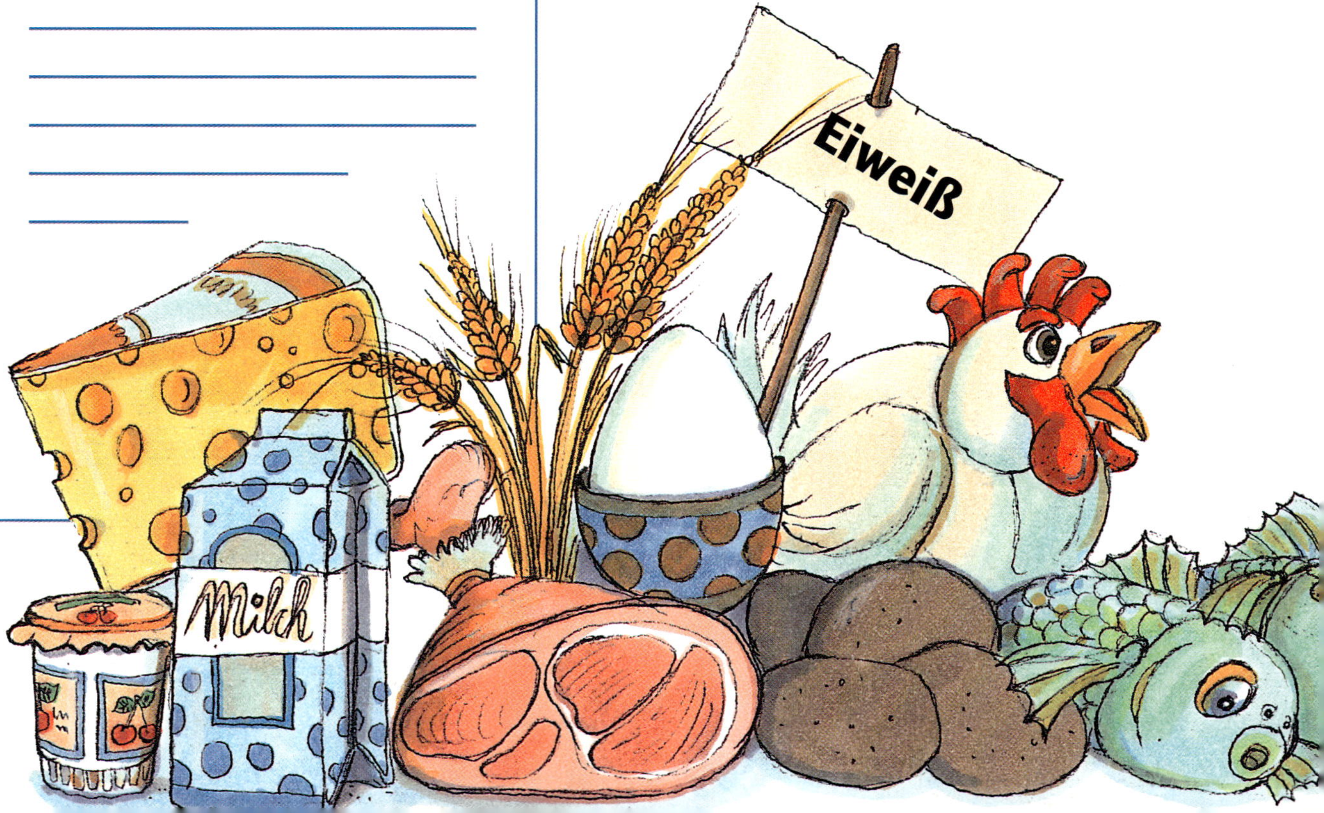

Kohlenhydrate und Fette

Kohlenhydrate und Fette liefern die Kraft, die der Körper braucht. Und weil das so ist, sollte gut die Hälfte der täglichen Nahrung aus Kohlenhydraten bestehen, also aus Getreide, Gemüse, Kartoffeln und frischem Obst. Am besten wäre es, wenn du manches Gemüse – etwa Karotten oder Kohlrabi – roh essen würdest. Die meisten Kinder nehmen allerdings oft mehr als die Hälfte der Kohlenhydrate in Form von Zucker zu sich – das ist viel zu viel! Und außerdem bekommt man davon schlechte Zähne!

Im Fett ist viel Kraft enthalten. Und weil Kinder viel Kraft brauchen, dürfen sie sogar mehr Fett zu sich nehmen als die »Großen«. Fette sollten jeweils zur Hälfte pflanzlicher und tierischer Herkunft sein: zum Beispiel Butter, Fleisch, Wurst und Milchprodukte oder Margarine, pflanzliche Öle wie Olivenöl und Nüsse.

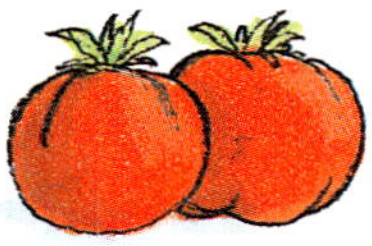

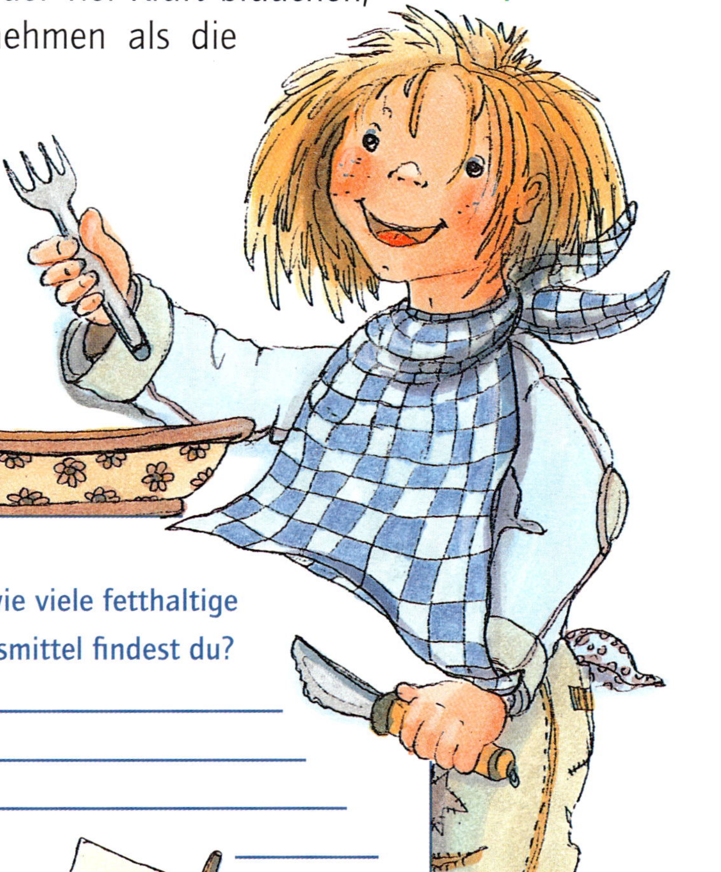

Beim Einkaufen

Wie viele kohlenhydratreiche Lebensmittel findest du?

____

____

____

____

____

Und wie viele fetthaltige Lebensmittel findest du?

____

____

____

____

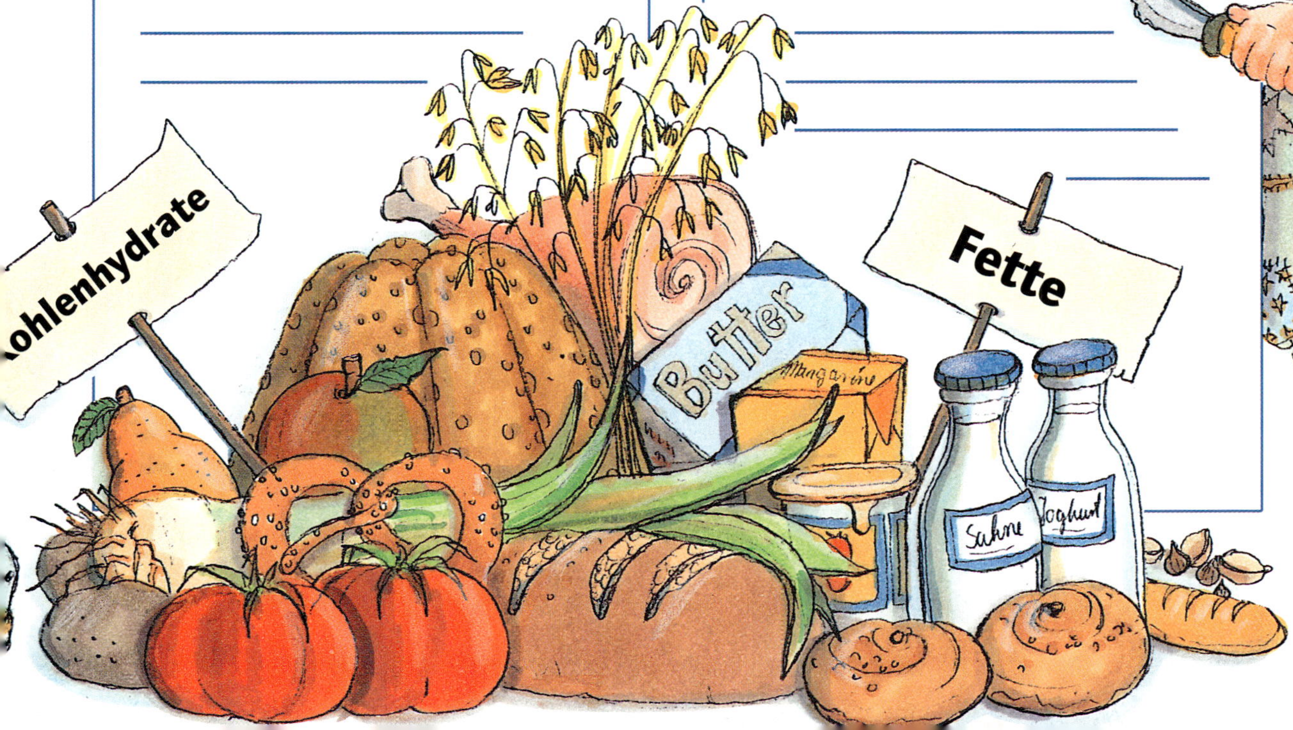

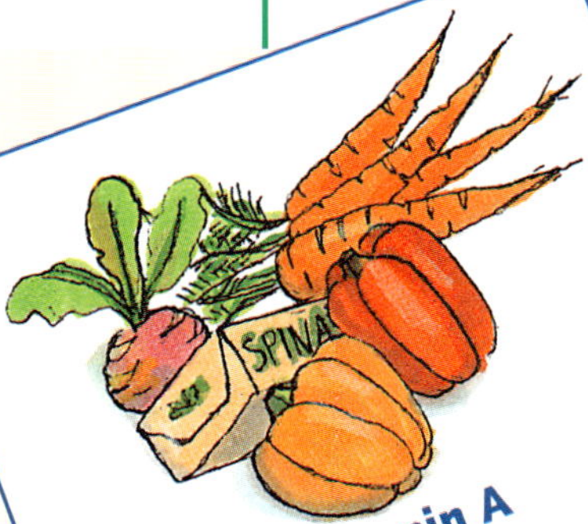

Vitamin A
ist wichtig für gutes Sehen. Es kommt in Gemüse, Obst, Milch, Eiern und vor allem in Leber vor.

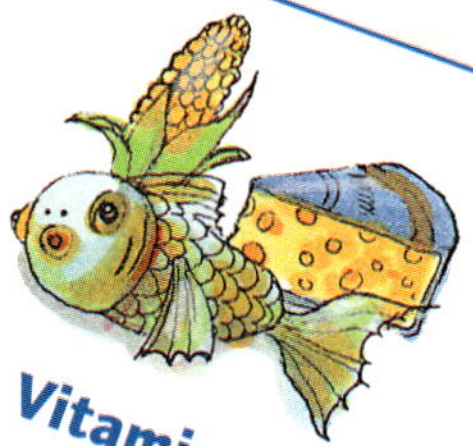

Vitamin B
Es gibt die Vitamine B_1, B_2, B_6 und B_{12}. Sie kommen in Pflanzenkeimen, Blattgemüse, Nüssen, Weizen, Hefe, Pilzen, Milch und Leber vor. B-Vitamine schützen die Nerven und das Blut.

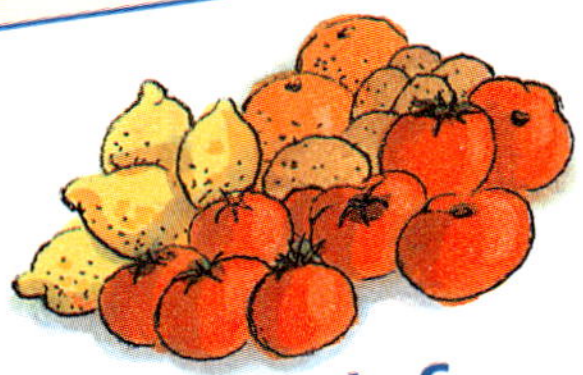

Vitamin C
ist wichtig für Bindegewebe und Knochen und die gesunde Körperabwehr. Es schützt vor Infektionen. Vitamin C ist besonders in Obst enthalten, vor allem in Kiwis.

Vitamine · Vitamine · Vitamine · Vitamine · Vitamine · Vitamine · Vitamine · V

Vitamine

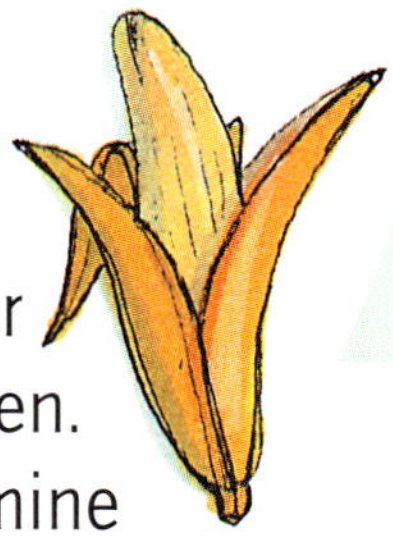

Vitamine sind für deinen Körper lebensnotwendig – ohne Vitamine kann unser Körper nicht richtig arbeiten. Da aber dein Körper Vitamine nicht selber bilden kann, musst du sie täglich mit der Nahrung aufnehmen. Viele Vitamine sind in rohem Gemüse, frischem Obst, Vollkornbrot, Müsli, Milchprodukten und Fleisch oder Fisch enthalten.

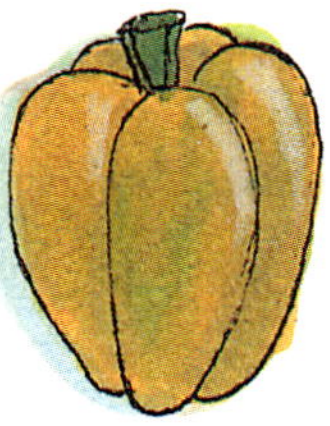

Ballaststoffe

Als Ballaststoffe bezeichnet man die unverdaulichen Bestandteile von Obst, Gemüse und Getreide. Sie sorgen dafür, dass deine Verdauung reibungslos funktioniert. Zusätzlich entgiften sie den Darm. Weißbrot, Süßigkeiten und Schokolade sind der Feind der Ballaststoffe. Sie machen den Darm ganz träge – du bekommst Verstopfung. Darum viel Gemüse, Kartoffeln, frisches Obst und Joghurt oder Quark essen!

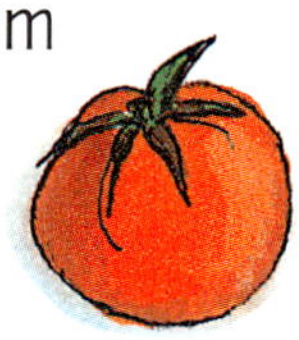

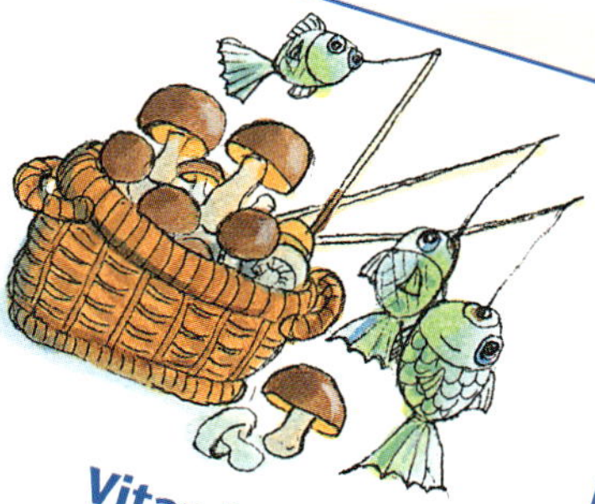

Vitamin D
brauchen wir für unsere Knochen. Mit Vitamin D werden sie kräftig und stabil. Fisch, Milch, Eier und Pilze enthalten viel Vitamin D.

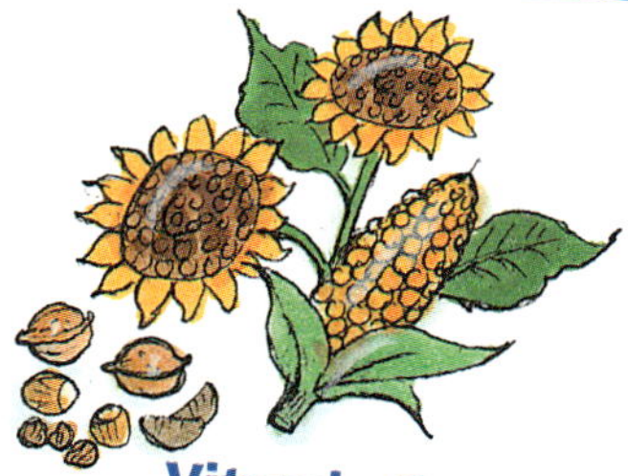

Vitamin E
ist vor allem in pflanzlichen Ölen wie Sonnenblumen- oder Olivenöl enthalten. Es schützt die Adern unseres Körpers und hilft bei Gelenkentzündungen.

e · Vitamine · Vitamine · Vitamine · Vitamine · Vitamine · Vitamine · Vitamine ·

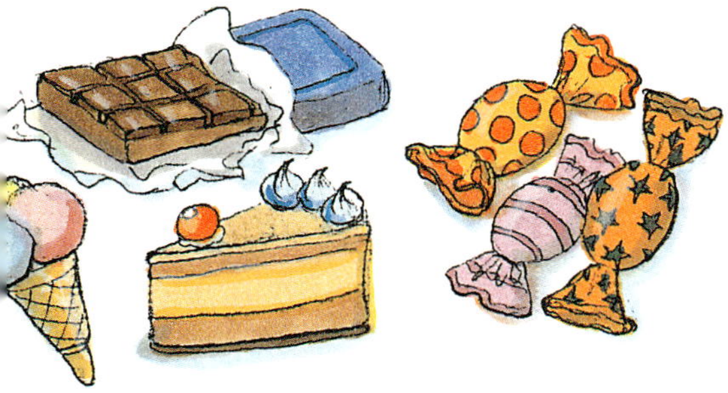

Schokolade, Eis, Bonbons und Kuchen schmecken zwar lecker, haben aber gar keine Ballaststoffe. Wenn du also Lust auf etwas Süßes hast, iss lieber ein Stück deines Lieblingsobstes. Das schmeckt gut und hat Ballaststoffe.

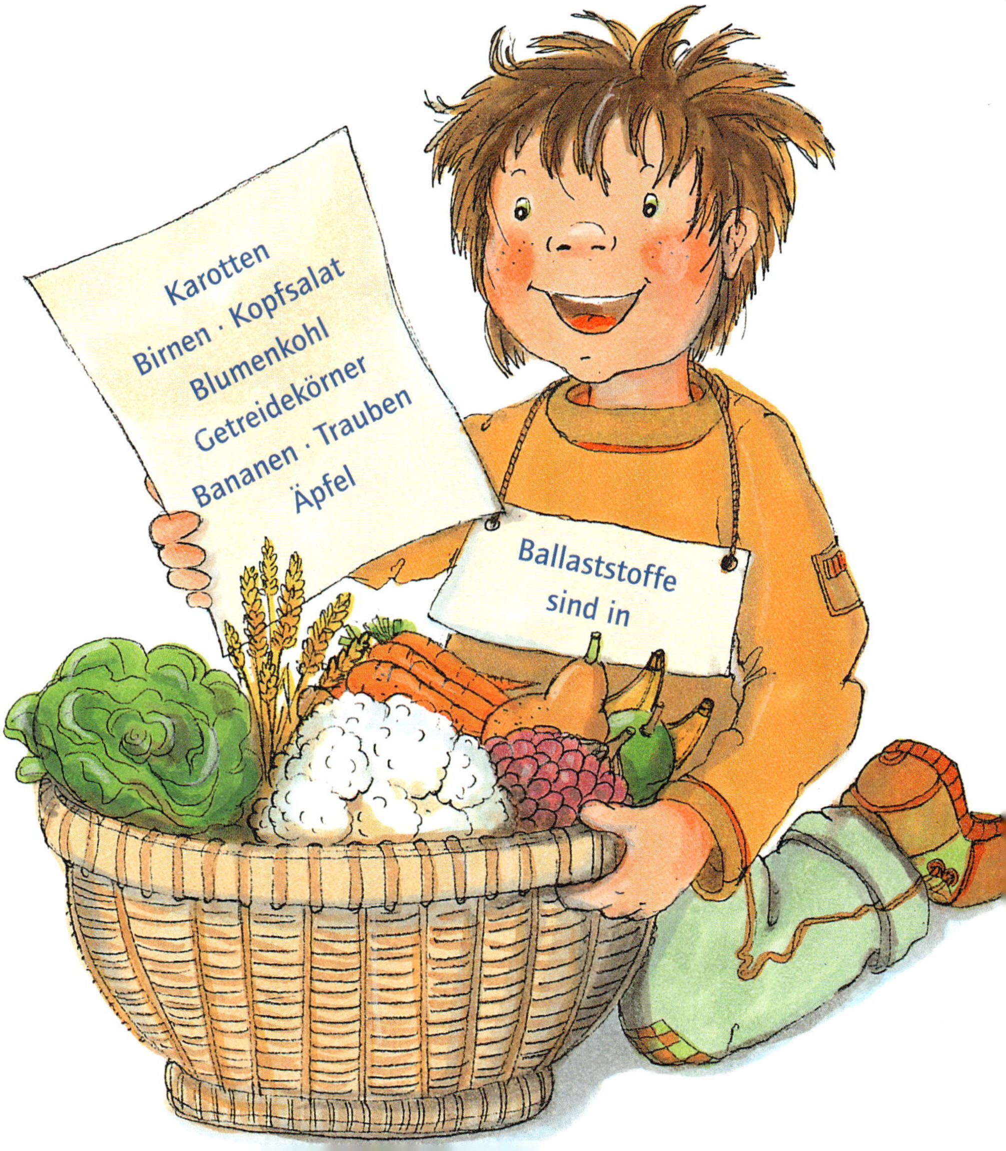
Karotten
Birnen · Kopfsalat
Blumenkohl
Getreidekörner
Bananen · Trauben
Äpfel
Ballaststoffe
sind in

Wie viel Milch braucht ein Kind?

Säuglinge ernähren sich ausschließlich von Milch. Diese Milch, die das Baby aus den Brüsten seiner Mutter trinken kann, enthält alle Stoffe, die es zum leben und wachsen braucht. Wenn das Baby älter wird, nach ungefähr einem halben Jahr, reicht ihm diese Milch nicht mehr, es braucht jetzt auch andere Nahrung. Die Milch, die es im Laden zu kaufen gibt, kommt von der Kuh und ist ähnlich der Muttermilch. Auch sie enthält viele Bestandteile, die dein Körper braucht.

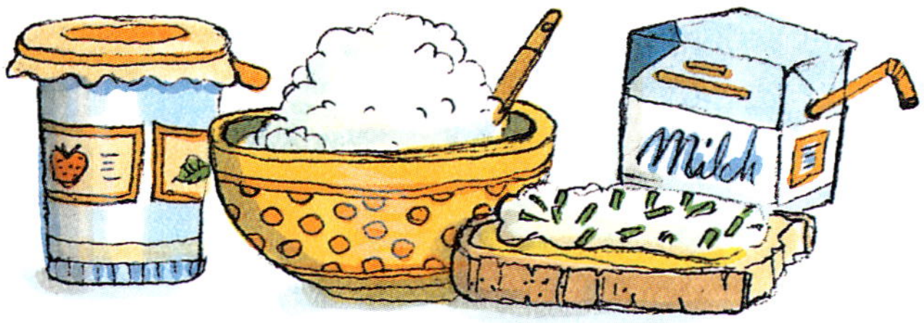

Milchprodukte sind auch Butter, Quark, Joghurt, Sahne und Käse.

Wasser ist lebenswichtig

Das Wasser in deinem Körper fließt hauptsächlich in den Adern und hält das Blut flüssig. Ohne Wasser könnten wir nicht leben. Wir würden bald wie ein vertrocknetes Blatt aussehen. Das Wasser in deinem Körper verdunstet über die Haut, es kann über die Lunge abgeatmet werden oder wird über den Urin ausgeschieden. Wenn du schwitzt, verlierst du sehr viel Flüssigkeit. Hast du zu wenig Flüssigkeit im Körper, schlägt dein Gehirn Alarm: Du bekommst Durst. Der Durst bewahrt dich sozusagen davor auszutrocknen. Er erinnert dich rechtzeitig daran, etwas zu trinken. Im Sommer löschen Mineralwasser und ungesüßter Früchtetee am besten den Durst.

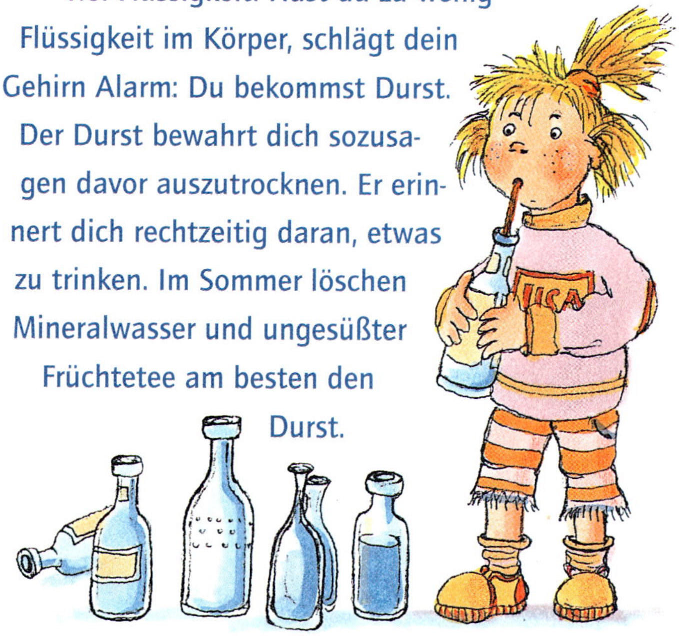

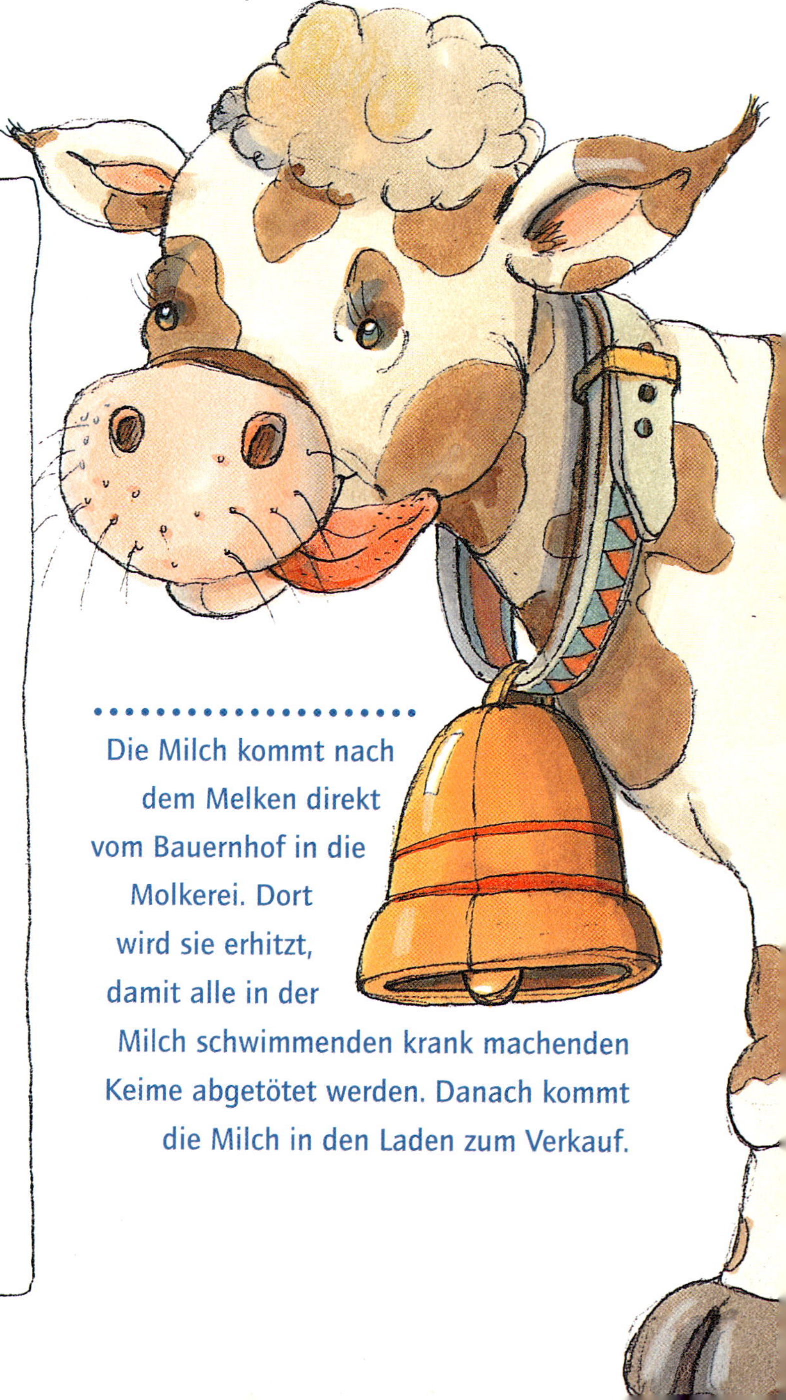

Die Milch kommt nach dem Melken direkt vom Bauernhof in die Molkerei. Dort wird sie erhitzt, damit alle in der Milch schwimmenden krank machenden Keime abgetötet werden. Danach kommt die Milch in den Laden zum Verkauf.

Pro Tag brauchst du etwa einen halben Liter Milch. Und wenn du schon zur Schule gehst, dann solltest du zusätzlich zwei bis drei Scheiben Käse am Tag essen – wegen des Kalziums für starke Knochen, gesunde Zähne, flinke Füße und geschickte Hände. Milchmuffel dürfen statt der Milch auch Kakao trinken, Joghurt, Quark oder Käse essen.

Dein Körper braucht jeden Tag eine bestimmte Menge Flüssigkeit, um nicht zu vertrocknen. Wenn du etwa ein bis zwei Liter Flüssigkeit zu dir nimmst, dann reicht das aus.

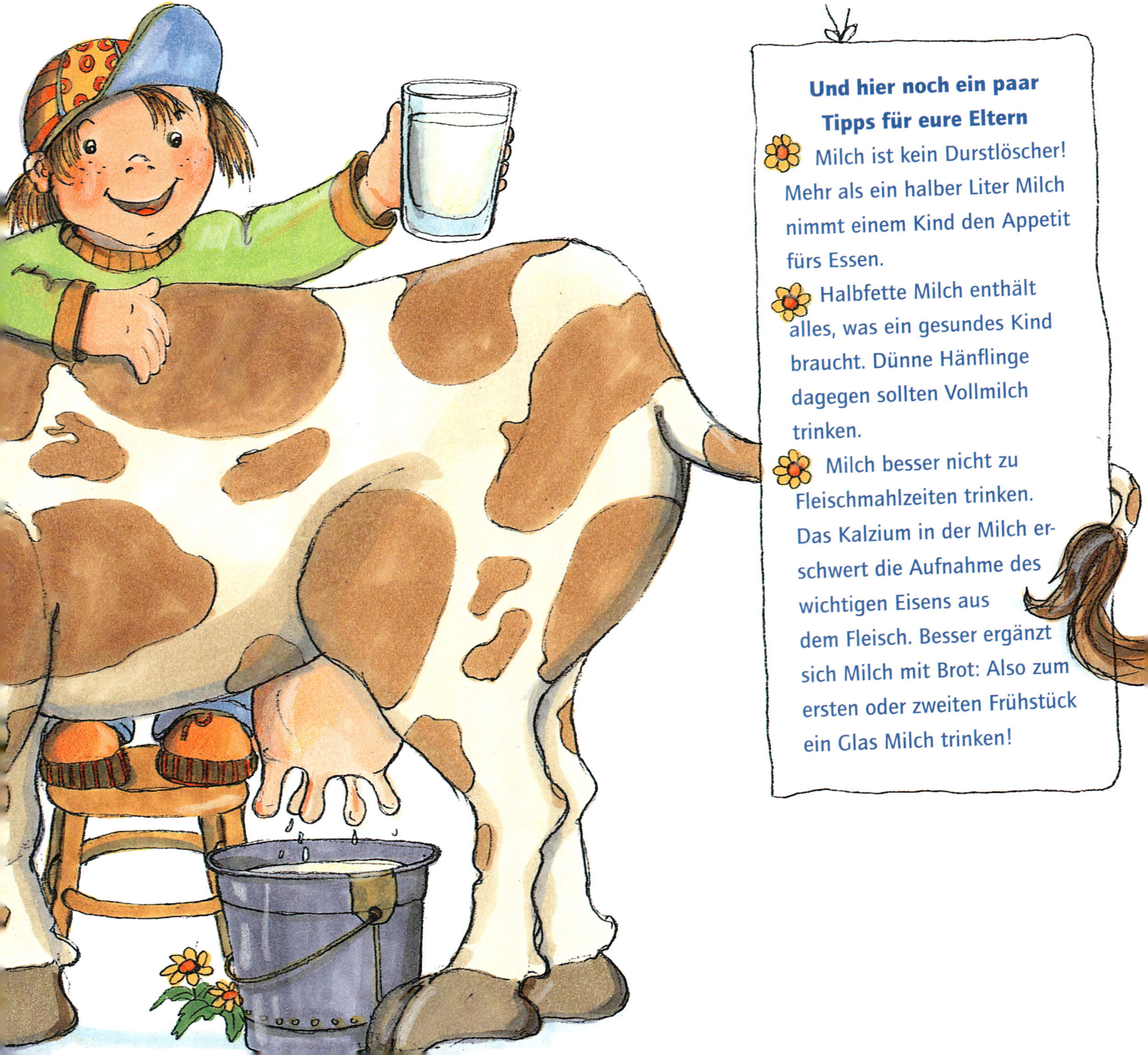

Und hier noch ein paar Tipps für eure Eltern

- Milch ist kein Durstlöscher! Mehr als ein halber Liter Milch nimmt einem Kind den Appetit fürs Essen.
- Halbfette Milch enthält alles, was ein gesundes Kind braucht. Dünne Hänflinge dagegen sollten Vollmilch trinken.
- Milch besser nicht zu Fleischmahlzeiten trinken. Das Kalzium in der Milch erschwert die Aufnahme des wichtigen Eisens aus dem Fleisch. Besser ergänzt sich Milch mit Brot: Also zum ersten oder zweiten Frühstück ein Glas Milch trinken!

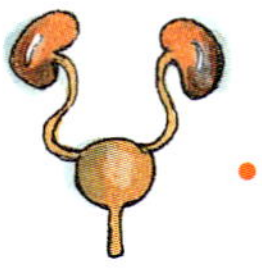

Das Harnsystem

Schon im Kapitel über die Verdauung hast du erfahren, dass der Körper alle für ihn nicht brauchbaren Stoffe wieder ausscheidet, und zwar über den Stuhl, den Urin, die Haut und sogar über die Atmung.

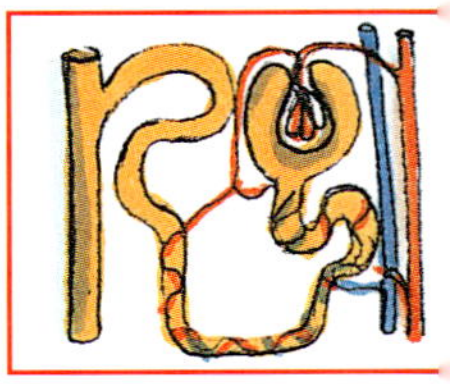

Der Harn oder Urin wird im Harnsystem von den Nieren hergestellt, die beide rechts und links von der Wirbelsäule liegen, dicht unterhalb des Brustkorbs. Die Nieren haben die Form einer Bohne, sind aber viel größer. Eine Niere ist etwa so groß wie deine Hand. In der Mitte der Niere entspringt neben den Adern der Niere auch der Harnleiter, der den in der Niere gebildeten Urin in die Harnblase befördert.

Babies machen in die Windel

Etwa bis zum dritten Lebensjahr und länger machen Kinder tagsüber noch in die Windel. Babies und kleine Kinder können noch nicht auf das Töpfchen oder die Toilette gehen – sie brauchen eine Windel. Sie oder besser ihr Gehirn lernen erst ganz langsam, über Jahre hinweg, zu erkennen, dass die Blase voll ist oder der Darm geleert werden muss. Und sie müssen lernen, den Schließmuskel, der den Urin oder den Kot so lange zurückhält, bis sie wirklich auf dem Töpfchen sitzen, zu kontrollieren. Mit ungefähr drei Jahren lernen die meisten Kinder dann, auf das Töpfchen und später auf die Toilette zu gehen. Ja, und mit dem Nachts-nicht-mehr-ins-Bett-Machen kann es sogar noch länger dauern – bis zum fünften oder sechsten Lebensjahr, das ist ganz normal.

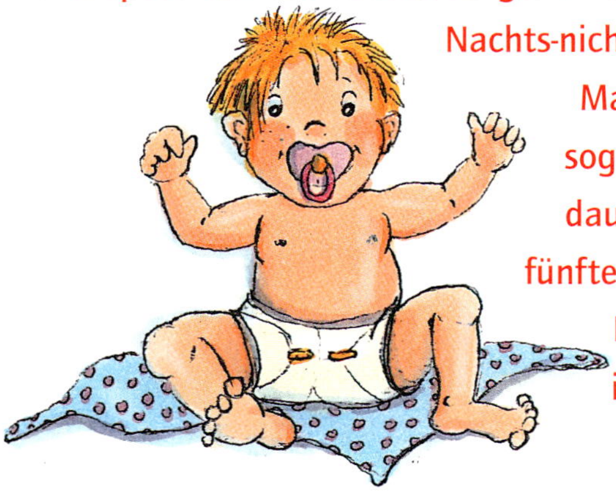

Willst du wissen, wie die Niere den Urin produziert?

In der Niere befinden sich viele, viele kleine Nierenkörperchen, durch die das Blut aus dem Körper in Schlangenlinien hindurchfließt.

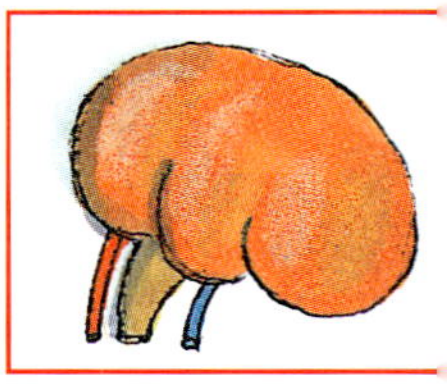

In den Nierenkörperchen wird das Blut gereinigt. Am Boden der Nierenkörperchen sammelt sich der Urin, der aus dem gefilterten Blut entstanden ist. Urin besteht aus Wasser sowie Salzen und enthält all die Stoffe, die dein Körper nicht mehr braucht oder nicht mehr will, zum Beispiel weil sie giftig sind. Von den Nierenkörperchen fließt der Urin in die Harnblase.

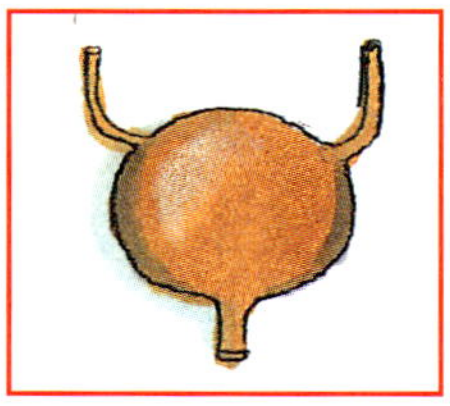

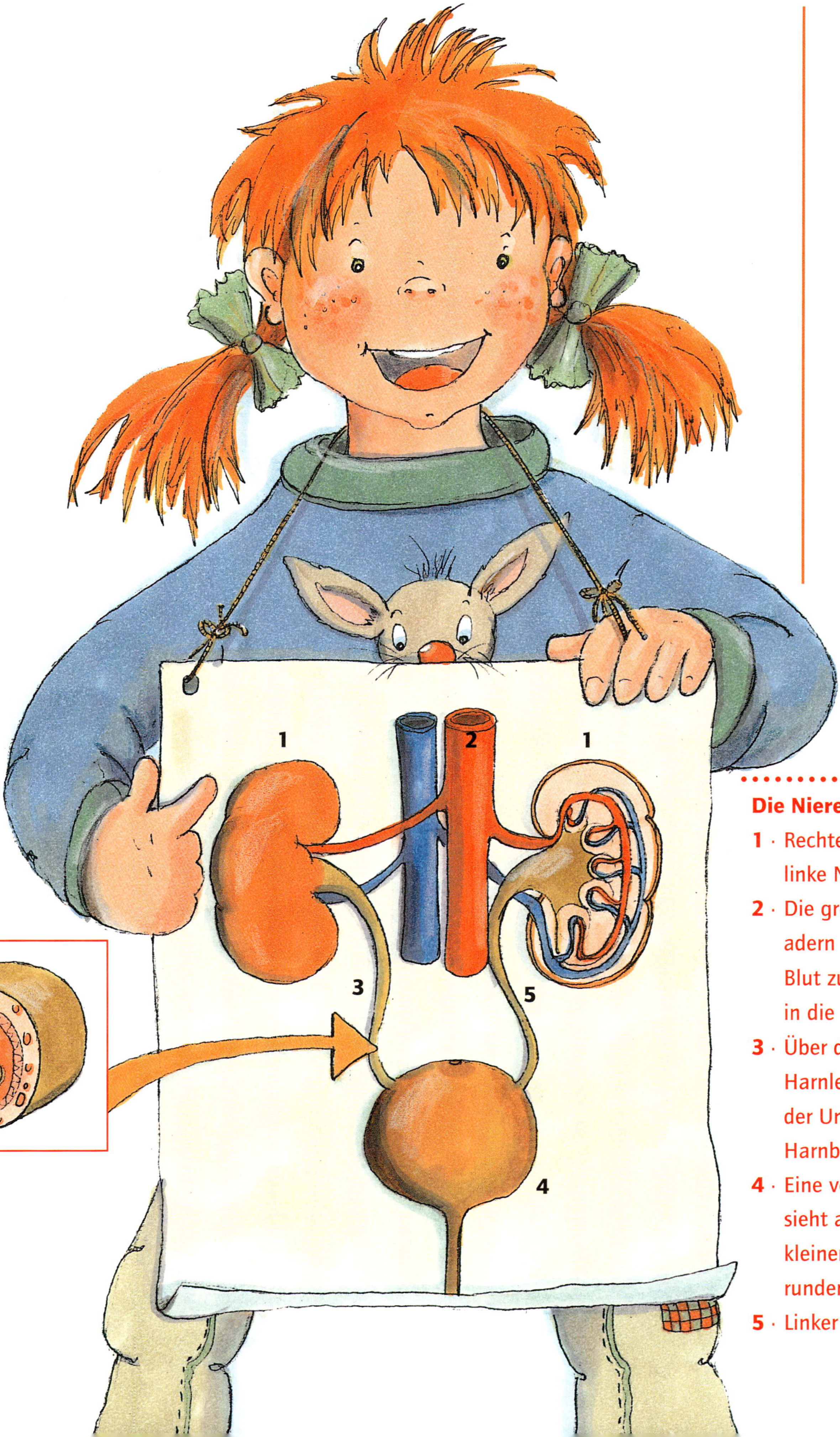

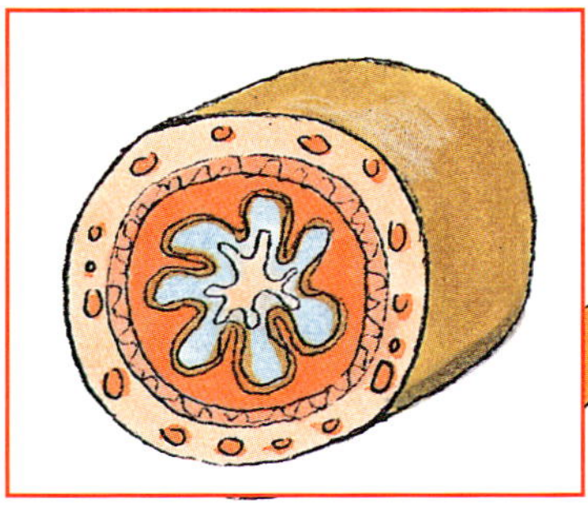

Harnleiter

Die Nieren

1 · Rechte und linke Niere.

2 · Die großen Blutadern befördern das Blut zum Reinigen in die Nieren.

3 · Über die beiden Harnleiter fließt der Urin in die Harnblase.

4 · Eine volle Blase sieht aus wie ein kleiner, nicht ganz runder Ball.

5 · Linker Harnleiter.

Wenn deine Blase leer ist, ist sie etwa so groß wie eine Walnuss. Ist sie aber voll, dann wird sie viel größer und du kannst sie ertasten. Sie liegt in deinem Unterbauch, direkt oberhalb des Schambeines und weit unterhalb deines Bauchnabels. Ist die Harnblase mit Urin gefüllt, gibt sie das Kommando: »Achtung, ich muss auf die Toilette!« Jetzt solltest du aber schnell rennen, sonst geht's in die Hose! Über die Harnröhre wird der Urin dann ausgeschieden.

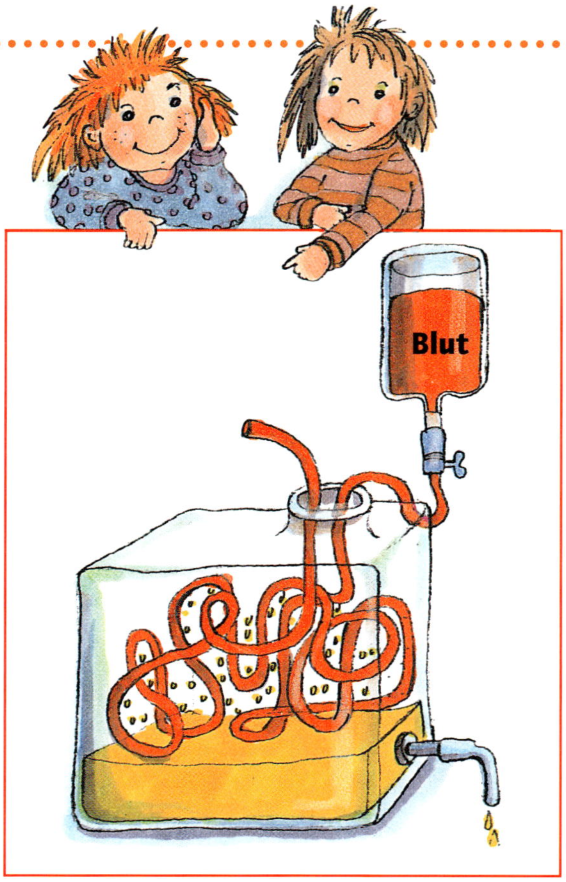

Funktion der Niere

Stell dir vor, du würdest in einen langen Wasserschlauch lauter Löcher pieksen. Diesen Schlauch legst du in ein Schwimmbassin, das Ende auf den Rasen. Dann drehst du den Wasserhahn auf. Ein Teil des Wassers wird auf den Rasen laufen, ein anderer durch die Löcher in das Bassin. Genauso funktioniert die Urinherstellung in deinen Nieren. Das gereinigte Blut fließt in deinen Körper, der Rest fließt über die Harnleiter in die Blase ab.

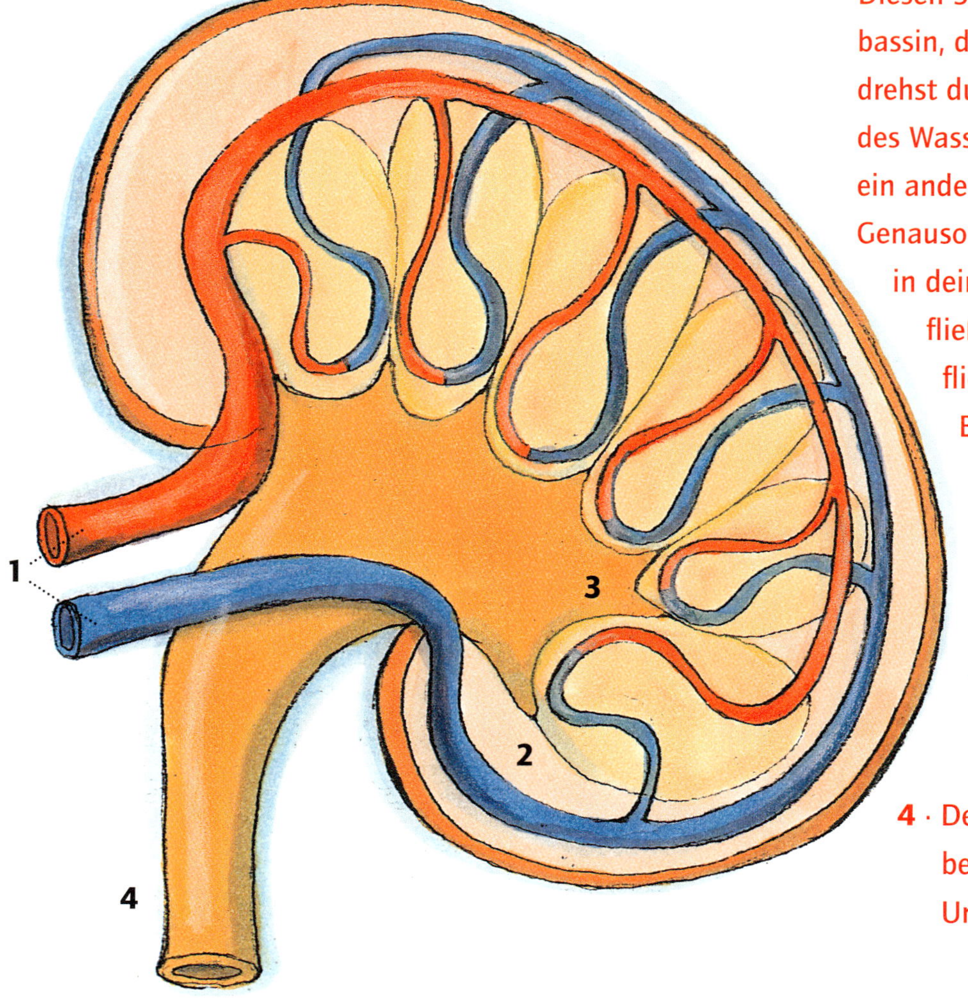

1 · Nierenarterie und -vene.
2 · Rindenschicht.
3 · Das Nierenbecken ist der Sammelbehälter, der den Urin aufnimmt.
4 · Der Harnleiter ist mit dem Nierenbecken verbunden und leitet den Urin in die Blase.

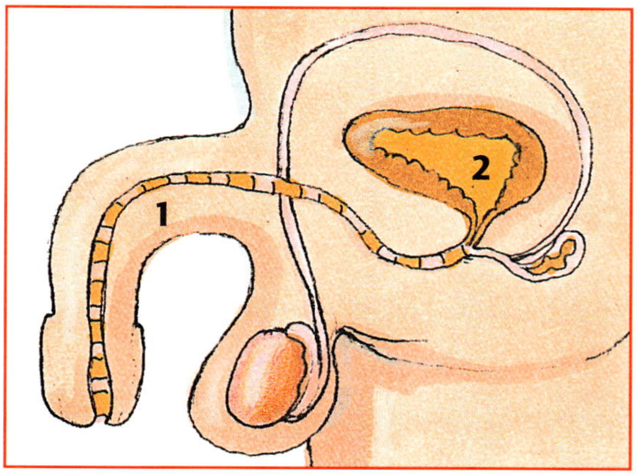

Die Harnröhre ist bei Jungen und Mädchen verschieden lang. Die männliche Harnröhre geht durch den Penis (1) bis zur Blase (2) und ist damit viel länger als die von Mädchen oder Frauen.

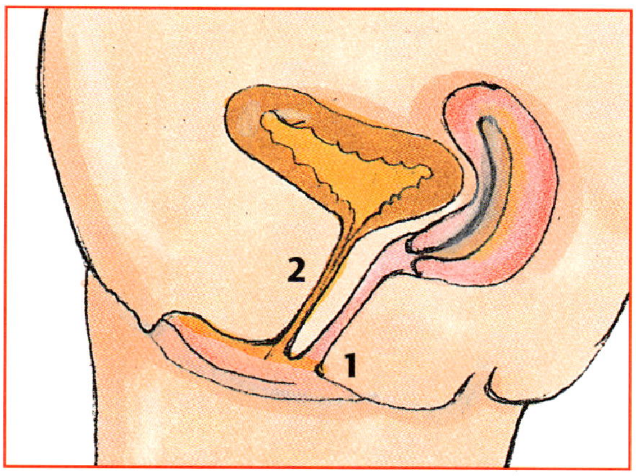

Die weibliche Harnröhre (2) ist nur zwei bis drei Zentimeter lang und damit viel kürzer als die männliche Harnröhre. Sie sitzt direkt neben dem Scheideneingang (1).

Die Blase geht in die Harnröhre über. An dieser Stelle sitzt ein Schließmuskel, der dafür sorgt, dass der Urin nicht einfach ausläuft. Die Harnröhre verläuft bei Jungen und Männern durch den Penis und ist darum viel länger als die Harnröhre der Mädchen oder Frauen, bei denen die Harnröhre neben der Scheide endet.

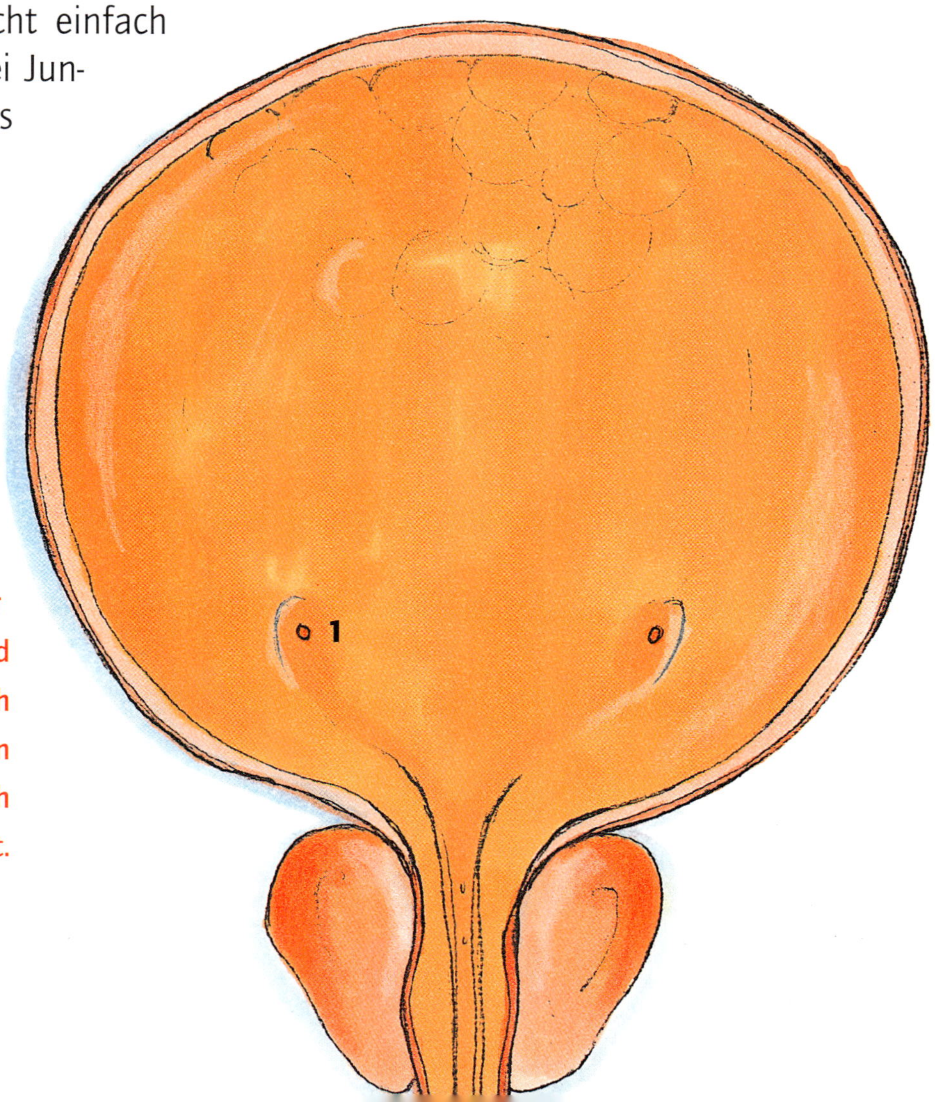

Die Harnblase ist innen mit Schleimhaut ausgekleidet. Wenn man in die Harnblase hineinsieht, kann man an der Hinterwand die Mündung des rechten und des linken Harnleiters erkennen (1). Nach unten zur Mitte hin öffnet sich die Blase in die Harnröhre, aus der der Urin nach außen fließt.

Warum sagen eigentlich immer alle, Kinder müssen viel trinken?

Dann muss ich doch dauernd »pieseln« und habe gar keine Zeit zum Spielen! Weißt du, nicht nur Kinder müssen viel trinken, auch die Erwachsenen sollten dies tun. Mindestens zwei Liter Flüssigkeit am Tag, das wäre optimal. Durch die viele Flüssigkeit wird unser Blut besonders gut in den Nierenkörperchen gefiltert, gespült und von Gift- und Schadstoffen befreit. Der Körper ist dann gesünder und leistungsfähiger. Funktionieren bei einem Menschen die Nieren nicht mehr, wird der Körper vergiftet, und der Mensch muss sterben.

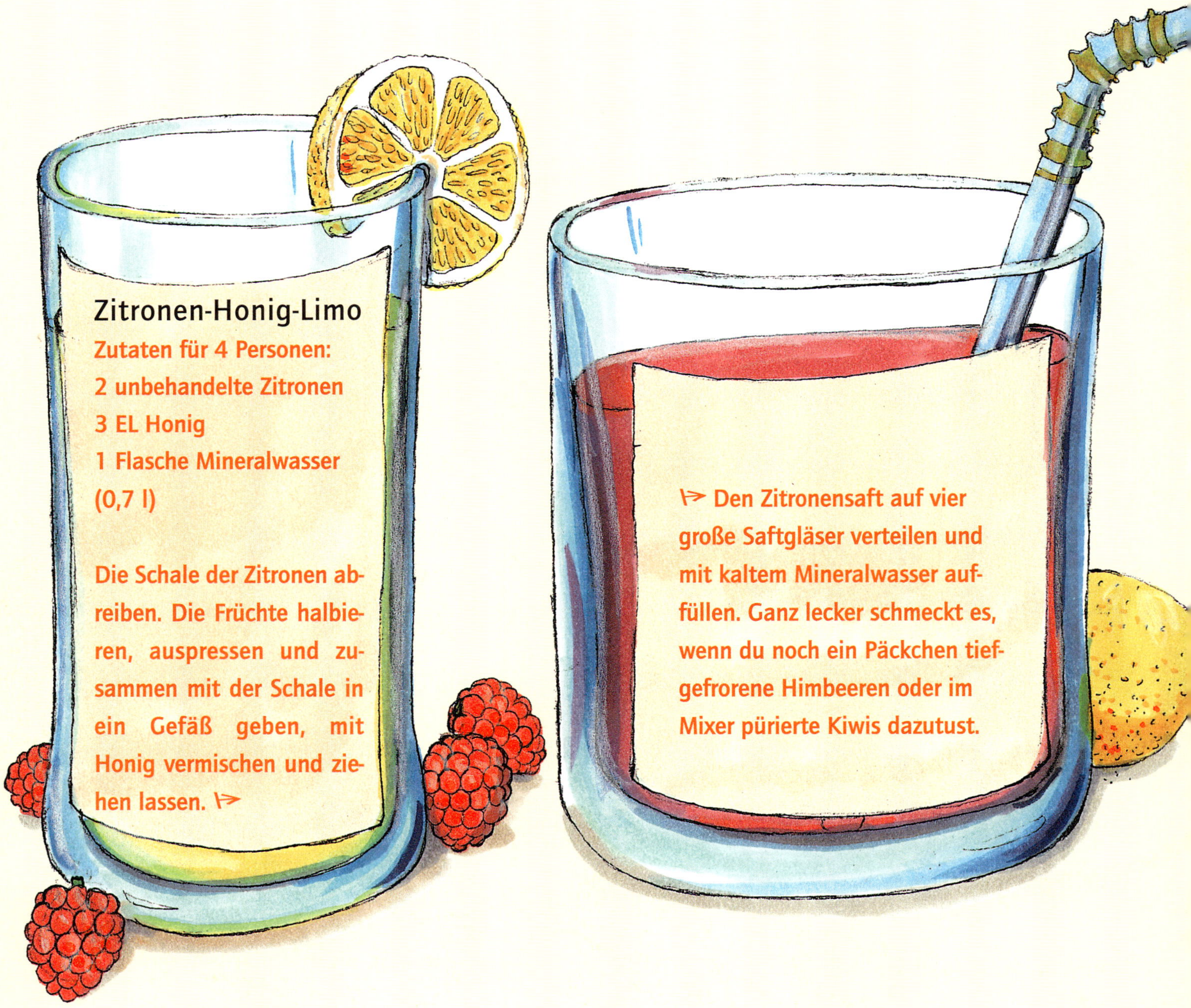

Zitronen-Honig-Limo

Zutaten für 4 Personen:
- 2 unbehandelte Zitronen
- 3 EL Honig
- 1 Flasche Mineralwasser (0,7 l)

Die Schale der Zitronen abreiben. Die Früchte halbieren, auspressen und zusammen mit der Schale in ein Gefäß geben, mit Honig vermischen und ziehen lassen.

Den Zitronensaft auf vier große Saftgläser verteilen und mit kaltem Mineralwasser auffüllen. Ganz lecker schmeckt es, wenn du noch ein Päckchen tiefgefrorene Himbeeren oder im Mixer pürierte Kiwis dazutust.

Kinder brauchen viel Flüssigkeit. Ihr Flüssigkeitsbedarf ist sogar größer als der von Erwachsenen. Das liegt daran, dass sich bei einem Kind, das nicht genug trinkt, die Nieren viel mehr anstrengen müssen, als wenn ein Erwachsener zu wenig trinkt. Zum Durstlöschen eignen sich am besten Mineralwasser, Früchte- oder Kräutertee ohne Zucker und mit Mineralwasser verdünnte Fruchtsäfte.

Vielleicht darfst du dir ja auch einen eigenen »Drink« mixen. Schau dir doch mal die tollen Rezepte von der Zitronen-Honig-Limonade und dem Vitamin-Drink an.

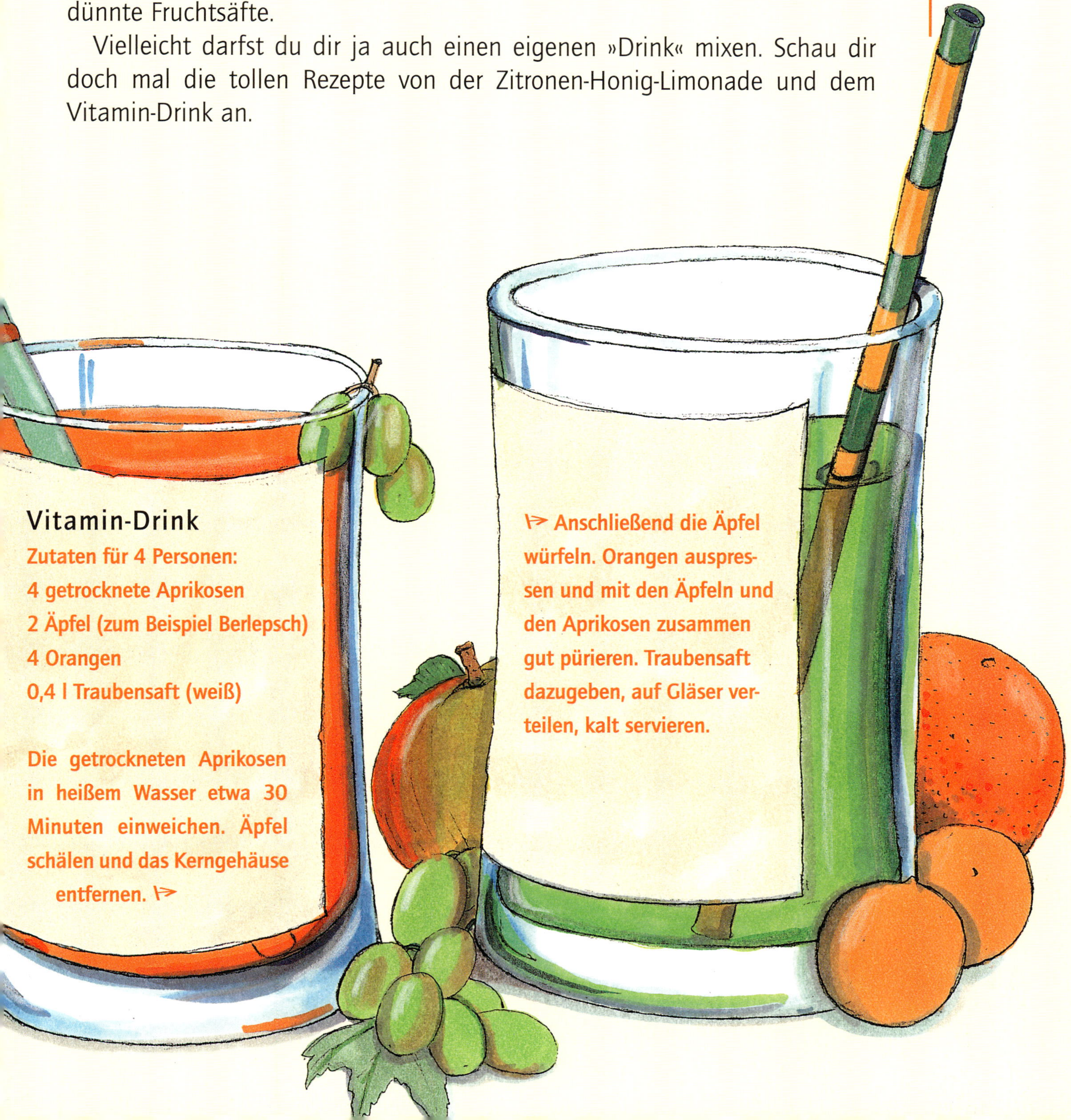

Vitamin-Drink

Zutaten für 4 Personen:
4 getrocknete Aprikosen
2 Äpfel (zum Beispiel Berlepsch)
4 Orangen
0,4 l Traubensaft (weiß)

Die getrockneten Aprikosen in heißem Wasser etwa 30 Minuten einweichen. Äpfel schälen und das Kerngehäuse entfernen. ⊳

⊳ Anschließend die Äpfel würfeln. Orangen auspressen und mit den Äpfeln und den Aprikosen zusammen gut pürieren. Traubensaft dazugeben, auf Gläser verteilen, kalt servieren.

Der Unterschied zwischen Mädchen und Jungen

Dir ist doch bestimmt schon aufgefallen, dass ein Junge und ein Mädchen, ein Mann und eine Frau anders aussehen, wenn sie nackt sind. Möchtest du die Unterschiede genau wissen?

Die Geschlechtsteile beim Mädchen

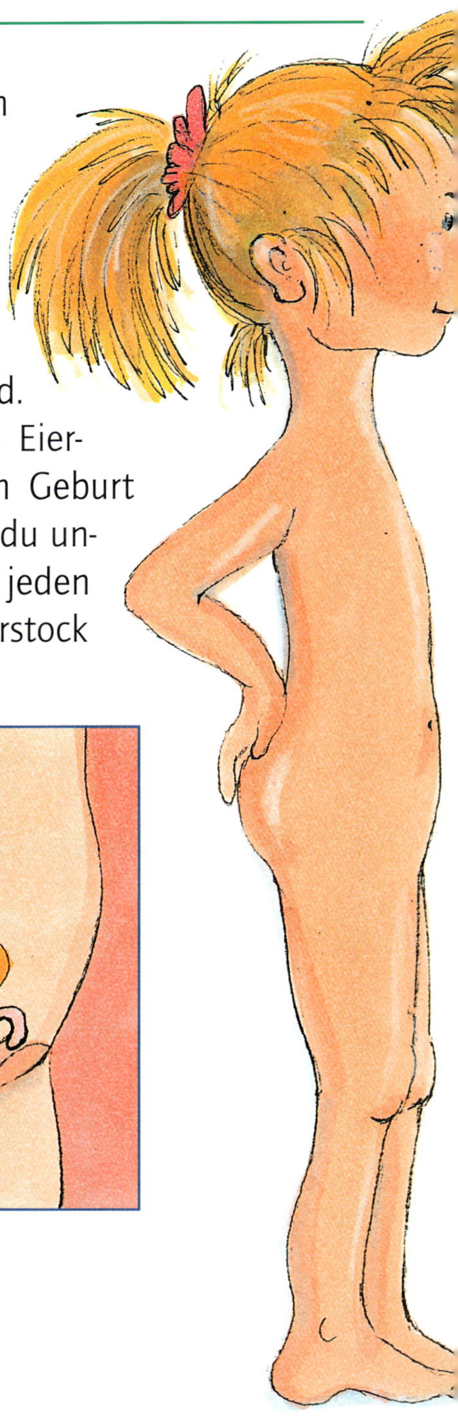

Bei Mädchen und Frauen endet die Harnröhre neben der Scheide. Harnröhre und Scheide werden von den großen und kleinen Schamlippen geschützt. Mädchen und Frauen haben eine kurze Harnröhre – sie ist noch nicht mal so lang wie dein kleiner Finger. Die Scheide führt in die Gebärmutter. Den Eingang in die Gebärmutter nennt man Muttermund. Rechts und links von der Gebärmutter liegt je ein Eierstock. Jeder Eierstock enthält von Geburt an Unmengen von Eizellen. Wenn du ungefähr 12 Jahre alt wirst, beginnt jeden Monat eine dieser Eizellen im Eierstock zu reifen.

1 · Die Eileiter
2 · Die Eierstöcke
3 · Der Eingang zur Gebärmutter
4 · Die Gebärmutter
5 · Der Scheideneingang
6 · Die Eizelle

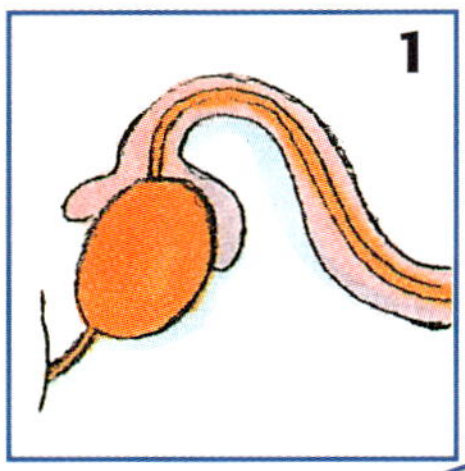

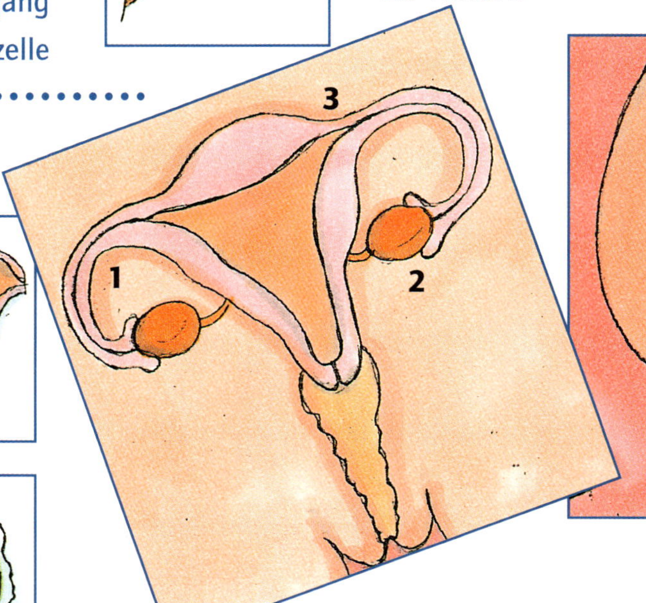

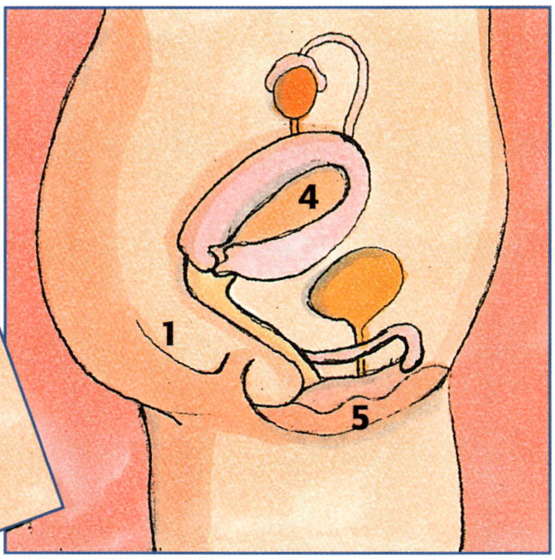

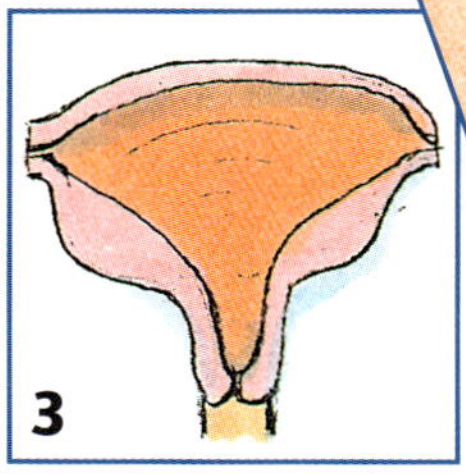

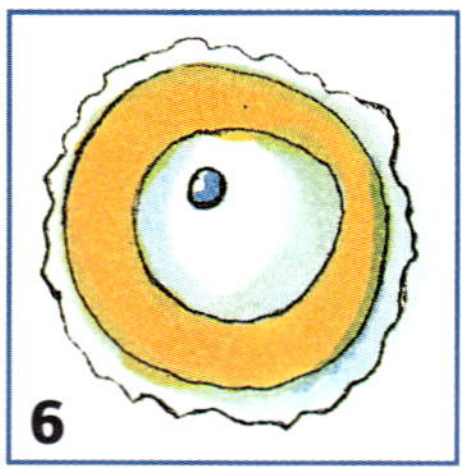

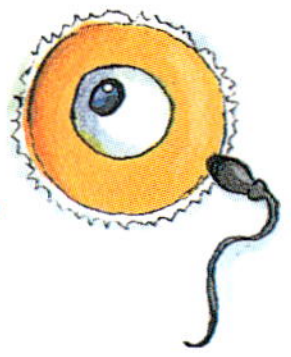

Die Geschlechtsteile beim Jungen

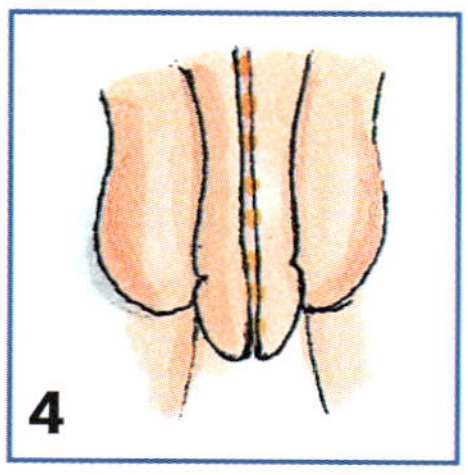

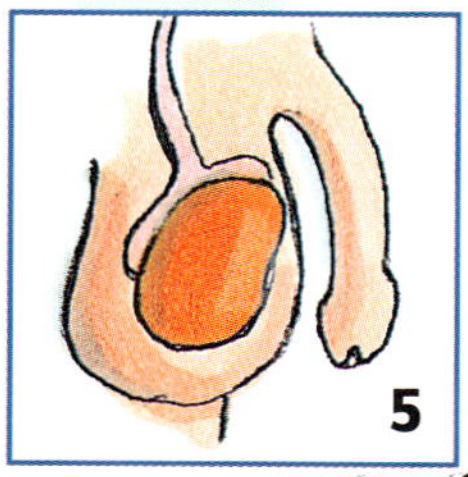

Bei einem Jungen sieht man den Penis, durch den die Harnröhre verläuft, und darunter den Hodensack. Ganz vorne, an der Spitze des Penis, sitzt die Eichel. Weil die Eichel so empfindlich ist, wird sie von einer dünnen Haut, der Vorhaut, vor Verletzungen geschützt. Wenn du deinen Penis wäschst, solltest du die Vorhaut vorsichtig zurückziehen, um die Eichel darunter sauber machen zu können. Es kann hier nämlich sehr leicht zu Entzündungen kommen – und das tut sehr, sehr weh.

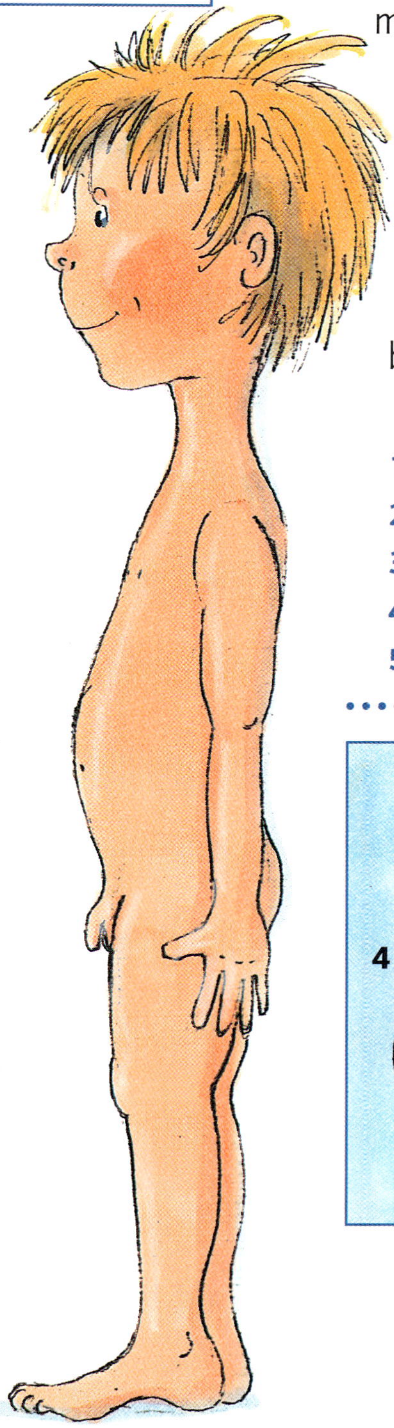

Im Hodensack sind zwei Hoden. Sie sind ungefähr so groß wie Bohnen und sehen auch so aus. Die Hoden stellen die Samenzellen her, die ein Mann für die Fortpflanzung braucht.

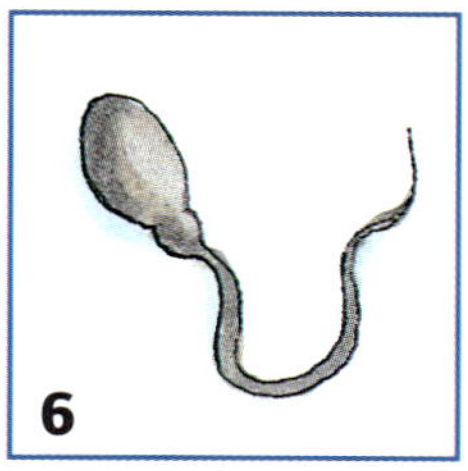

1 · Die Hoden stellen täglich Millionen von Samenzellen (6) her.
2 · Durch die Samenleiter wandern die Samenzellen zur Harnröhre.
3 · Durch die Harnröhre wird auch der Samen ausgestoßen.
4 · Penis.
5 · Im Hodensack sitzen die beiden Hoden.

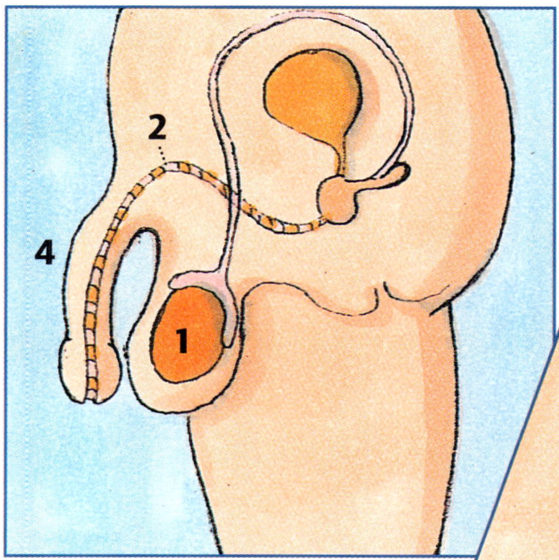

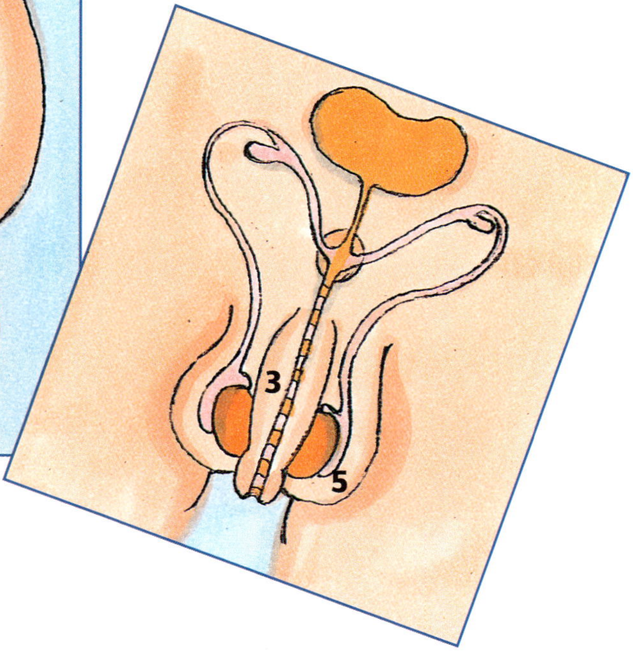

Jetzt wirst du dich vielleicht wundern, warum sich die Hoden denn außerhalb deines Körpers befinden und nicht in deinem Bauch, wo ja noch genügend Platz wäre. Nun ist es aber so, dass es die Samenzellen gerne etwas kühler haben. Und wären die Hoden in deinem Bauch untergebracht, wo es kuschelig warm ist, würden sich die Samenzellen gar nicht wohl fühlen.

Blasenentzündung

Auf der Schleimhaut der Harnröhre sitzen Abwehrkörper, die Bakterien an dem Eindringen in die Harnblase hindern. Außerdem ist die Schleimhaut sauer, und das mögen Bakterien überhaupt nicht. In bestimmten Situationen, zum Beispiel, wenn du nasse Füße bekommst oder lange in den nassen Badesachen herumläufst, kann diese Abwehr der Harnröhrenschleimhaut gestört werden. Bakterien können nun über die Harnröhre in die Blase gelangen und dort eine Blasenentzündung auslösen. Das tut sehr weh.

Wie entsteht ein Baby?

Damit ein neuer Mensch entstehen kann, muss sich die Samenzelle eines Mannes mit der Eizelle einer Frau treffen. Dazu steckt der Mann seinen Penis in die Scheide der Frau. Aus dem Penis werden Tausende von Samenzellen in die Scheide der Frau gespritzt. Sie alle versuchen, eine Eizelle zu treffen. Das gelingt aber fast immer nur einer Samenzelle. Haben sich Samen- und Eizelle getroffen, verschmelzen sie, und ein neuer Mensch beginnt zu entstehen.

Es kann auch einmal passieren, dass zwei Eizellen unterwegs sind. Wenn jede von ihnen mit einer Samenzelle verschmilzt, dann gibt es Zwillinge.

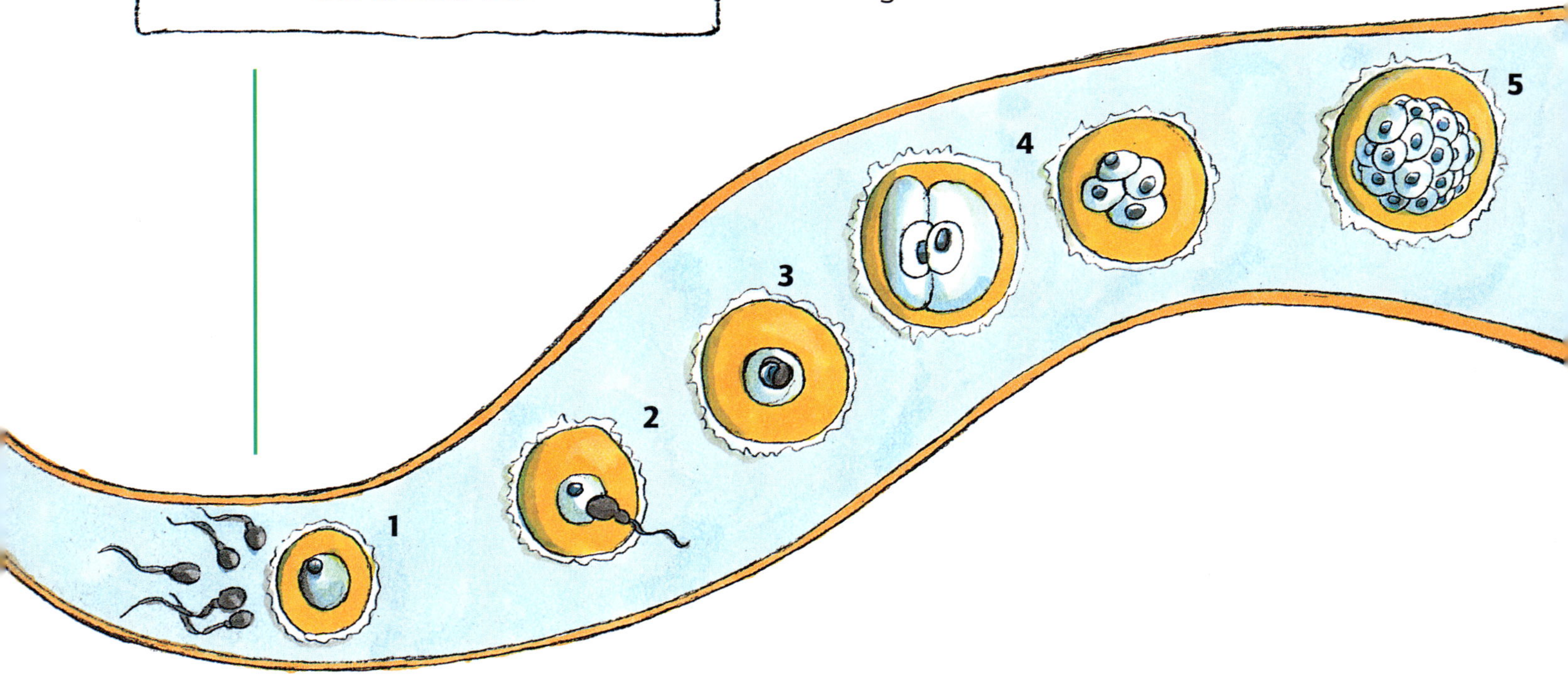

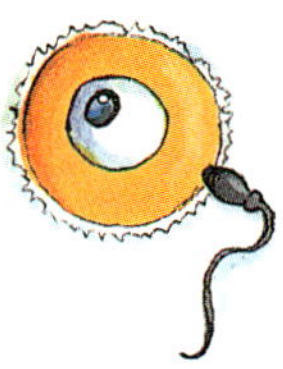

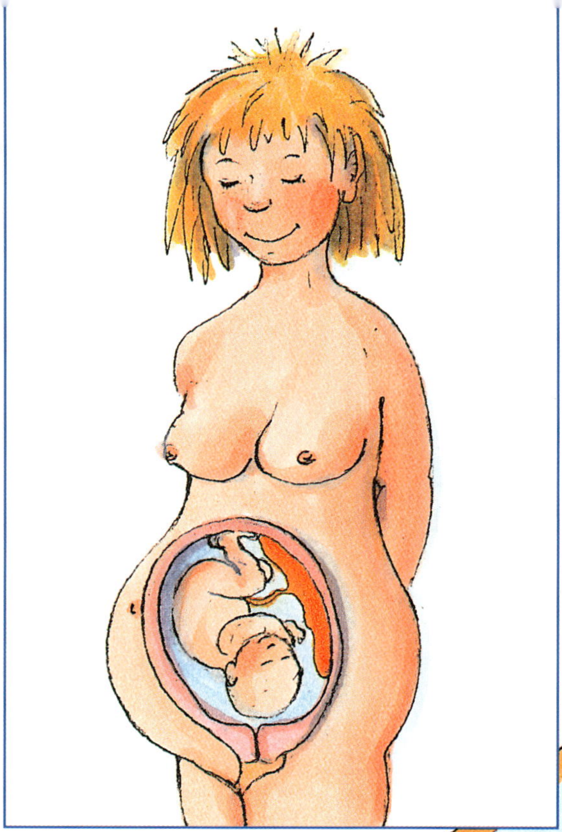

Baby im Mutterleib

Neun Monate lang muss ein Baby im Bauch seiner Mama wachsen, bis es auf die Welt kommen kann. Schau dir mal an, was in dieser Zeit passiert:

Ein Kind entsteht

1 · Eine Eizelle deiner Mama trifft auf eine Samenzelle deines Papas.

2 · Die Samenzelle dringt in die Eizelle ein.

3 · Eizelle und Samenzelle verschmelzen, ein neuer Mensch entsteht.

4 · Die neue Zelle fängt an, sich zu teilen.

5 · Die neue Zelle hat sich viele, viele Male geteilt.

6 · Ein winzig kleiner Mensch ist zu erkennen, nicht größer als dein kleiner Finger.

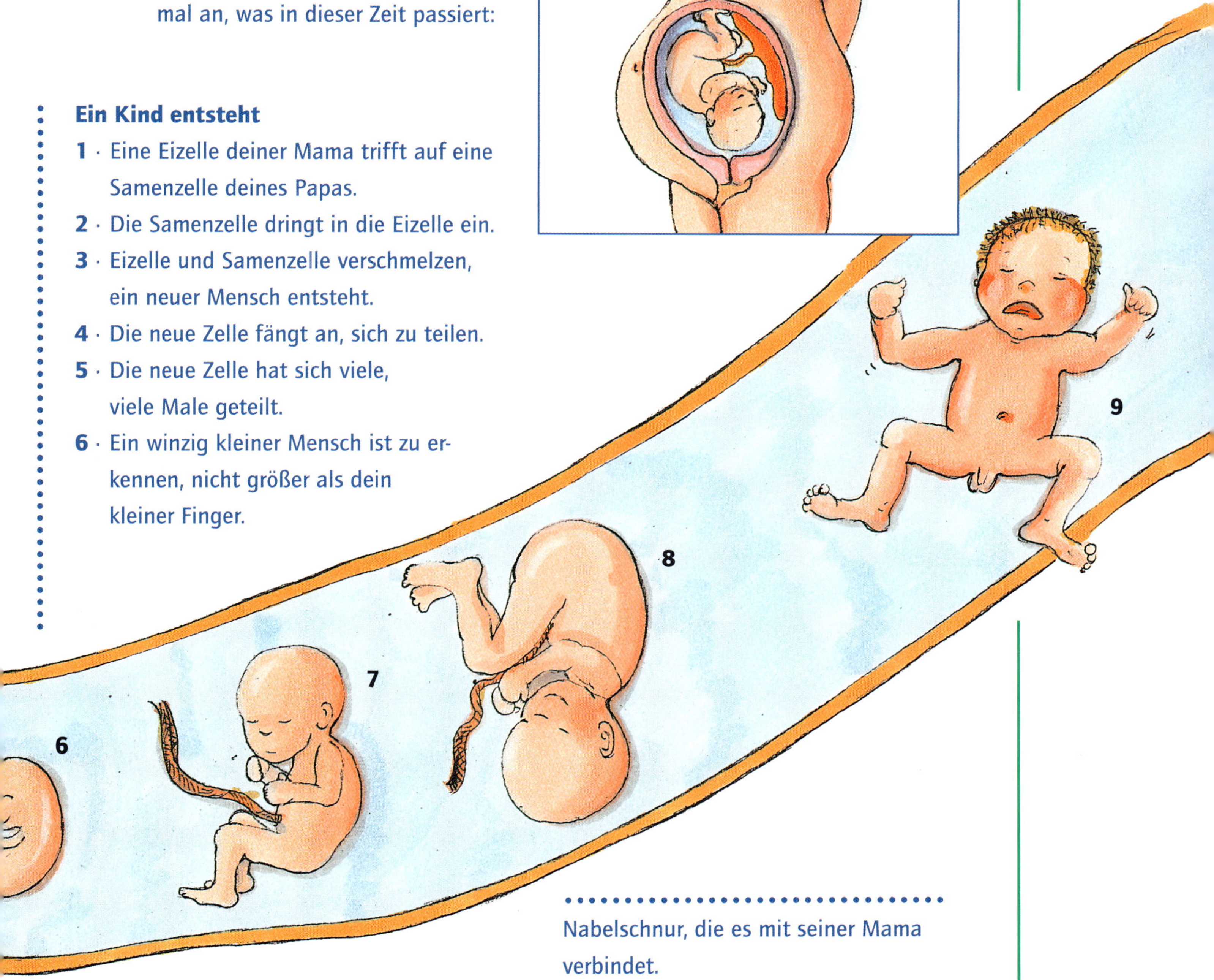

7 · Das Baby wird im Bauch seiner Mama größer und größer.

8 · Sein Essen bekommt es über die Nabelschnur, die es mit seiner Mama verbindet.

9 · Das Baby kommt auf die Welt und ist jetzt etwa 50 Zentimeter groß und drei bis vier Kilogramm schwer.

Abwehrsystem

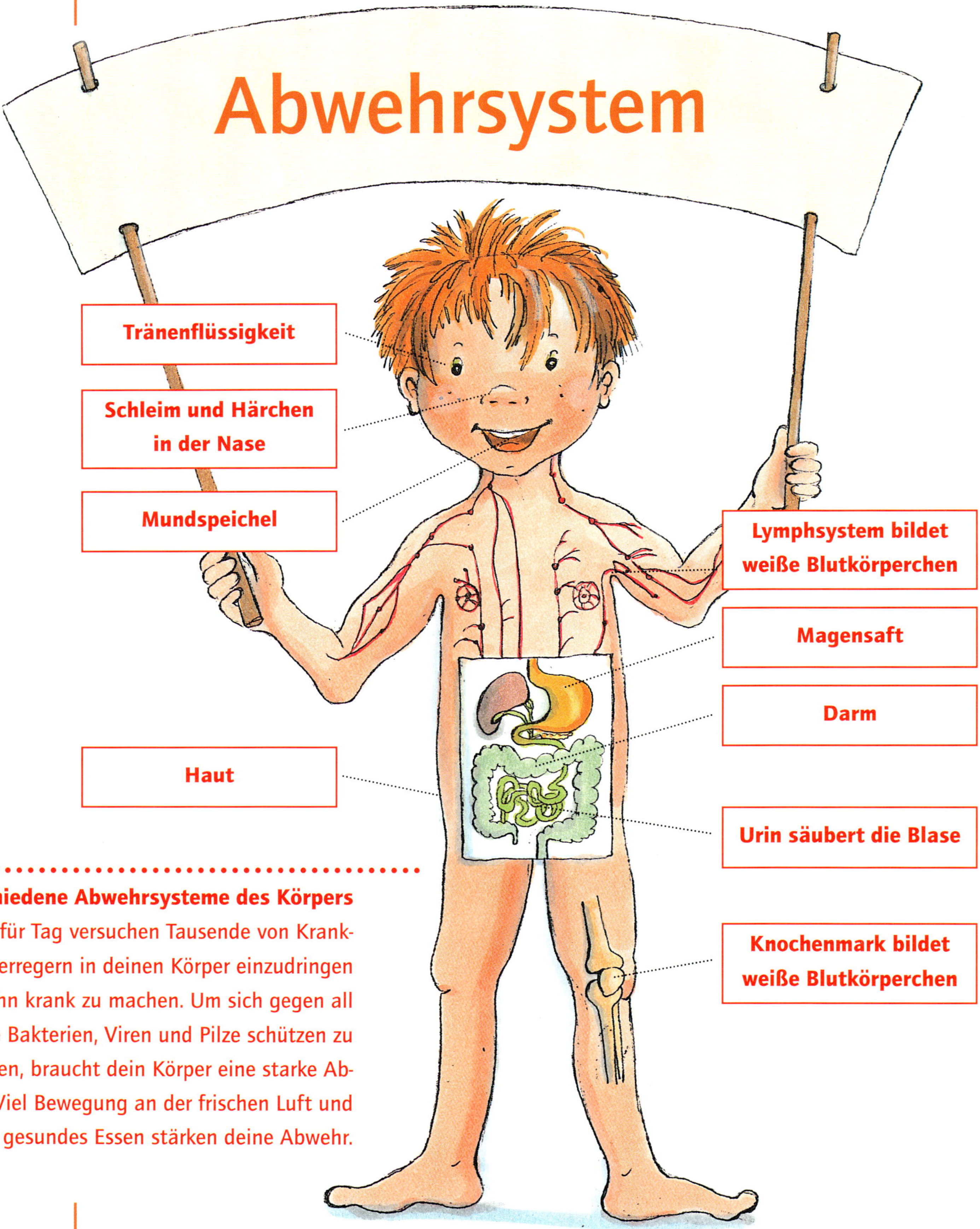

Verschiedene Abwehrsysteme des Körpers

Tag für Tag versuchen Tausende von Krankheitserregern in deinen Körper einzudringen und ihn krank zu machen. Um sich gegen all diese Bakterien, Viren und Pilze schützen zu können, braucht dein Körper eine starke Abwehr. Viel Bewegung an der frischen Luft und gesundes Essen stärken deine Abwehr.

Das Abwehrsystem deines Körpers

Auch im Sommer und im Frühjahr, zu Zeiten also, in denen man sich eigentlich nicht so leicht erkältet, versuchen täglich Millionen von Krankheitserregern, Bakterien, Viren, Pilze und Parasiten, in deinen Körper einzudringen. Sie leben in der Luft, in Nahrungsmitteln, auf der Haut und in deinem Körper, zum Beispiel im Darm.

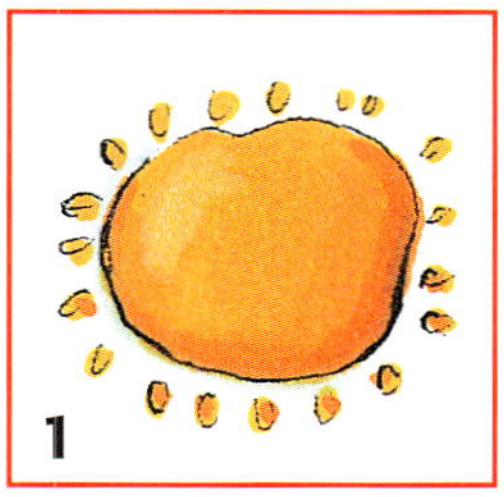

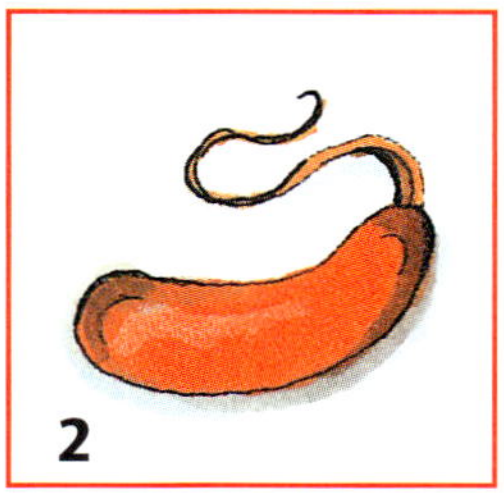

Viren (1) und Bakterien (2)
Sie sind die häufigsten Krankheitserreger, die dem Körper Schaden zufügen wollen.

Dein Körper hat für die Abwehr von Krankheitserregern ein Abwehrsystem eingerichtet. Es sorgt dafür, dass Krankheitserreger schon bei dem Versuch, in den Körper eindringen zu wollen, zerstört werden.

Die Tränenflüssigkeit und der Mundspeichel enthalten Stoffe, die Krankheitserreger abtöten, im Magen ist es der Magensaft, der den Kampf gegen die Bakterien aufnimmt. Die Nase und die Lunge schützen die Atemwege durch Schleim und Härchen vor Verschmutzung und krank machenden Keimen. Blase und Harnröhre werden regelmäßig durch den Durchfluss des Urins gereinigt. Deswegen ist es auch so wichtig, ausreichend Flüssigkeit zu sich zu nehmen.

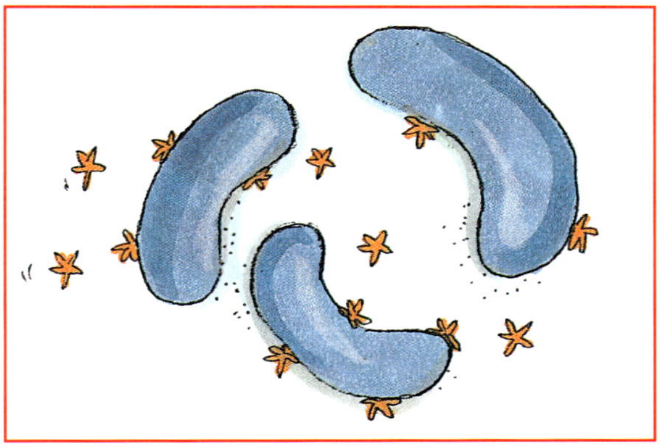

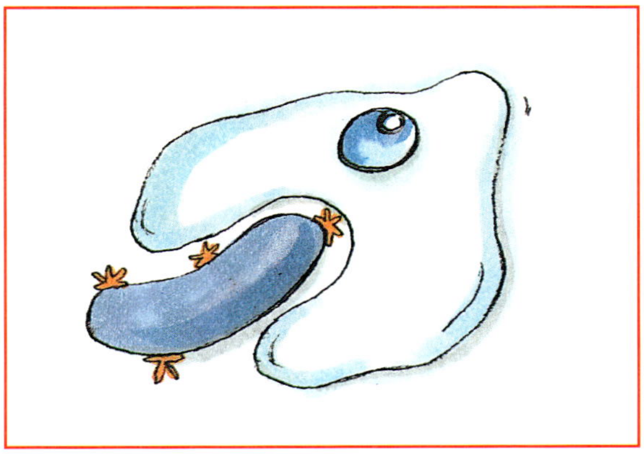

Die Antikörper bilden sich nach dem Kontakt mit einem krank machenden Keim. Die Antikörper vernichten dann die Keime.

Gelingt es einigen Krankheitserregern dennoch, in deinen Körper einzudringen, werden sie sofort von den weißen Blutkörperchen abgefangen. Die weißen Blutkörperchen gehören zur Polizei deines Körpers, die jeden festnimmt, der dort nichts zu suchen hat.

Dein Abwehrsystem funktioniert nur dann gut, wenn du deinen Körper fit hältst. Dazu gehören eine gesunde, vitaminreiche Ernährung und viel Bewegung an der frischen Luft.

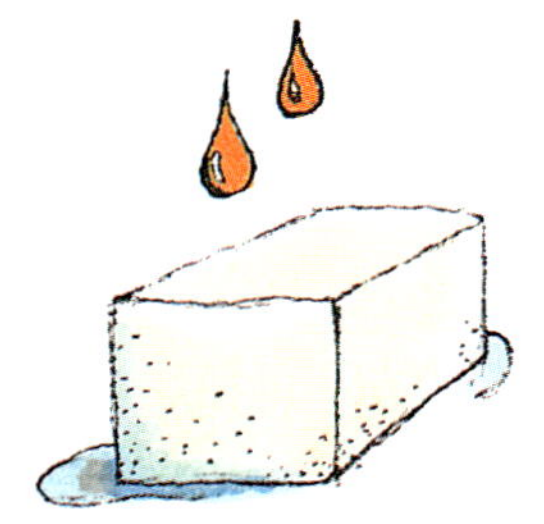

Das Abwehrgedächtnis

Das Tolle an deinem Abwehrsystem ist, dass es sich etwas merken kann. Es hat ein Gedächtnis, das sich bestimmte Krankheitserreger, die deinen Körper schon einmal krank gemacht haben, merkt.

Hast du zum Beispiel schon einmal Windpocken gehabt und kommt dein Körper später noch einmal mit ihnen in Berührung, etwa wenn deine Geschwister Windpocken bekommen, so wirst du selbst kein zweites Mal krank. Dein Körper hat nämlich beim ersten Mal Abwehrstoffe gebildet und sich diese gemerkt. Jetzt holt er die Abwehrstoffe wieder hervor. So funktionieren auch Impfungen. Bei der Impfung bildet dein Körper Abwehrstoffe und merkt sie sich.

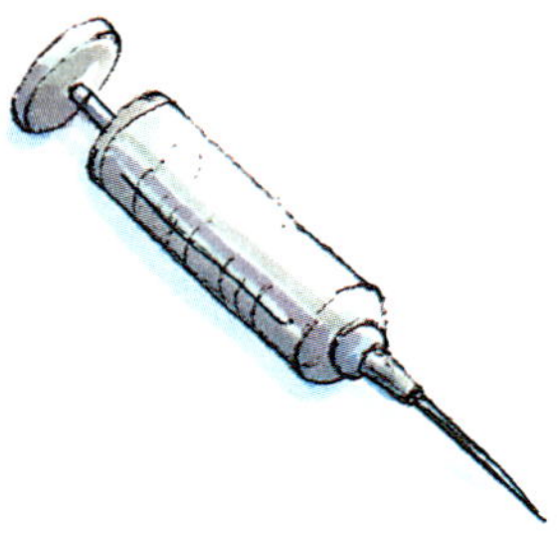

Um dich vor den gefährlichsten Kinderkrankheiten zu schützen, an denen früher noch manche Kinder gestorben sind, wurden die Schutzimpfungen eingeführt. Dazu gehören zum Beispiel Keuchhusten, Wundstarrkrampf, Masern, Mumps und Röteln.

Keine Angst vor der Impfung

Der Arzt spritzt dir den Impfstoff meistens in den Arm oder in das Bein. Das tut nur ganz, ganz kurz weh. Der Schmerz verschwindet schnell wieder und ehe du dich versiehst, hast du die Spritze schon vergessen.

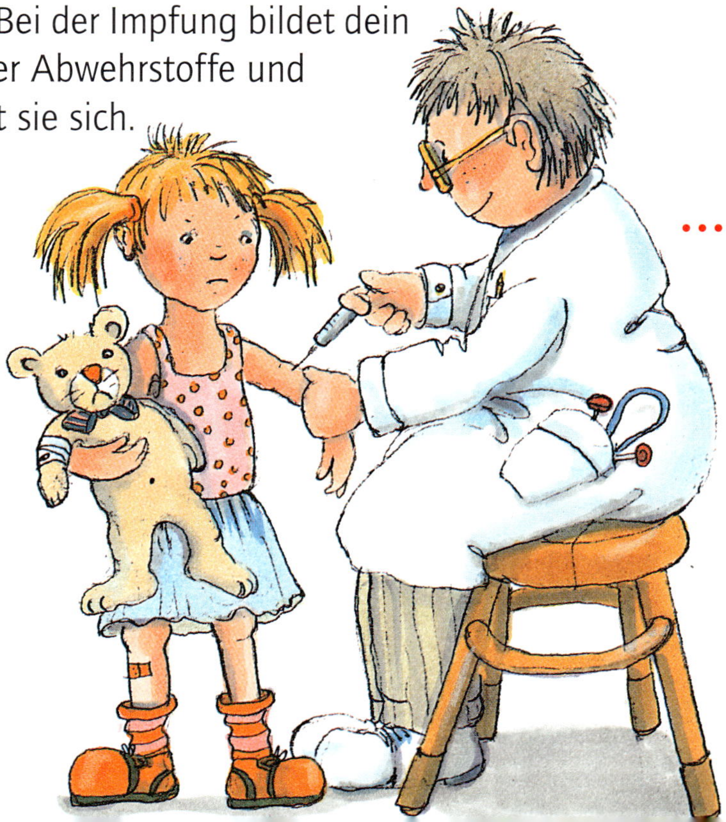

Hast du einen netten Doktor? Und bekommst du bei ihm auch eine Belohnung für besonders tapferes Verhalten? Und hast du denn schon deinen Bären geimpft?

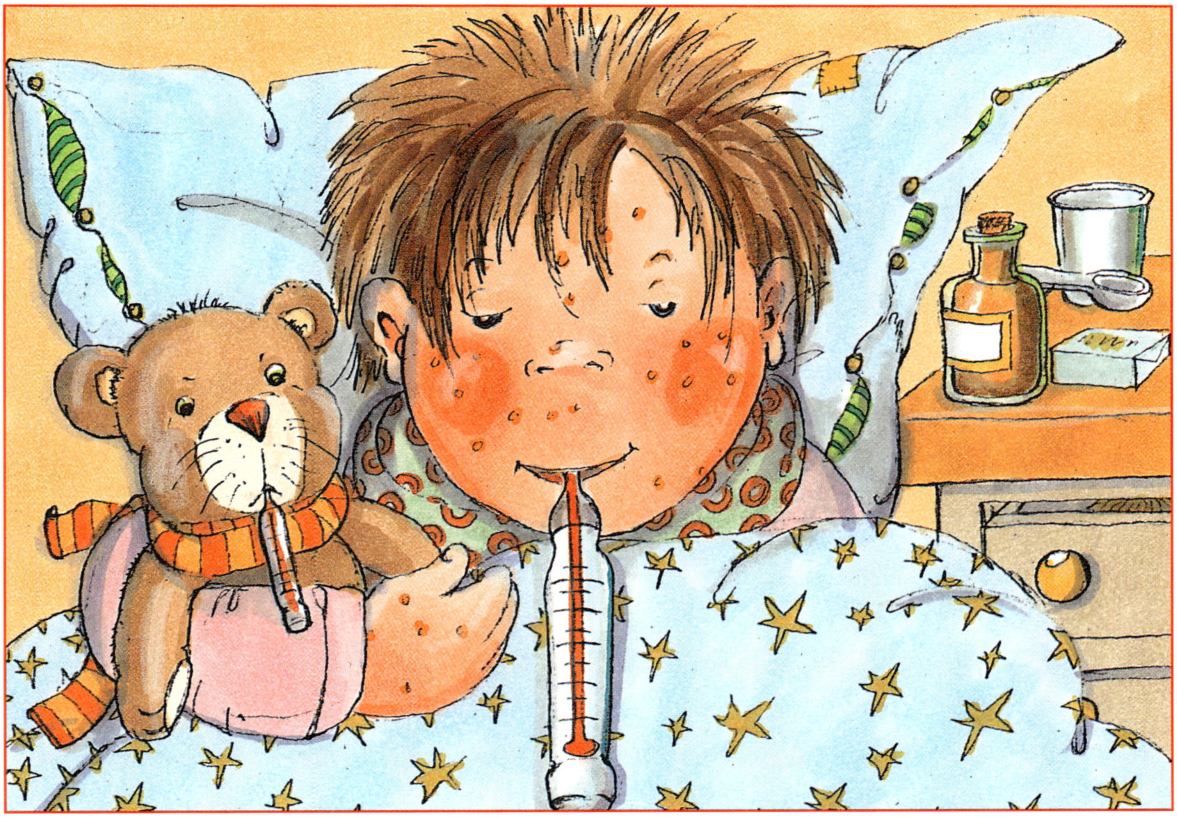

Du bist krank, kannst nicht mit deinen Freunden spielen, sondern musst stattdessen im Bett bleiben. Aber dafür kümmern sich Mama und Papa ganz besonders um dich.

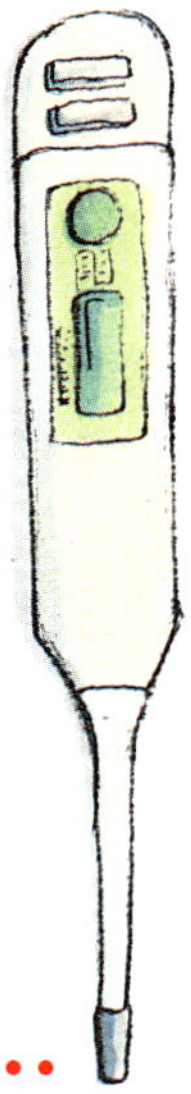

Fieber ... hat man dann, wenn die Körpertemperatur auf über 37 °C steigt. Das kann man am Fieberthermometer ablesen.

Wenn das Abwehrsystem versagt

Hatschi! Gesundheit! Weißt du, was jetzt gerade passiert ist? Millionen kleiner ansteckender Krankheitserreger sind gerade von dir in die Luft gewirbelt worden. Vor allem im Herbst und im Winter, wenn besonders viele Menschen erkältet sind, fliegen wahre Unmengen solcher Erreger durch die Luft.

Die häufigsten Krankmacher sind Erkältungsviren, die dich mit Husten, Schnupfen, Halsschmerzen und Heiserkeit plagen. Diese Erkältungsviren fühlen sich bei feucht-kaltem Wetter besonders wohl, und darum holst du dir meistens in der kalten Jahreszeit eine Erkältung. Schnupfenviren kannst du dir einfangen, wenn du von einem anderen Menschen, der erkältet ist, angehustet oder angeniest wirst. Ein Gegenmittel für Erkältungen gibt es nicht. Hast du Fieber, dann musst du ins Bett. Was sonst noch hilft, sind heiße Getränke, Vitamin C und ganz viele Streicheleinheiten von Mama und Papa.

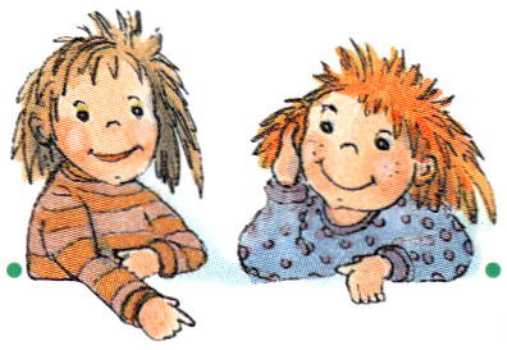

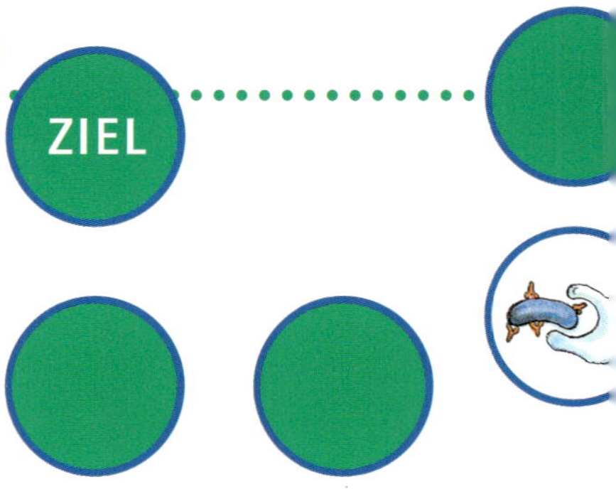

Das Gesundheitsspiel für die ganze Familie

Man braucht ein paar beliebige Spielfiguren und einen Würfel. Wer auf ein Feld mit einem Bildchen kommt, muss eine Frage beantworten; wer die Antwort nicht kennt, muss vier Felder zurück. Zieht man auf ein Feld, auf dem schon eine Figur steht, muss diese einmal mit dem Würfeln aussetzen. Ist eine Frage bereits beantwortet, darf derjenige, der am weitesten vorne ist, eine selbst ausgedachte Frage aus dem entsprechenden Kapitel stellen.

Und jetzt viel Spaß!

Wie heißen die kleinsten Teile deines Körpers?

ZELLEN

Wozu braucht dein Körper die vielen Knochen?

ALS STÜTZE & SCHUTZ

Wo hast du deine größten Muskeln? Zeige sie mir!

ARME, BEINE, RÜCKEN

Von welchem Teil deines Körpers aus werden die Reflexe gesteuert?

RÜCKENMARK

Welches der fünf Sinnesorgane ist über den ganzen Körper verteilt?

TASTSINN

Wie heißt die Endstation der Atemwege und wo sitzt sie?

LUNGE, BRUST

Wo kannst du deinen Puls besonders gut fühlen?

HANDGELENK

Was bekommst du, wenn du dir die Zähne nicht regelmäßig putzt?

ZAHNSCHMERZEN & KARIES

In welchen Lebensmitteln befinden sich besonders viele Vitamine?

OBST & GEMÜSE

Wie groß ist deine Blase wenn sie leer, wie groß, wenn sie voll ist?

WALNUSS, KLEINER BALL

Wieviele Monate bleibt ein Baby im Bauch seiner Mama?

NEUN MONATE

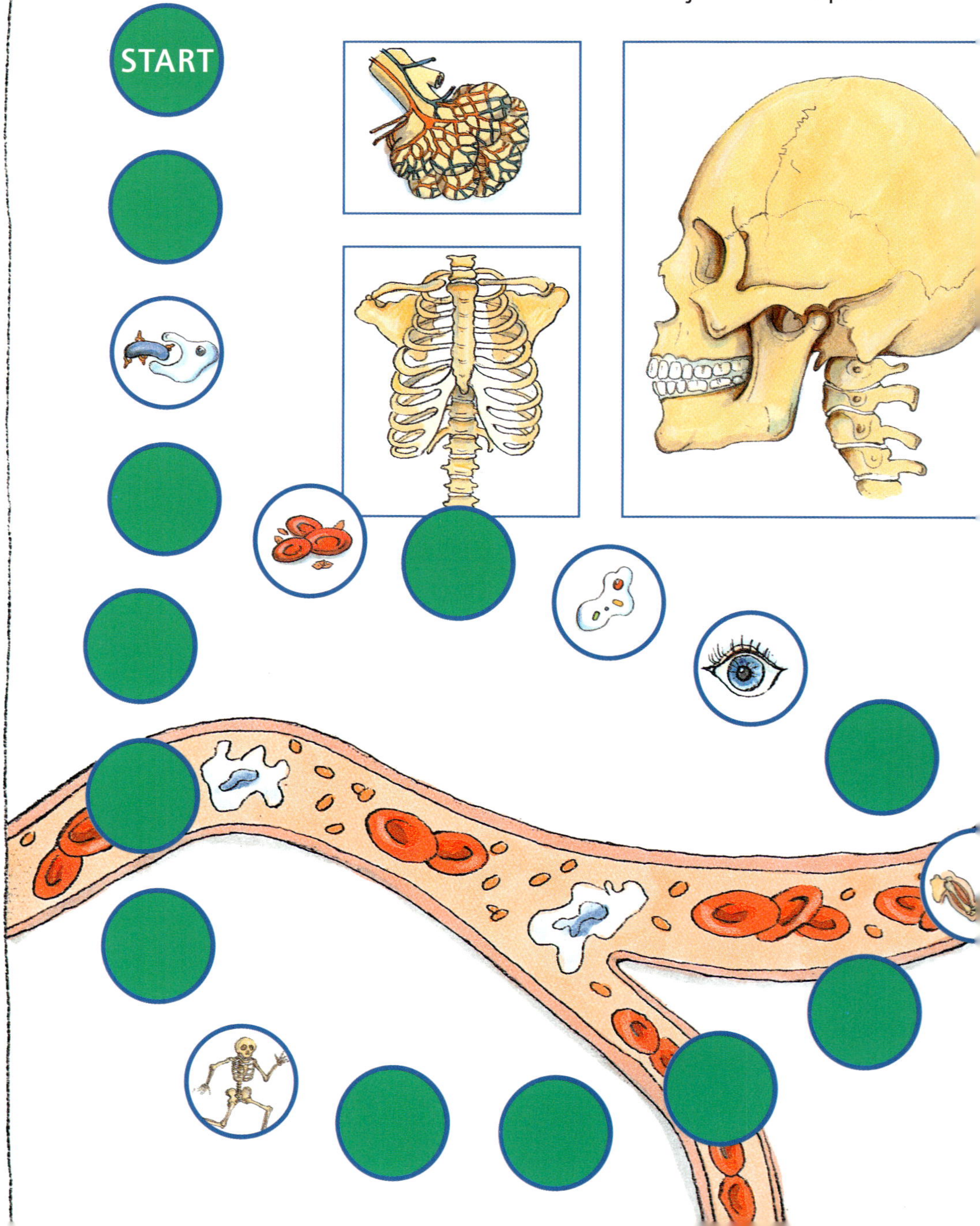

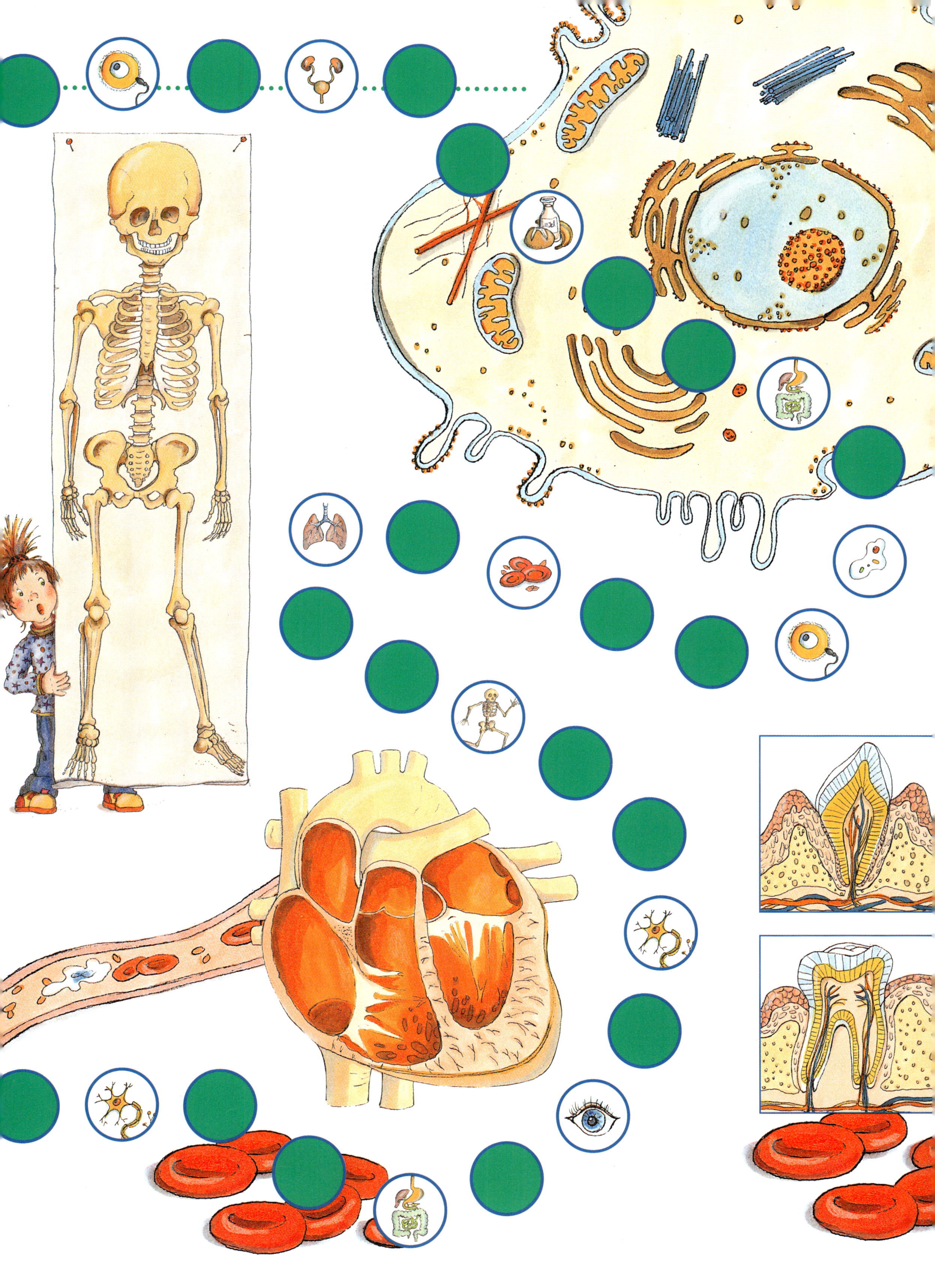

Was bedeutet das?

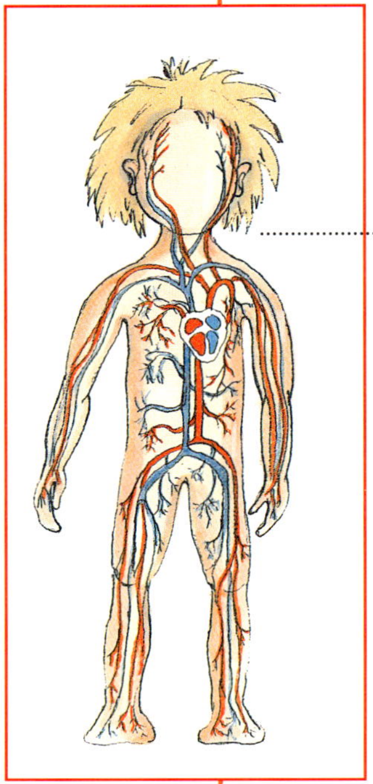

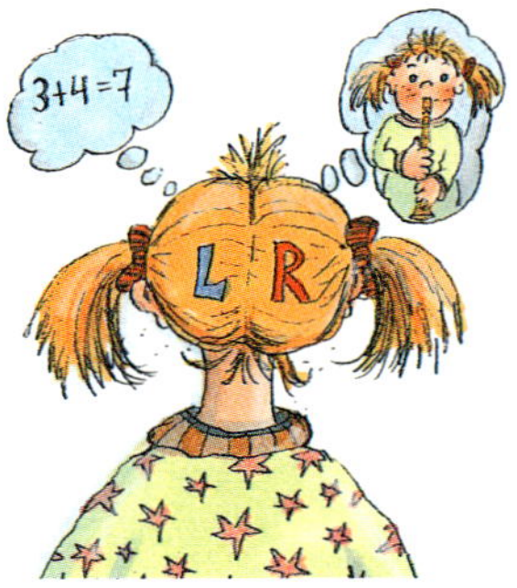

Abwehrsystem
Schützt den Körper vor Krankheiten.

Adern
Sind dünne Schläuche, die unser Blut durch den Körper befördern. Adern teilen sich auf in die Arterien und Venen.

Arterien
Sind Adern, durch die frisches Blut vom Herzen weg in den Körper fließt.

Bakterien
Winzig kleine Lebewesen, die im Körper wichtige Arbeit verrichten, aber auch Krankheiten auslösen können.

Bindegewebe
Das Bindegewebe hat die Aufgabe, andere Gewebe zu verbinden und zu stützen. Knochen, Knorpel, Fett und untere Hautschichten sind aus Bindegewebe.

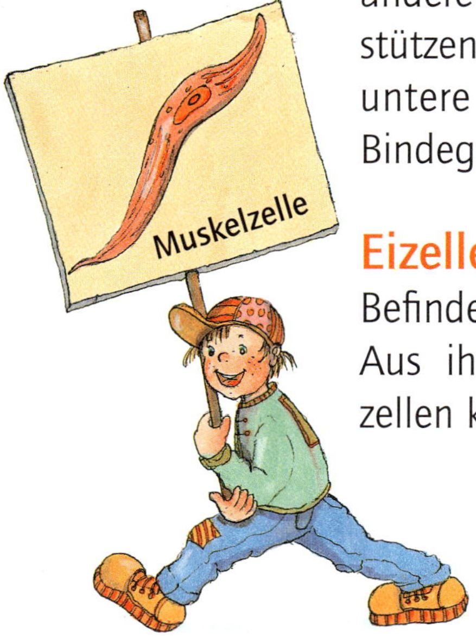

Eizellen
Befinden sich in den Eierstöcken. Aus ihnen und den Samenzellen können Babys entstehen.

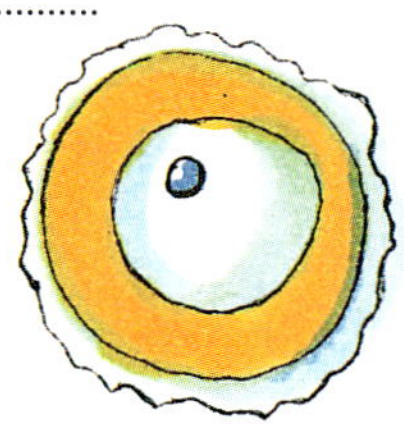

Gehirn
Das Gehirn sitzt im Kopf des Menschen; es befähigt einen Menschen zu denken, zu sehen, zu hören, zu riechen, zu schmecken, zu fühlen, zu lernen, zu verstehen und sich zu erinnern.

Haare
Ragen als lange, fadenförmige Gebilde aus der Haut. Haare bestehen fast vollständig aus toten Zellen. Empfindliche Nerven, die die Haarwurzeln umhüllen, können wahrnehmen, wenn die Haare sich bewegen oder jemand daran zieht.

Harnsystem
Beginnt in den Nieren und endet in der Harnröhre, durch die beim Pieseln eine Urin oder Harn genannte Flüssigkeit ausgeschieden wird.

Haut
Unsere Haut umhüllt unseren Körper und schützt ihn vor Kälte, Austrocknung und Verletzungen.

Knochenmark
Verschiedene Knochen des Körpers haben in ihrem In-

neren eine glibberige Masse, das Knochenmark. Es bildet neues Blut.

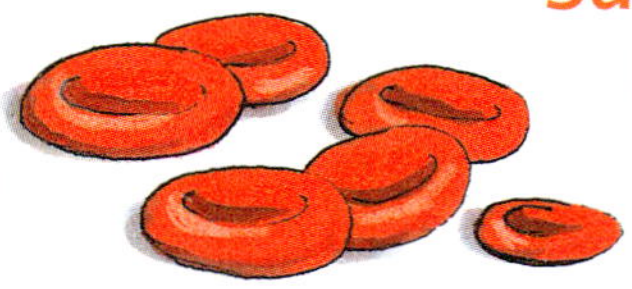

Nerven
Unsere Nerven schicken in langen, dünnen Fäden Nachrichten durch unseren Körper. Alle Nerven enden im Gehirn.

Pupille

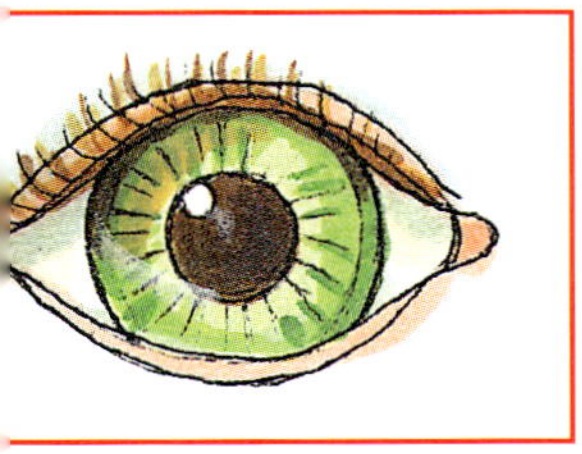

Die Pupille ist das schwarze Loch in der Mitte des Auges. Sie regelt den Lichteinfall in das Auge.

Rückenmark
Ist eine Verlängerung des Gehirns und befindet sich in einem Hohlraum der Wirbelsäule. Vom Rückenmark werden die Reflexe gesteuert.

Samenzellen

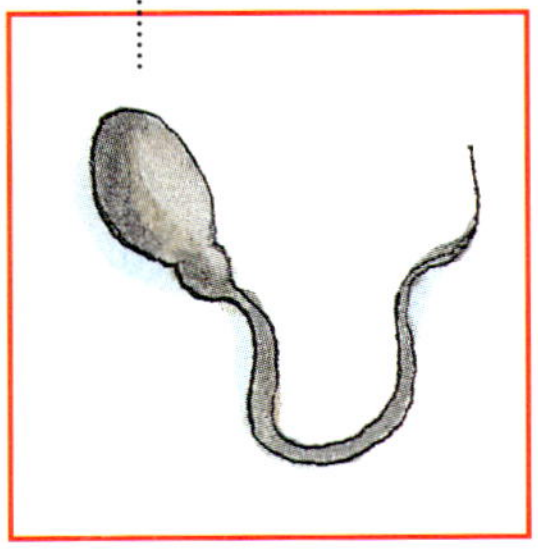

Sehen ein bisschen aus wie Kaulquappen (das sind kleine Frösche). Sie haben ein kleines, rundes Köpfchen, an dem ein Schwänzchen hängt, mit dem sie sich fortbewegen.

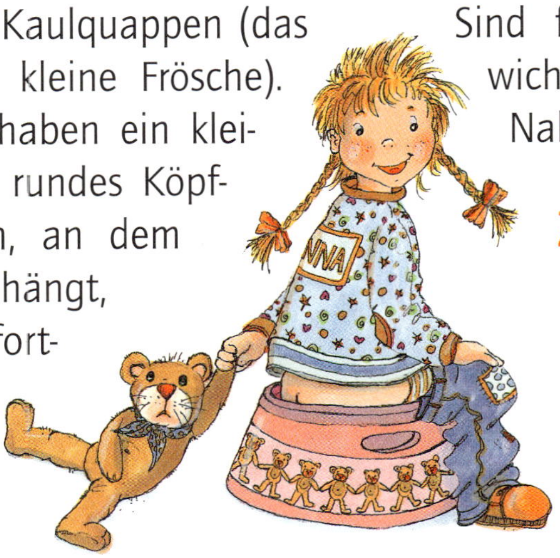

Sauerstoff
In der Atemluft enthaltenes Gas, das der Körper unbedingt zum Leben braucht.

Stammhirn
Das Stammhirn liegt an der Stelle, wo das Rückenmark ins Gehirn übergeht. Es reguliert die Atmung und den Kreislauf des Blutes.

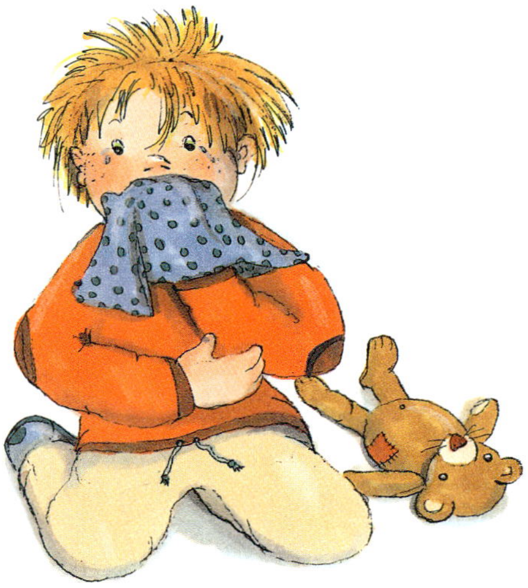

Vene
In den Venen fließt das verbrauchte, sauerstoffarme, dunkelrote Blut zum Herzen zurück.

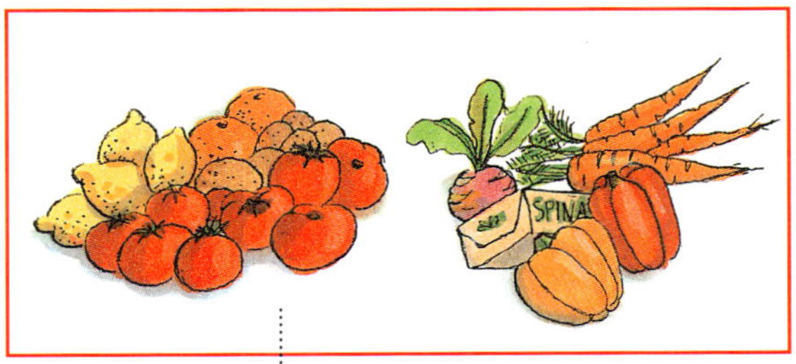

Vitamine
Sind für den Körper lebenswichtig. Sie müssen mit der Nahrung zugeführt werden.

Zellen
Sind die kleinsten Baueinheiten in deinem Körper.

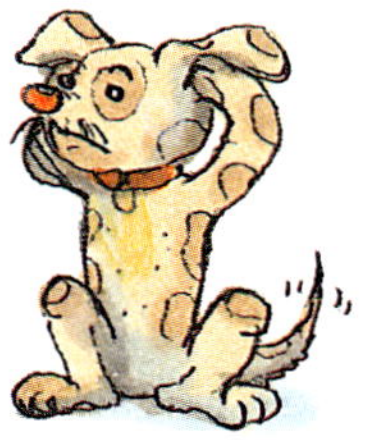

Haftungsausschluss

Die Inhalte dieses Buches sind sorgfältig recherchiert und erarbeitet worden. Dennoch kann weder der Autor/die Autorin noch der Verlag für die Angaben in diesem Buch eine Haftung übernehmen.

Impressum

Weltbild Buchverlag
5. Auflage

Redaktion: Claudia Haimerl · München
Grundlayout: Gisela Dürr · München
Umschlag · Feinlayout · DTP/Satz: Kirsten Straßmann · Recklinghausen
Druck und Bindung: Appl · Wemding
Reproduktion: PHG · München, Bozen

Gedruckt auf chlorfrei gebleichtem Papier

Printed in Germany

ISBN 3-89604-455-9

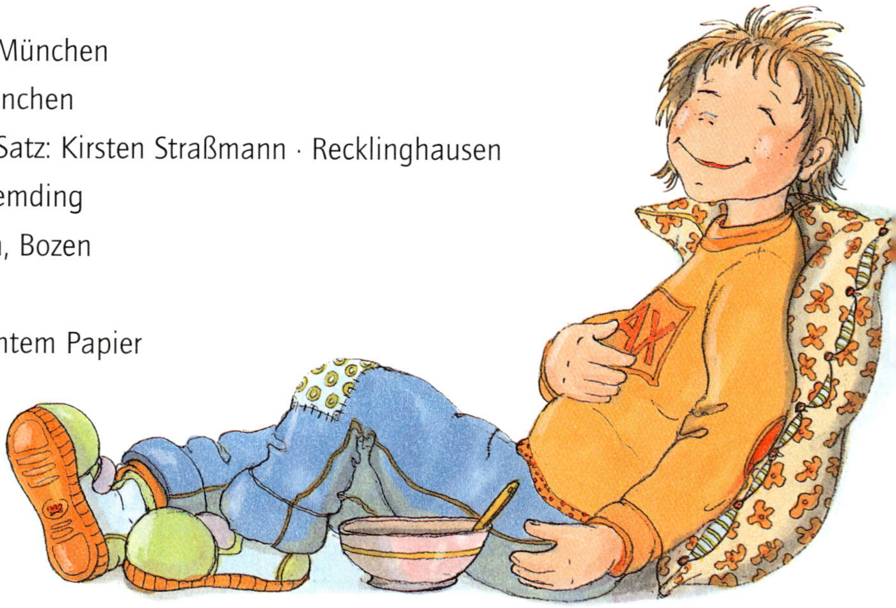

Das Knochengerüst

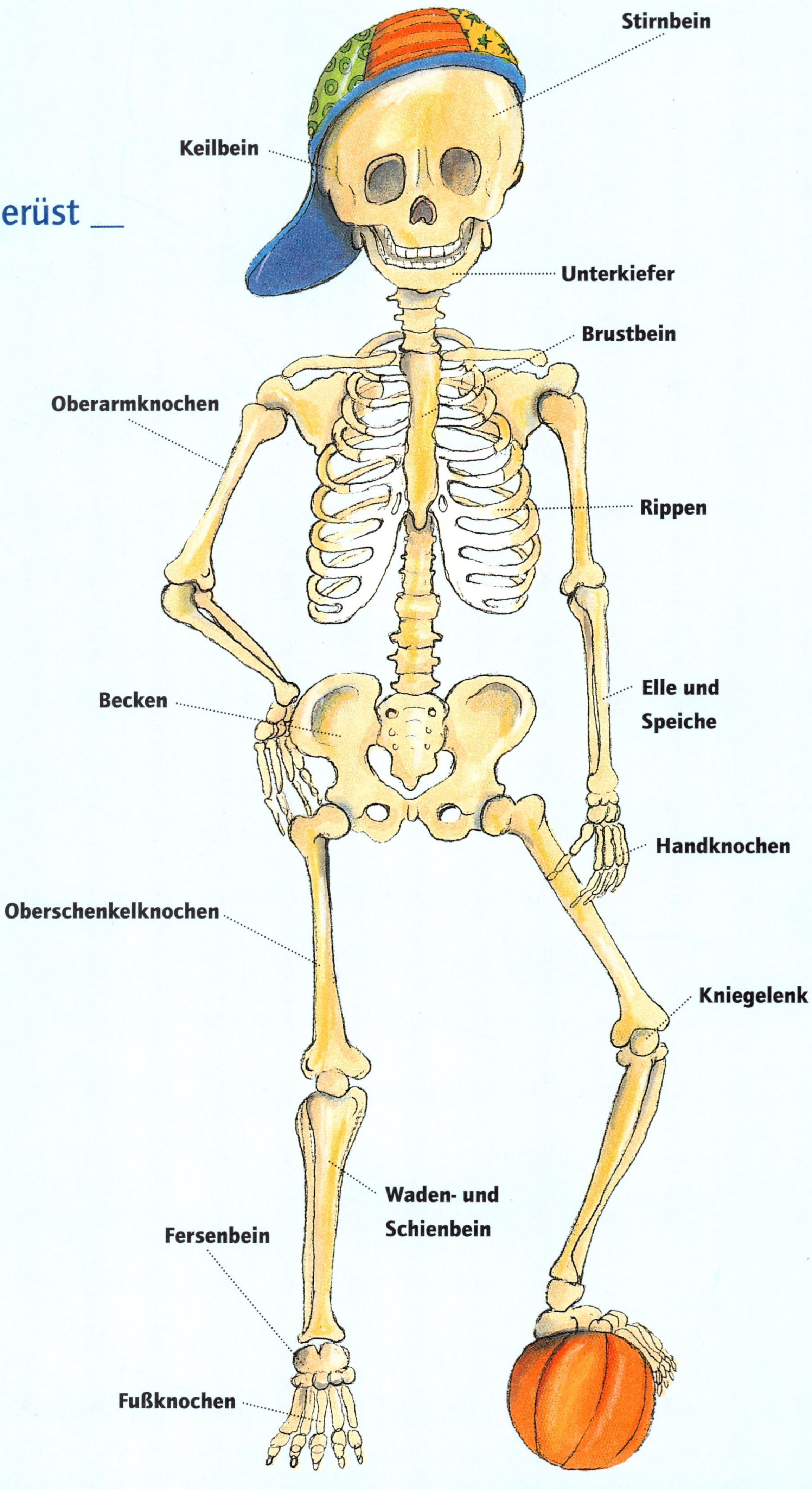